Lucie Beyer

HANDSTAND TRAINING

Bibliografische Information der Deutschen Nationalbibliothek:
Die Deutsche Nationalbibliothek verzeichnet diese Publikation in der Deutschen Nationalbibliografie.
Detaillierte bibliografische Daten sind im Internet über http://d-nb.de abrufbar.

Für Fragen und Anregungen
info@rivaverlag.de

Wichtiger Hinweis
Dieses Buch ist für Lernzwecke gedacht. Es stellt keinen Ersatz für eine individuelle medizinische Beratung dar und sollte auch nicht als solcher benutzt werden. Wenn Sie medizinischen Rat einholen wollen, konsultieren Sie bitte einen qualifizierten Arzt. Der Verlag und die Autorin haften für keine nachteiligen Auswirkungen, die in einem direkten oder indirekten Zusammenhang mit den Informationen stehen, die in diesem Buch enthalten sind.

Originalausgabe
1. Auflage 2021

Türkenstraße 89
D-80799 München
Tel.: 089 651285-0
Fax: 089 652096

Redaktion: Susanne Schneider
Umschlaggestaltung: Manuela Amode
Umschlagabbildung: Simon Toplak
Fotos: Seite 6: © Hellobeautiful Photography, © Ishine Grape, © Evan Cohn, © Wagner Mela, © Pauline Willrodt, Seite 7: © Yuval Ayalon, Seite 187/188: © Katharina Lötzsch; alle anderen Fotos im Buch: © Simon Toplak
Models: Lucie Beyer, Victor Wester
Layout: Katja Muggli
Satz: Daniel Förster, Belgern
Druck: Firmengruppe APPL, aprinta Druck, Wemding
Printed in Germany

ISBN Print 978-3-7423-1546-5
ISBN E-Book (PDF) 978-3-7453-1224-9
ISBN E-Book (EPUB, Mobi) 978-3-7453-1225-6

Weitere Informationen zum Verlag finden Sie unter

www.rivaverlag.de

Beachten Sie auch unsere weiteren Verlage unter www.m-vg.de

Lucie Beyer

HANDSTAND TRAINING

Mit den besten Übungen und Methoden zum Handstand

riva

Inhalt

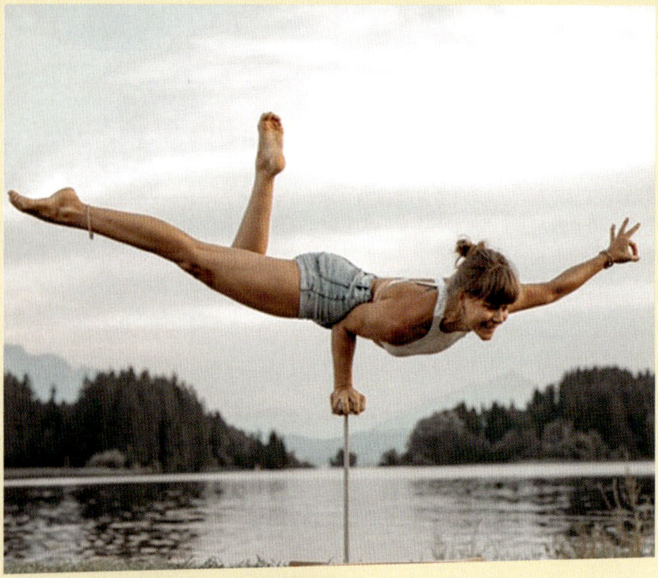
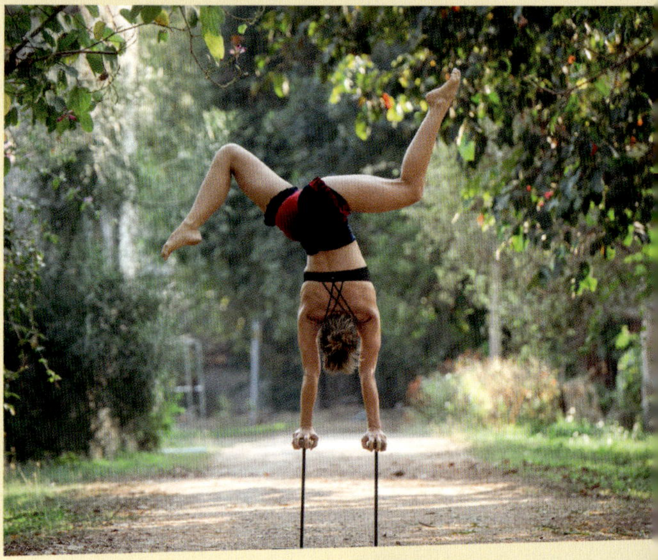
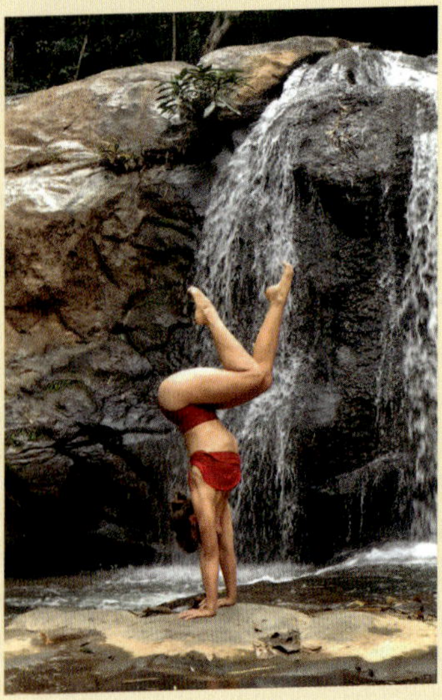
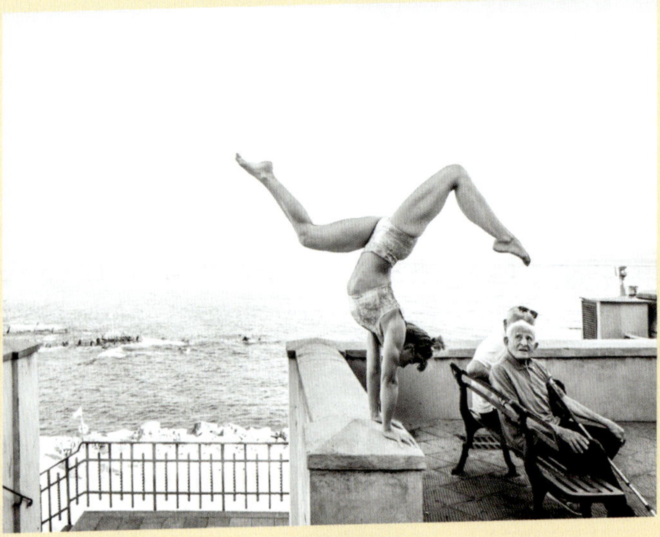
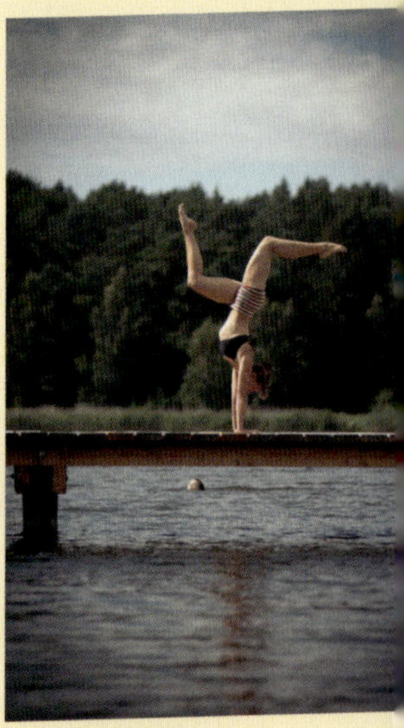
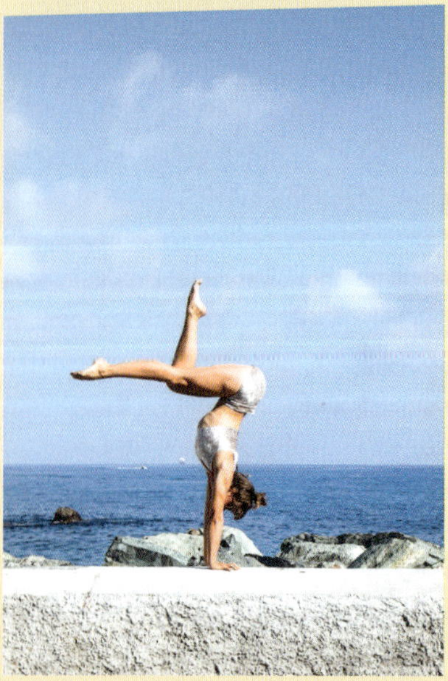
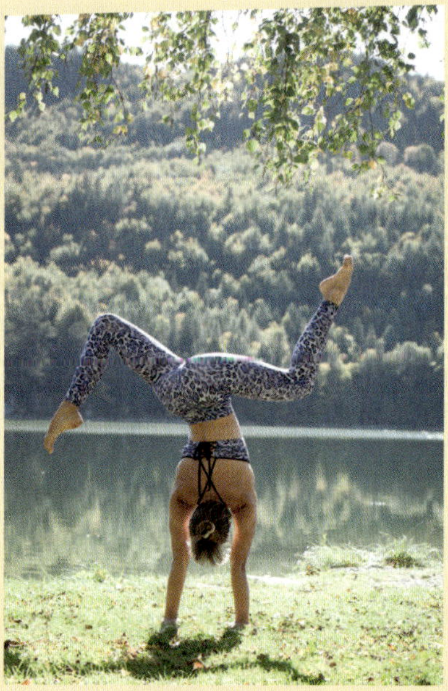
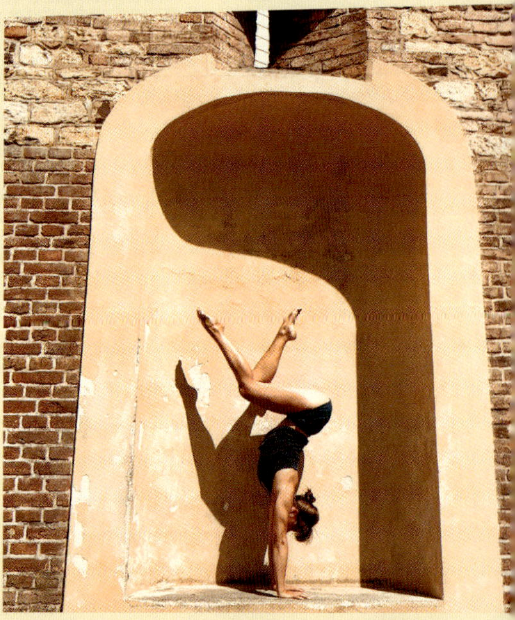

Vorwort

Ich habe vor 40 Jahren als junger Turner angefangen, Handstand zu üben, und fühle mich privilegiert, die Gelegenheit gehabt zu haben, diese grundlegende akrobatische Fähigkeit zuerst als Zirkuskünstler und heute als Handstandpraktiker und Lehrer weiter zu erforschen. Bis zu einem gewissen Grad ermöglicht mir das Üben des Handstandes, mich physisch mit meinem inneren Kind zu verbinden, und bietet mir gleichzeitig einen faszinierenden Weg der Selbsterkundung, den ich gern mit anderen teile.

Warum ist Handstand heutzutage so beliebt?

Traditionell war das mit Handständen verbundene Wissen ausschließlich in Zirkusfamilien, Zirkusschulen, unter Handstandlehrern oder in Turnschulen zu finden. In den letzten 20 Jahren ist das Wissen der Öffentlichkeit über das Internet, Bücher sowie durch eine wachsende Anzahl von Praktizierenden, die ihr Handwerk teilen, einer breiteren Masse zugänglich geworden. Dies hat den Informationsaustausch beschleunigt und die Zahl der Praktizierenden weltweit erheblich erhöht.

Lucie habe ich in den letzten Jahren bei zahlreichen Handstand-Events getroffen und hatte die Gelegenheit, Teil des Prozesses zu sein, den sie als Handbalancing-Praktikerin durchlaufen hat. Die Leidenschaft, die wir beide für den Handstand und den Unterricht teilen, wird uns höchstwahrscheinlich in den kommenden Jahren dazu bringen, die Welt des Handstandes noch weiter gemeinsam zu erkunden. Ich wünsche ihr viel Erfolg mit dem, was sie in diesem Buch und beim Unterrichten der Kunst des Handstandes weitergibt.

Yuval Ayalon
Handstand-Coach und Trainer von Lucie Beyer

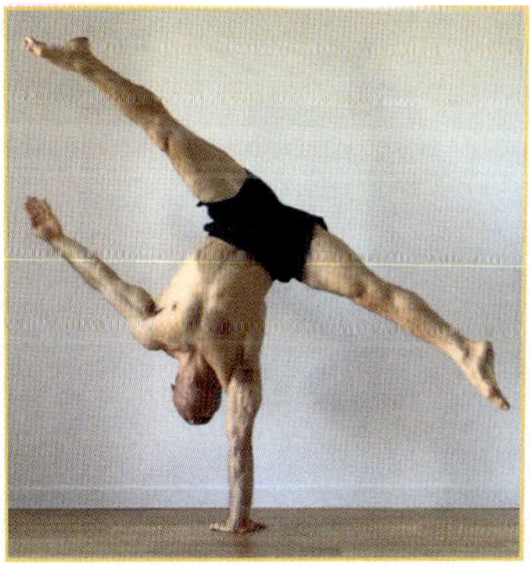

Warum Handstand lernen?

Dieses Buch ist aus der Passion entstanden, anderen Menschen den Handstand und seine vielen Variationen beizubringen und sie dabei zu unterstützen, durch ein fokussiertes Training ihren Körper und Geist zu erobern. Handstandtraining ist im Moment weltweit Trend. Warum das so ist? Nun, dafür gibt es viele gute Gründe. Neben den zahlreichen physischen Benefits einer Umkehrhaltung (siehe Kapitel »Ein Plädoyer für Umkehrhaltungen« ab Seite 12) und dem Bedürfnis des Menschen nach neuen Herausforderungen sind mir noch die tiefer liegenden Motivationen bei mir selbst und meinen Schülern begegnet. Wenn ich in meinen Handstand-Workshops rage: »Warum bist du hier?«, höre ich am häufigsten die Antwort: »Weil ich meinen Körper beherrschen lernen möchte.« Wer diesen Wunsch hat, für den gilt: Der Weg ist das Ziel. Denn wenn man etwas lernen möchte, muss man losgehen. Allein die Entscheidung, etwas Neues zu lernen, macht einen wach und glücklich. Der Handstand ist eine körperliche Herausforderung, die uns einlädt, noch einmal neu gehen zu lernen, nur dieses Mal auf den Händen. Und so wie wir das Gehen als Kinder auf und mit den Füßen lernen, gilt es auch hier, einen Schritt vor den anderen zu setzen, zwischendurch zu fallen und immer wieder enthusiastisch aufzustehen.

Da ich selbst nie Turnerin war, kann ich dies sehr gut nachvollziehen. Auch ich habe mir den Handstand »erobert«. Ich bin durch alle Unsicherheiten und Ängste gegangen und habe mich immer wieder für ein starkes Mindset entschieden. Als ich zum Beispiel meinen ersten stehenden »Hand to Hand« – das ist ein partnerakrobatischer Handstand auf den Händen einer stehenden Person – gemacht habe, wusste ich, dass ich diese Übung unbedingt wieder machen wollte. Die Erfahrung war berauschend, da der Raum des Möglichen einen neuen Horizont bekam und die Limitation meines Geistes aufgehoben wurde.

Einige Tage später unterrichtete ich einen Handstand-Workshop und stellte dankbar fest, dass ich den erweiterten Raum des Möglichen auch an meine Schüler weitergeben konnte. Dadurch bekommt der Handstand eine starke Symbolkraft: Wir kreieren uns selbst in unserem Geiste. Wie der amerikanische Sänger und Songwriter Ben Harper singt: »I can change the world with my own two hands!« Zudem lehrt die Erfahrung, dass wir keine Zirkusartisten sein müssen, um einen Handstand zu lernen. Handstände sind wie eine Meditation kopfüber. Sie funktionieren, wenn wir im Einklang mit uns und ganz präsent im gegenwärtigen Moment sind.

Hinzu kommt der soziale Aspekt. Es macht viel Freude, die Praxis mit einem Freund oder einer Gruppe zu teilen – sei es, dass man in der Partnerakrobatik Handstände aufeinander macht oder sich gegenseitig auf dem ganz individuellen Weg, den Handstand zu meistern, unterstützt. Wie wir es auch in anderen Bereichen des Lebens erfahren: Geteilte Freude ist doppelte Freude. In einer Gesellschaft wie der unseren, in der es essenziell scheint, dass man funktioniert, ist es besonders wichtig, etwas ausschließlich aus dem folgenden Grund zu tun: um zu spielen und unsere Welt auf den Kopf zu stellen. Deshalb lautet mein Motto: »A handstand a day keeps the doctor away!«

In diesem Sinne wünsche ich dir viel Freude und Erfolg mit diesem Buch und bei deinem Handstandtraining!

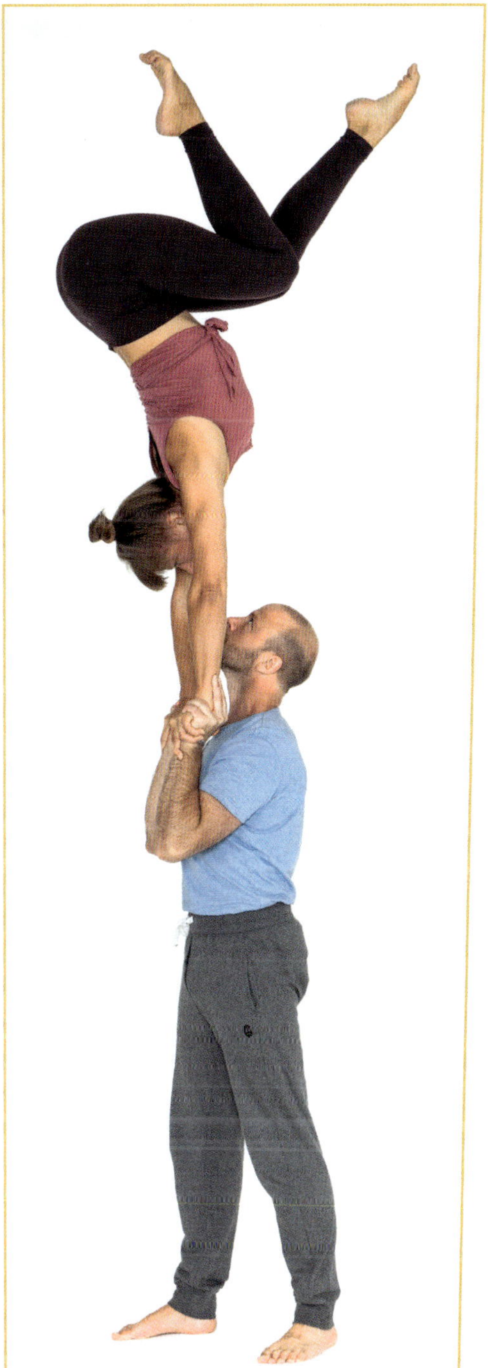

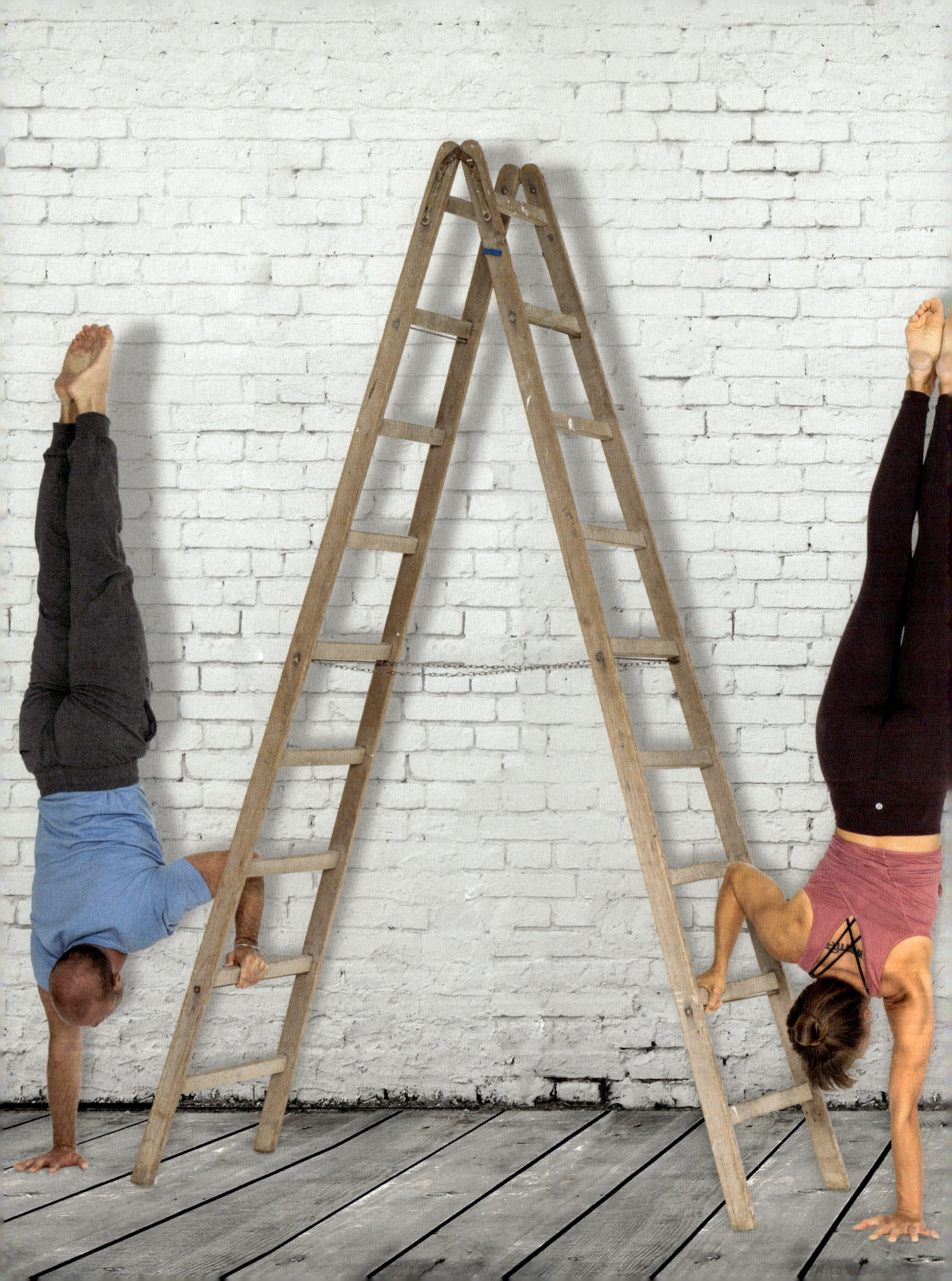

UPSIDE DOWN – RUND UM DEN HANDSTAND

1

Ein Plädoyer für Umkehrhaltungen

Sie sind gesund, machen Spaß und bedeuten eine echte Hürde für viele Menschen: Umkehrhaltungen. Dass sie uns schwerfallen, ist nur zu verständlich, da wir im Alltag natürlicherweise nicht auf dem Kopf stehen.

Was sind Umkehrhaltungen?

Umkehrhaltungen – im Englischen *inversions* genannt – definieren sich darüber, dass der Kopf der niedrigste Punkt des Körpers ist. Zu diesen Haltungen gehören beispielsweise der Schulterstand, der Kopf-, der Unterarm- und der Handstand. Was spricht nun dafür, sich auf den Kopf zu stellen und die Welt einmal aus einer anderen Perspektive zu betrachten? Die Antwort lautet: Umkehrhaltungen sind gesund!

Warum? Weil das Blut andersherum fließt; das Gehirn, die Augen, die Ohren und die Haut besser durchblutet werden und die Herzmuskulatur gestärkt wird. Das Herz-Kreislauf-System wird angeregt, die Venenkappen entlastet und in den Beinen angestautes Blut wird wieder in Gang gebracht. Umkehrhaltungen wird zudem eine verjüngende Wirkung nachgesagt. Auf mich wirkt ein Handstand besser als jeder Espresso. Nach dem Üben fühle ich mich frisch, zentriert und ich kann besser nachdenken.

Du siehst schon – es gibt einige Gründe, die dafür sprechen, sich täglich auf den Kopf zu stellen. Umkehrhaltungen sollen sogar dabei helfen, das Erinnerungsvermögen zu steigern. Doch seien wir mal ehrlich: Umkehrhaltungen machen auch Angst. Und das ist gut so. Denn unser Gehirn ist als Kontrollzentrale unseres Körpers extrem schützenswert. Natürlich haben wir einen eingebauten Mechanismus, damit wir keine unüberlegten Bewegungen machen, die das Gehirn und auch den Rest unseres Körpers in Gefahr bringen. Du bist also sehr gesund, wenn du diese Angst spürst.

Umkehrhaltungen müssen Schritt für Schritt erarbeitet werden, genauso wie die dazu benötigte Muskulatur trainiert werden muss. Wenn wir uns auf diesen Prozess einlassen, gute Lehrer an unserer Seite haben und regelmäßig üben, werden wir über den Lerneffekt erstaunt sein und uns über die Resultate freuen. Denn wer möchte sich nicht gern selbst auf seinen Händen tragen können? Die Welt einmal aus einer anderen Perspektive betrachten?

Für einige Menschen mag es jedoch keine Option sein, die Halswirbelsäule in einem Kopfstand zu belasten oder das gesamte Körpergewicht im Handstand auf den Armen zu balancieren. Die Gründe dafür sind verschieden, so unterschiedlich, wie wir Menschen mit unseren Geschichten eben sind. Auf physischer Ebene können ein zu hoher Blutdruck, chronische Krankheiten oder Verletzungen dazu führen, dass Umkehrhaltungen nicht ratsam beziehungsweise sogar kontraproduktiv sind. Auch bei emotionalen Traumata können sich Umkehrhaltungen eher nach Überforderung anfühlen. Wer sich dennoch an Umkehrhaltungen ausprobieren will, sollte sich in diesen Fällen mit seinem Arzt beziehungsweise mit seiner Ärztin besprechen und sich einen einfühlsamen Lehrer suchen.

Warum sind andere Umkehrhaltungen für die Handstandpraxis hilfreich?

Egal, ob es sich um unterschiedliche Eingänge – Möglichkeiten, wie man in den Handstand kommt – oder Beinvariationen handelt, diese zu Beginn in einer einfacheren Umkehrhaltung zu praktizieren als im Handstand selbst, macht hochgradig Sinn. Der Körper lernt das Zusammenspiel von Beinen und Oberkörper und wir können uns an das »Upside-down-Sein« gewöhnen, ohne uns bereits auf die herausfordernde Balance im Handstand fokussieren zu müssen. Die fünf klassischen Umkehrhaltungen siehst du hier:

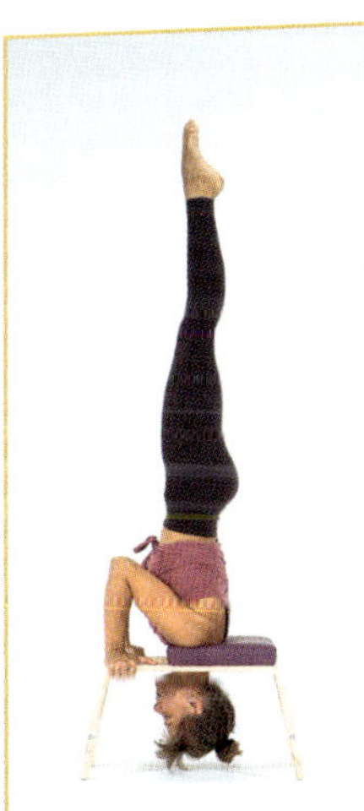

Umkehrhaltungen mit dem FeetUp

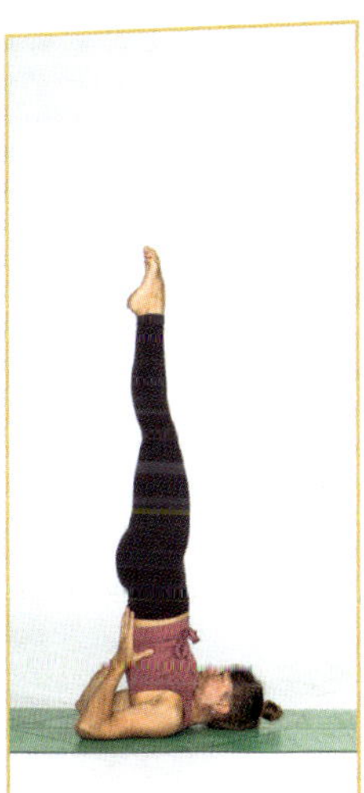

Schulterstand

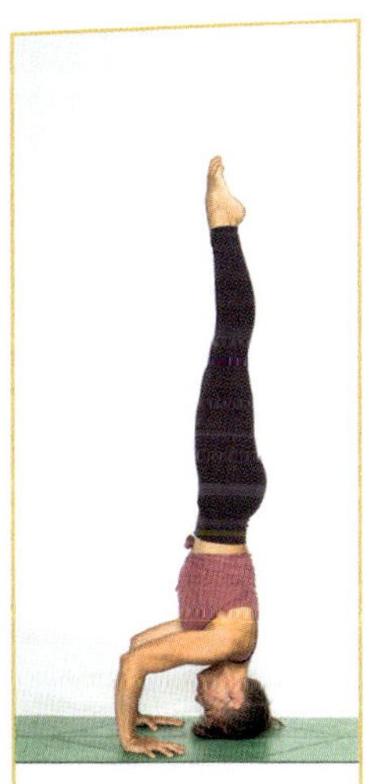

Kopfstand

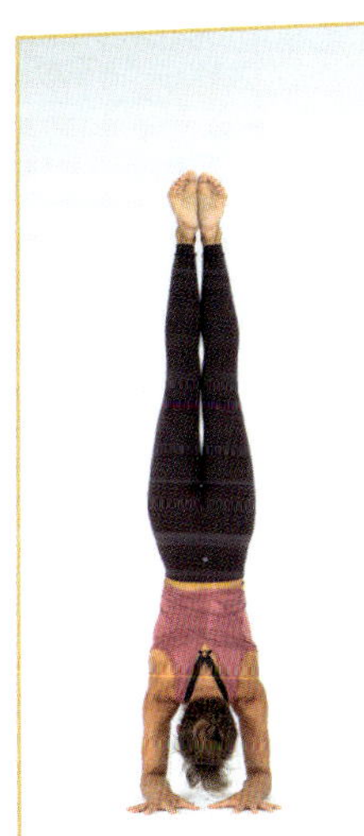

Unterarmstand

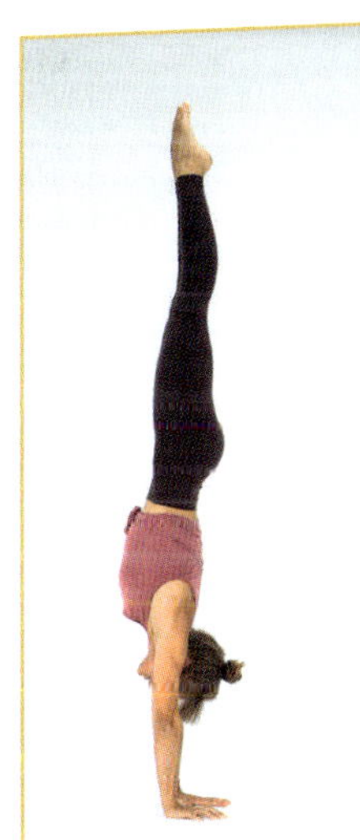

Handstand

Die drei wichtigsten Umkehrhaltungen für die Handstandpraxis

Als Vorbereitung für die Handstandpraxis sind der FeetUp, der Kopfstand, der Unterarmstand die gängigsten Umkehrhaltungen. Ein paar grundsätzliche Vorteile, die dir das Trainieren bringt, und wie du die Haltungen korrekt aufbaust, findest du im Folgenden. Diese Anleitungen nutzen dir bei weiteren Übungen im Buch.

Der FeetUp

Der FeetUp ist sehr stabil und eine Anschaffung, die sich lohnt, da du ihn nicht nur zu Beginn, sondern auch für eine fortgeschrittene Handstandpraxis nutzen kannst. Insbesondere eignet sich der FeetUp für die generelle Gewöhnung an Umkehrhaltungen, Alignment und Tightness Drills. Er erlaubt ein Ausdauertraining innerhalb einer Umkehrhaltung, das Trainieren von Beinsequenzen, Core-Training und aktiver Flexibilität, Dropbacks und fortgeschrittenen Seitbeugen. Zudem haben wir im FeetUp weder Gewicht auf dem Nacken wie im Kopfstand noch auf den Händen wie im Handstand. Die FeetUp-Umkehrhaltung kann deshalb von fast jedem schnell erlernt werden.

Wie geht man im FeetUp upside down?

1. Knie dich vor den FeetUp und greife die hölzernen Längsstreben mit deinen Händen. Der Daumen ist dabei innen, die anderen Finger umgreifen von außen.
2. Bringe deinen Kopf durch das Loch und platziere deine Schultern auf dem Kissen, mit etwas Abstand zum hinteren Kissenrand, damit dein Nacken frei bleibt.
3. Strecke nun die Beine und laufe mit den Füßen so nah wie möglich an den FeetUp heran, um die Hüfte über die Schultern zu bringen.
4. Drücke die Hände in die Holzstreben und ziehe ein Bein nach dem anderen gebeugt zum Körper heran.
5. Bleibe hier vorerst in einem Päckchen und strecke die Beine nach oben aus, sobald du dich sicher fühlst.

Tipps zum Training mit FeetUp

Stelle den FeetUp zu Beginn vor eine Wand oder bitte einen anderen Menschen um eine Hilfestellung. Entspanne in der Position deinen Nacken und lasse den Kopf hängen, damit du deinen Körper nicht in einen »Banana Shape« ziehst. Entspanne auch deine Hände, damit sie sich im Griff nicht verkrampfen.

Sobald du oben bist, atme tief ein und aus und bleibe zu Beginn maximal 10 Sekunden, damit dein Körper sich an die Umkehrhaltung gewöhnen kann. Bleibe beim Herauskommen aus der Umkehrhaltung einen Moment mit dem Kopf auf dem FeetUp auf den Unterarmen aufgestützt, damit das Blut wieder zurückfließen kann.

Der Kopfstand

Der Kopfstand ist für die meisten Menschen leichter zu lernen als der Handstand, weshalb diese Haltung ein logischer erster Schritt in der Welt der Umkehrhaltungen ist. Wir haben jedoch immer Gewicht auf dem Nacken, weshalb sich diese Haltung nicht eignet, wenn du verletzt bist oder einen sensiblen Nacken hast. Auf jeden Fall solltest du die entsprechende Nackenmuskulatur zuerst Schritt für Schritt aufbauen. Dazu findest du Übungen auf den Seiten 57 bis 59.

Es gibt zwei Basisvarianten des Kopfstandes. Einmal der unterstützte Kopfstand, bei dem wir das Körpergewicht neben dem Kopf mit den Unterarmen tragen, und der Tripod-Kopfstand, bei dem wir das Gewicht auf ein gleichschenkliges Dreieck von Händen und Kopf verlagern. Da im Letzteren mehr Gewicht auf der Halswirbelsäule ruht, empfehle ich, den Kopfstand zu üben, bei dem du dich am wohlsten fühlst. Wird deine Praxis fortgeschrittener, solltest du den Tripod-Kopfstand praktizieren, da er dem Handstand technisch näher ist.

Ich empfehle, den Kopfstand nicht vor einer Wand zu praktizieren, da du, wenn du das Gleichgewicht verlierst, abrollen musst. Eine Wand hinter dir lässt dies nicht zu, und dann kann es sein, dass du im Nacken umknickst und dich verletzt. Ziehe im Zweifelsfall lieber einen Spotter hinzu.

Was ist ein Spotter?

Ein Spotter ist ein Trainingspartner, der dir Hilfestellung gibt und dich durch die Übung coacht. Er gibt dir Hinweise und beobachtet – englisch *to spot* für »erkennen, wahrnehmen, sichten« .

DER UNTERSTÜTZTE KOPFSTAND

1. Knie dich auf eine Yogamatte und lege die Unterarme auf den Boden.
2. Umgreife mit den Händen jeweils den gegenüberliegenden Ellenbogen, um diese schulterweit zu platzieren.
3. Öffne dann deine Hände und verschränke sie miteinander. Achte darauf, deine kleinen Finger voreinander zu platzieren, damit diese im Kopfstand nicht schmerzen.
4. Bringe deinen Kopf mit der Mitte der Schädeldecke auf den Boden, mit der Kopfrückseite in die »Schale« deiner Hände.
5. Dein Nacken ist in dieser Haltung komplett gerade. Erst wenn du oben im Kopfstand bist, sollte hier eine sanfte, natürliche Rückbeuge sein.
6. Strecke die Beine und laufe nun mit den Füßen näher an deinen Kopf heran, in den sogenannten »halben Kopfstand«. Bleibe hier für 3 bis 5 Atemzüge, um dich an den Druck auf dem Kopf und das Gewicht im Nacken zu gewöhnen.
7. Wenn du weiter gehen möchtest, ziehe ein Bein nach dem anderen – wenn möglich ohne Schwung – gebeugt zum Körper heran und strecke dann ein Bein nach dem anderen oder beide gleichzeitig nach oben in den geraden Kopfstand. Bleibe dort für 3 bis 5 ruhige Atemzüge.
8. Behalte derweil kontinuierlich Gewicht auf den Unterarmen und muskuläre Spannung in deiner Körpermitte; das stabilisiert dich und verhindert, dass du nach hinten fällst. Willst du aus der Haltung herauskommen, bringe die Knie in ein Päckchen nah an den Oberkörper zurück und lande mit den Füßen einzeln oder gleichzeitig auf dem Boden. Bleibe ein paar Atemzüge mit dem Kopf am Boden auf den Unterarmen aufgestützt, damit das Blut wieder zurückfließen kann.

DER TRIPOD-KOPFSTAND

1. Knie dich auf eine Yogamatte und bringe die Hände mit den Zeigefingern parallel zueinander etwa schulterweit auf den Boden.
2. Zeichne in deiner Vorstellung ein gleichschenkliges Dreieck mit deinen Händen als Basis. Setze die Mitte deiner Schädeldecke an die Spitze dieses Dreiecks, oberhalb deiner Hände.
3. Dein Nacken ist in dieser Haltung komplett gerade. Erst wenn du oben im Kopfstand bist, sollte hier eine sanfte, natürliche Rückbeuge sein.
4. Strecke die Beine und laufe nun mit den Füßen näher an deinen Kopf heran, in den sogenannten »halben Kopfstand«. Bleibe hier für 3 bis 5 Atemzüge, um dich an den Druck auf dem Kopf und das Gewicht im Nacken zu gewöhnen.
5. Wenn du bereit bist, ziehe ein Bein nach dem anderen – wenn möglich ohne Schwung – gebeugt zum Körper heran und strecke dann ein Bein nach dem anderen oder beide gleichzeitig nach oben in den geraden Kopfstand. Bleibe dort für 3 bis 5 ruhige Atemzüge.
6. Ziehe die Ellenbogen zueinander.
7. Behalte kontinuierlich die muskuläre Spannung in deiner Körpermitte; das stabilisiert dich und verhindert, dass du nach hinten fällst.
8. Willst du aus der Haltung herauskommen, bringe die Knie in ein Päckchen nah an den Oberkörper zurück und lande mit den Füßen einzeln oder gleichzeitig auf dem Boden. Bleibe ein paar Atemzüge mit dem Kopf am Boden auf den Unterarmen aufgestützt, damit das Blut wieder zurückfließen kann.

Der Unteramstand

Mit dem Unterarmstand bist du dem Handstand wieder einen Schritt näher. Er ist für die meisten Menschen leichter zu lernen, da wir nur mit dem Oberarm balancieren müssen, was einen kürzeren Hebel als beim gestreckten Arm im Handstand bedeutet. Du brauchst jedoch eine gute Schulter-, Arm- und Core-Muskulatur und eine ausreichende Schulterflexibilität, um den Unterarmstand halten zu können. Du findest in diesem Buch viele Übungen, um diese zu trainieren (siehe die Übungen zu Schultern, Armen, Core auf den Seiten 38 bis 56).

1. Knie dich auf eine Yogamatte und lege die Unterarme auf den Boden.
2. Umgreife mit den Händen jeweils den gegenüberliegenden Ellenbogen, um diese schulterweit zu platzieren. Öffne dann die Hände, sodass die Unterarme parallel zueinander liegen, und spreize die Finger.
3. Komme mit den Schultern über die Ellenbogen und laufe mit den Füßen näher zu den Händen heran in den sogenannte Delfin. Diese Haltung ist dem nach unten schauenden Hund aus dem Yoga sehr ähnlich, nur dass die Unterarme hier am Boden sind.
4. Hebe nun ein Bein nach oben und schaue dabei zwischen deine Unterarme auf den Boden. Mache deinen Rücken so rund wie möglich, indem du den unteren Rippenbogen und den Bauchnabel Richtung Wirbelsäule ziehst.
5. Der erste Schritt können hier die sogenannten L-Hops oder auch Kick Switches sein (siehe Seite 109 und 121.).
6. Wenn du dich sicher fühlst, kicke dich in einen L-Shape (siehe Seite 117) nach oben und versuche, die Balance zu finden. Sobald du stabil bist, bringe beide Beine zueinander.
7. Lasse deine Körpermitte aktiviert und schiebe den Boden mit deinen Unterarmen und Händen kontinuierlich von dir weg. Ziehe dich an deinen Füßen und Beinen nach oben zur Decke in eine gerade Position.

Tipps für den Unterarmstand

- Du kannst den Delfin (Schritt 3) ideal als Vorübung nutzen, um die Kraft im Schultergürtel aufzubauen. Halte die Position dafür regelmäßig für 5 tiefe Atemzüge.
- Oft haben die Hände im Unterarmstand die Tendenz, zueinanderzurutschen. Du kannst hier als Abstandhalter einen Yogablock zwischen deine Hände in die jeweilige Öffnung von Daumen und Zeigefinger legen.
- Für eine sichere Praxis empfehle ich dir, den Unterarmstand zu Beginn mit dem Rücken zur Wand zu üben. Bringe dafür die Hände nah an die Wand heran, sodass die Mittelfinger nur 2 bis 3 Zentimeter von der Wand entfernt sind. Du kannst dich dann wunderbar mit einem Bein nach dem anderen an die Wand hochkicken und mit der Balance spielen, indem du versuchst, einen Fuß nach dem anderen von der Wand zu lösen.

Die Lernkurve

Menschen brauchen im Vergleich mit anderen Säugetieren lange, um laufen zu lernen. Wir drücken zuerst die Hände in den Boden. Dann heben wir das Gesäß und irgendwann stehen wir auf den Füßen, während wir uns an vielen Dingen und unterstützenden Händen anderer Menschen festhalten. Warum also sollten wir nicht die Wand zur Unterstützung nutzen oder die Hilfe anderer Menschen annehmen, wenn wir den Handstand erlernen? Ein falscher Stolz bringt uns im Lernen von Neuem nicht voran. Angst braucht eine sichere Umgebung, um transformiert zu werden. Der Handstand ist eine Ganzkörperübung. Wir müssen stark sein in unseren Armen, in den Schultern, im Rücken, in der Mitte unseres Körpers, dem Core, und in den Beinen, um auf gesunde Art und erfolgreich zu trainieren. Eine aktive Grundfitness ist wichtig, wenn du mit dem Handstandtraining beginnst, da ansonsten Verletzungsgefahr besteht. Natürlich kannst du Verletzungen vorbeugen, wenn du nachhaltig trainierst. Folge den Richtlinien in diesem Buch, und du wirst auf dem Weg Erfolge erleben!

Eine ganzheitliche Handstandpraxis

Die geistige Einstellung ist die Basis für die erfolgreiche Ausführung des Handstands. Das Thema Angst habe ich ja schon in meinem Plädoyer für Umkehrhaltungen angesprochen. An dieser Stelle möchte ich gerne eines meiner liebsten Vorbilder zum Thema gesundes Mindset zitieren. Astrid Lindgren hat das folgende Zitat ihrer Kinderbuchfigur Pippi Langstrumpf in den Mund gelegt. Sie sagt: »Das habe ich noch nie gemacht, ich sollte also absolut in der Lage sein, es zu tun!« Der Körper folgt dem Geist. Wenn ich denke: »Ich bin zu dick, nicht flexibel genug, meine Nase ist zu groß und die Beine sind zu kurz«, wird dem Körper viel Energie entzogen. Vielleicht gilt das sogar zu 100 Prozent, wenn dein Mindset und negative Glaubenssätze dich daran hindern, es überhaupt zu versuchen. Du entscheidest. Welche Gedanken möchtest du in deinem Kopf haben? Welche Glaubenssätze lädst du ein? Ist der Geist positiv eingestellt, bist du bereit für die ersten Schritte.

- Suche dir Gleichgesinnte! Es ist unglaublich viel wert, einen Handstandbuddy – Trainingspartner – zu haben. Ihr könnt euch gegenseitig Hilfestellung leisten und unterschiedliche Übungen austauschen. Toll ist es, wenn ihr gemeinsam an Workshops teilnehmt und danach das Erlernte zusammen praktiziert. Wenn dann einer mal etwas müde ist, kann die Motivation des anderen eine gute Inspiration sein.

- Übe den Beginner's Mind! Egal, wo du gerade auf deinem Weg zum Handstand bist, es gibt immer ein nächstes Level. Wenn du beispielsweise gelernt hast, deinen Handstand zu halten, kannst du vielleicht verschiedene Beinvariationen ausprobieren, üben, auf einer Hand zu stehen – oder sogar auf den Händen einer anderen Person, auf einem Stuhl oder dem Rücken eines Einhorns. Spaß beiseite, es geht um das Lernen, um die neue Herausforderung, und nicht um die Perfektion, denn die ist im Handstand – zumindest subjektiv empfunden – nur schwer zu erreichen.

- Du brauchst keinerlei Hilfsmittel für den Start. Du brauchst nur deinen Körper, eine ebene Oberfläche, etwas Platz und möglicherweise eine Wand zu Hause, im Fitnessstudio oder in deinem Büro. Stell sicher, dass es nicht eine Tür ist, die zu der anderen Seite aufgeht, und dass die Wand stabil genug ist, damit du nicht plötzlich in deines Nachbarn Wohnzimmer landest.

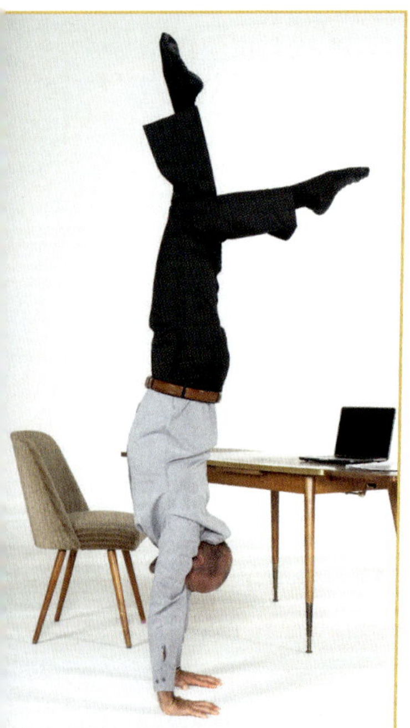

Handstand kann man überall trainieren.

- Respektiere deine Emotionen! Du hast nicht nur einen physischen Körper. Auch deine Emotionen, deine Gefühle manifestieren sich in einer Art Körper, der dich umhüllt. Es macht genauso wenig Sinn, gegen ihn zu arbeiten, wie gegen deinen physischen Körper. Wenn du Angst verspürst, finde Variationen derselben Übung, die einfacher sind, sodass dein Geist sich wieder entspannen kann. Frage nach so viel Unterstützung, wie du brauchst, um dich mit einem guten Gefühl upside down zu begeben. Dasselbe gilt für das gegenseitige Coaching mit deinem Handstandbuddy. Die emotionale Unterstützung, das Anfeuern und die positive Ermutigung können die Hälfte des Erfolges ausmachen.

- Gönn dir Pausen! Unterschätze die Pausen nicht, sie geben deinem Körper und deinem Gehirn Zeit, neue Impulse zu verdauen und zu integrieren. Einige der stabilsten Handstände sind mir gelungen, nachdem ich, während ich krank war, immer wieder einen starken Handstand in meiner Vorstellung visualisiert hatte. Wenn du dich für eine gewisse Zeit nicht bewegen kannst, meditiere darüber, wie du in einem Handstand in einer perfekten Linie stehst. Tage, an denen du pausierst, kannst du im Vorhinein festlegen, spätestens aber dann einlegen, sobald dein Körper dir klare Signale sendet. Achte auf deinen Körper, damit du noch lange Handstand praktizieren kannst – nach der Devise »Never train into pain!« – Trainiere nie in den Schmerz.

- Qualität statt Quantität! Mache lieber weniger Versuche oder halte die Trainingseinheiten kürzer, trainiere dafür aber mit mehr Konzentration und Fokus. Es bringt nichts, ein und dieselbe Übung zehnmal hintereinander auszuführen, ohne dass eine sichtbare und positive Veränderung stattfindet. Reflektiere deine Versuche. Wenn du zum Beispiel 30 Prozent zu viel Schwung hattest, versuche, diesen in der nächsten Runde zu minimieren. Dann hast du eventuell 40 Prozent zu wenig und legst in der nächsten Runde wieder 10 Prozent drauf, um genau die richtige Menge an Schwung zu erreichen. Sollte eine Übung gar nicht klappen, lasse sie für ein, zwei Tage ruhen und fokussiere dich auf das, was im Moment möglich ist. Ebenfalls wichtig: Vermeide eine schlechte Technik. Wenn zum Beispiel deine Körpermitte im Liegestütz nachgibt, lege die Knie dabei auf dem Boden ab. Bleibe deinem Körper treu, nur so kannst du Schritt für Schritt wachsen.

Horizonterweiterung – über das Handstandtraining hinaus

Neben der geistigen Einstellung ist es wichtig, dein Training mit anderen Bewegungsmethoden zu ergänzen. Da wir im Handstand ausschließlich in den Boden drücken, empfehle ich ausgleichende, ziehende Bewegungen wie Klimmzüge, Poledance oder Klettern. Letztendlich kommt jede stärkende Bewegungspraxis unserem Körper und somit unserem Handstand zugute. Tanz, Parkour, Freerunning, Boden- und Partnerakrobatik geben uns eine wunderbare Raumwahrnehmung und nehmen die Angst vor dem Fallen. Ballett trainiert die Körperspannung und Präsenz in den Beinen und Füßen. Gewichtheben stärkt und stabilisiert unsere Muskeln, Yoga schenkt uns Körperbewusstsein und fördert eine tiefe Atmung.

Für ein intelligentes und ganzheitliches Training ist es wichtig, sich zu informieren und seinen einzigartigen Körper gut kennenzulernen. Deshalb empfehle ich eine regelmäßige Teilnahme an Kursen und Workshops mit ausgebildeten Lehrern. Auch das Beobachten sollte als Lernmethode nicht unterschätzt werden. Es erweitert unsere Wahrnehmung von dem, was möglich ist, und lädt unsere Körper-Gehirn-Verbindung ein, die Tür zu durchschreiten, die durch das Zuschauen, wie eine andere Person Handstand macht, geöffnet wurde.

Tipps für dein Handstandtraining – eine Zusammenfassung

- Immer: Warm-up und Cool-down vor und nach dem Training. Lege den Fokus dabei vor allem auf Handgelenke, Schultern, Beine und Wirbelsäule. Beim Aufwärmen empfehle ich einen Mix aus Mobilisieren, Kräftigen und Dehnen, in ebendieser Reihenfolge. Übungen hierzu findest du auf den Seiten 38 bis 92.

- Mache keine Handstände auf weichem Boden. Dazu gehören weiche Sandstrände, Gymnastikmatten, aber auch dickere Yogamatten. Jeder Millimeter, den die Handgelenke potenziell in den Boden sinken, bedeutet eine zusätzliche Belastung, die wir leicht vermeiden können, indem wir auf einem Handstandbrett oder festem Untergrund praktizieren.

- »Where the mind goes, the energy flows« – wo dein Geist hingeht, dorthin fließt deine Energie. Arbeite mit einem geistigen Ziel! Nimm dir einen Moment Zeit und schreibe dir zwei Punkte auf. Dein Kurzzeitziel: Wo möchte ich in meiner Handstandpraxis in drei Monaten sein? Dein Langzeitziel: Wo möchte ich in meiner Handstandpraxis in zwölf Monaten sein?

- Foundation first! Lerne die ersten Schritte und entwickle ein starkes Fundament, bevor du nach »den Sternen greifst«.

- Einfach vor kompliziert: Beim Erlernen einer Beinvariation übe diese zuerst in einer einfacheren Umkehrhaltung wie dem Kopfstand oder auf dem FeetUp, bevor du sie in den Handstand integrierst.

- Praktiziere vielschichtig! Es gibt so viele wunderbare Übungen für diese komplexe Haltung. Es macht absolut Sinn, unseren Körper bei diesem umfangreichen Prozess adäquat zu unterstützen. Das bedeutet: Mache gezielte Übungen zur Ausdauer, zur Ausrichtung, zur Balance und so weiter. Das wird deinem Handstand zugutekommen.

- Finde einen guten Trainingsrhythmus. Um deinen Handgelenken zwischendurch eine Pause zu gönnen, baue Stretches ein, andere Umkehrhaltungen oder Kräftigungs- und Stabilisierungsübungen.

- Bleibe nicht in einer Routine stecken. Probiere auch nächste Schritte aus und bewege dich immer wieder außerhalb deiner Komfortzone! Oft fallen die Schritte davor dann einfacherer, da sich der Fokus verschiebt.

- Zwischen den Sets: Schüttel deinen Körper, tanze ein wenig, bleibe locker. Lache und habe Spaß, werde nicht zu verbissen und lass eine Übung los, sollte sie gerade einmal nicht funktionieren.
- Gönne dir Pausen: Plane zu Beginn drei Tage Pause pro Woche ein. Nach ein paar Monaten Praxis genügen zwei Tage Pause pro Woche, nach etwa einem Jahr empfehle ich einen Tag Pause pro Woche. Die empfohlene Menge an Pausentagen hängt selbstverständlich von der allgemeinen Vitalität deines Körpers und der Intensität deines Trainings ab.
- Lass dich inspirieren! Schau dir Videos und Tutorials auf Social Media an. Nimm an Workshops teil. Diese werden dir ein großer Ansporn auf deinem Weg in der Welt des Handstands sein.
- Filme dich selbst während der Praxis, um eine externe Perspektive zu erhalten. Was wir fühlen und was wir tatsächlich tun, differiert oft um einiges.
- Suche dir Handstandbuddys. Zu zweit oder in einer Gruppe macht mehr Spaß und ihr könnt euch gegenseitig beobachten, korrigieren und inspirieren.
- Darüber hinaus wird die Regelmäßigkeit deines Trainings deinen Erfolg bestimmen.

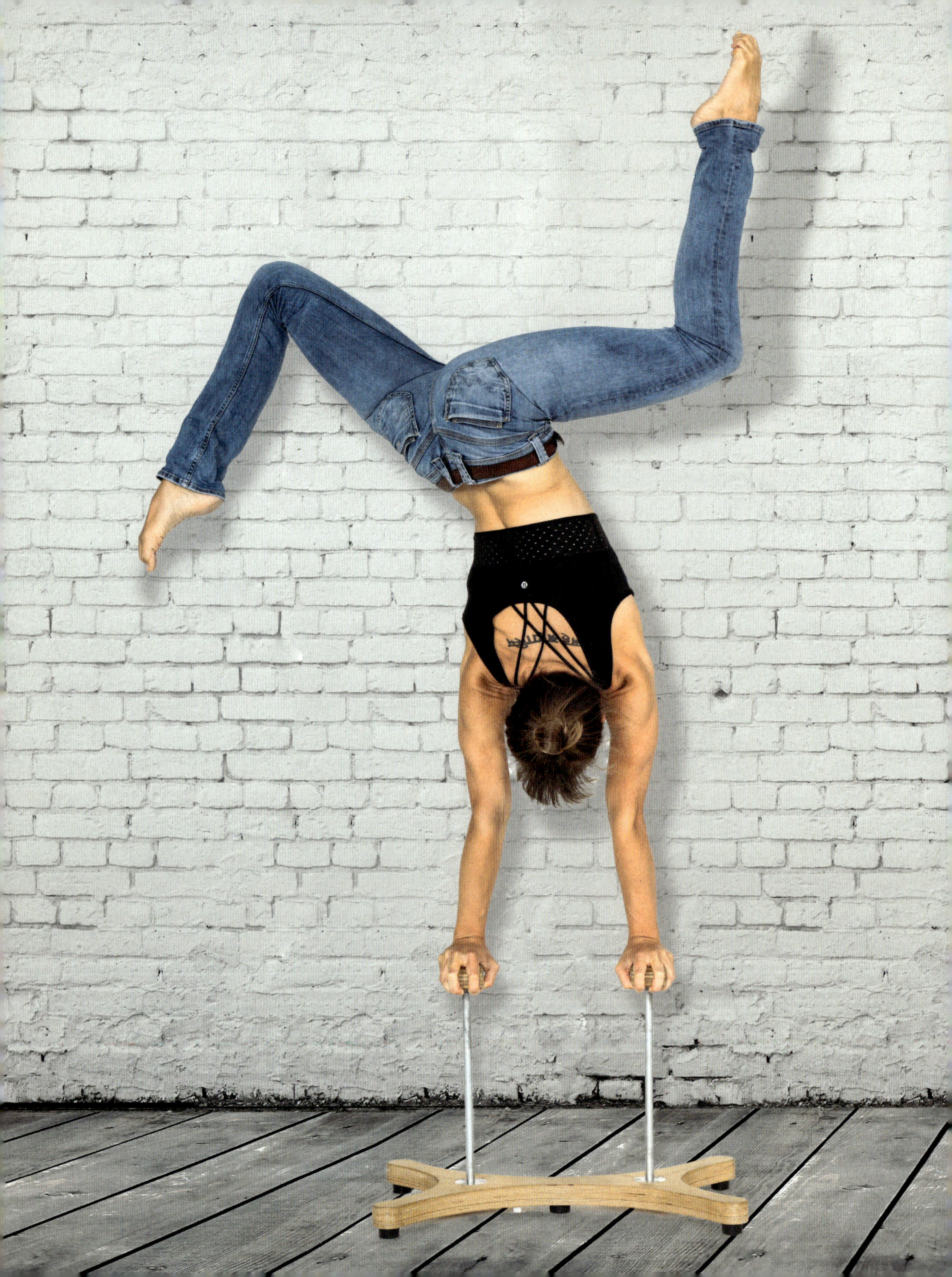

DIE HANDSTAND-PRAXIS

2

MOBILISIEREN, STÄRKEN, DEHNEN UND MASSIEREN

Halte beim Warm-up immer die gleiche Reihenfolge von Mobilisieren, Stärken und Dehnen ein. Das Mobilisieren bereitet die Gelenke und Wirbel auf Bewegung und Gewichtsbelastung vor. Die Kräftigungsübungen beleben und stärken die Muskeln, die den Körper stabilisieren und das Herz-Kreislauf-System aktivieren. Sobald der Körper warm ist, sind die Muskeln bereit, gedehnt zu werden. Da bei einer intensiven Handstandpraxis Spannungen gerade in den Schultern und Unterarmen entstehen können, teile ich zudem ein paar meiner liebsten Selbstmassagetechniken mit dir.

Hände, Handgelenke und Unterarme

Damit wir mit unseren Händen alles erspüren können, was wir berühren, besitzt unsere Hand einen ausgeprägten Tastsinn mit circa 17 000 Fühlkörperchen und Nervenenden. Gerade die Fingerspitzen sind in ihrer Empfindlichkeit besonders ausgeprägt. Des Weiteren setzt unsere Hand sich aus 27 Knochen und über 30 Muskeln zusammen. Wie du während deiner Handstandpraxis schnell spüren wirst, werden viele Handbewegungen jedoch von der Unterarmmuskulatur ausgelöst, zum Beispiel wenn wir die Fingerspitzen zum Balancieren in den Boden pressen. Je mehr wir diese Muskulatur aktivieren und dehnen, desto nachhaltiger wird unsere Handstandpraxis.

Mobilisieren

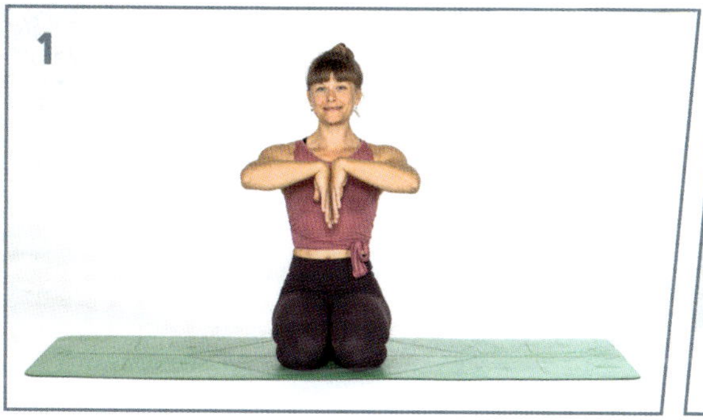

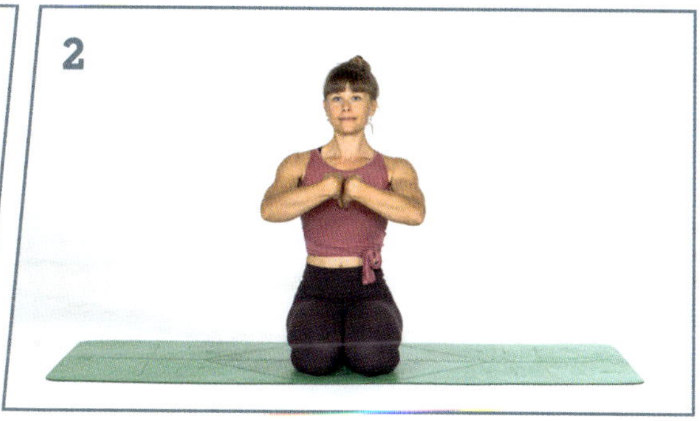

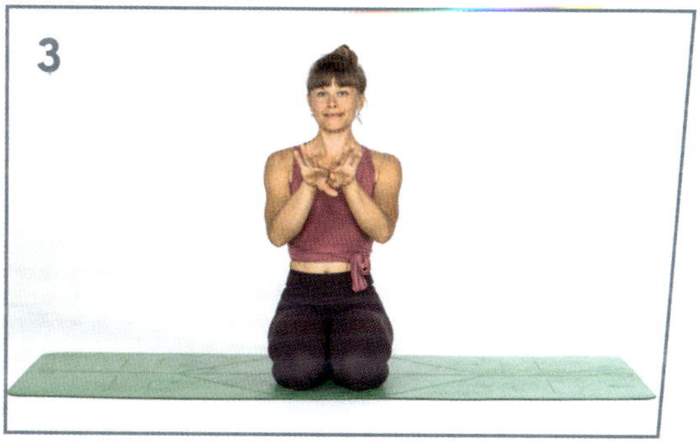

HANDGELENKSKREISE A

Dauer: 40–60 Sekunden

1. Lege deine Handgelenke und die Handrücken aneinander.
2. Kreise sie umeinander, ohne den Kontakt zu verlieren.
3. Wechsle die Richtung nach 20–30 Sekunden.

Stärken

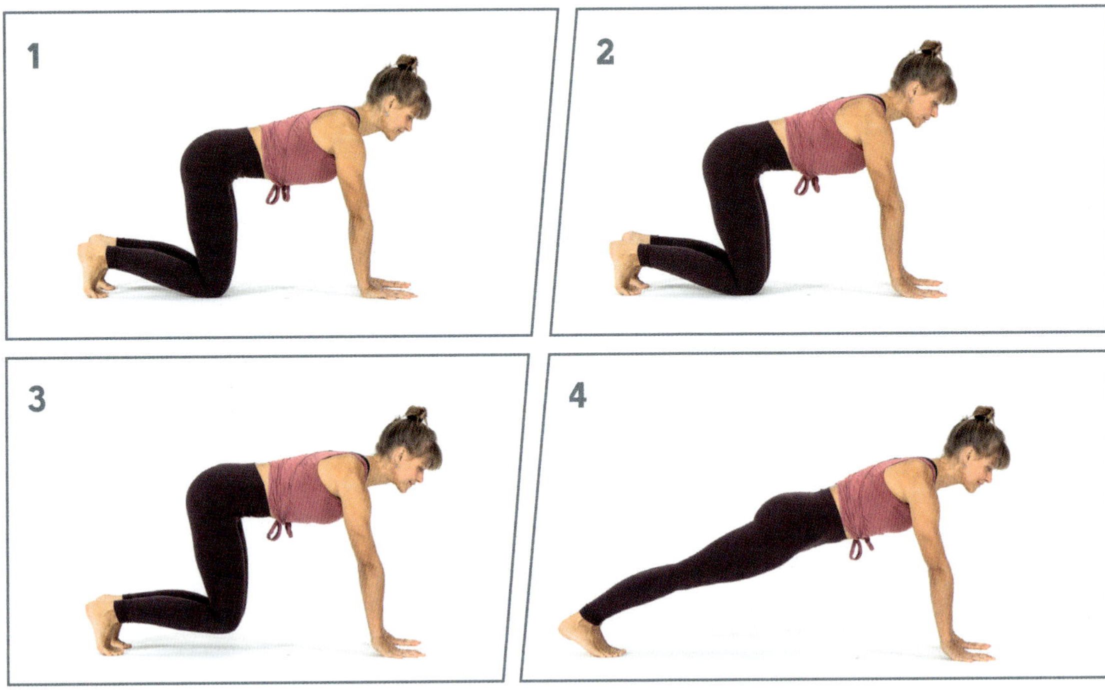

MINI-PUSH-UPS A M F

Wiederholungen: 20–30 Mal

1. Komme mit den Knien unter den Hüftgelenken und den Handgelenken unter den Schultern in den Vierfüßlerstand.
2. Spreize die Finger und hebe und senke nur die Handwurzel langsam, während die Fingerknöchel am Boden und die Arme gestreckt bleiben.
3. M Hebe die Knie vom Boden ab, um mehr Gewicht auf die Arme zu geben und die Übung zu intensivieren.
4. F Strecke die Beine in eine Bretthaltung, um das Maximalgewicht auf die Arme zu geben.

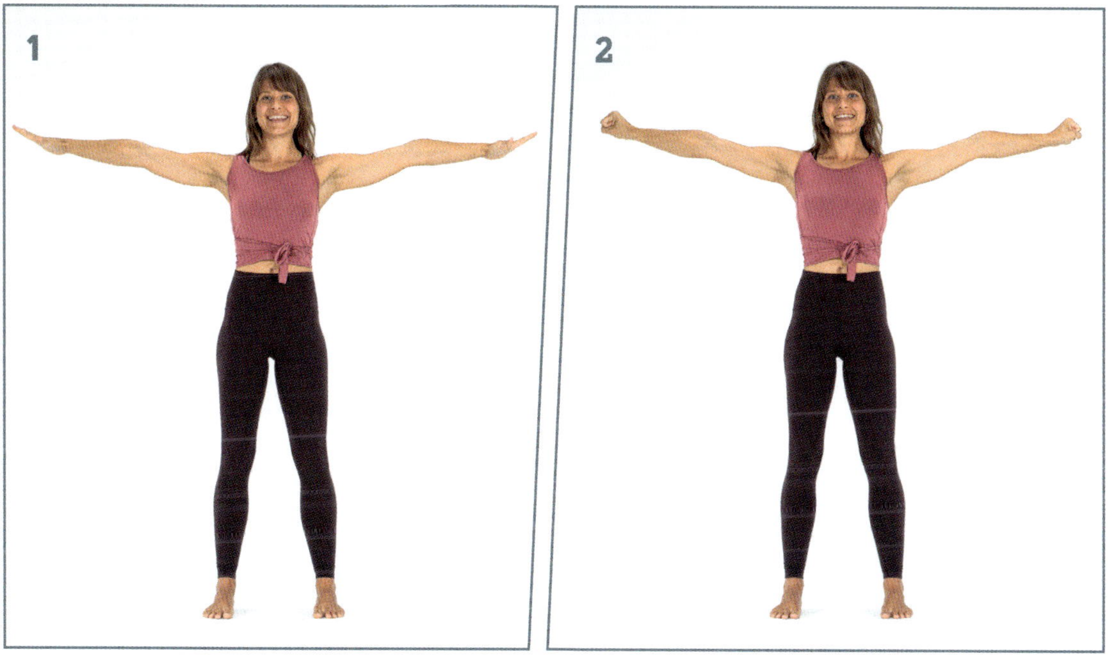

UNTERARME-PUMPEN A M F

Wiederholungen: 30–100 Mal

1. Stelle dich aufrecht mit hüftweit platzierten Füßen hin und hebe deine gestreckten Arme auf Schulterhöhe.
2. Öffne und schließe die Hände in einem schnellen, dynamischen Wechsel. Spreize beim Öffnen der Hände deine Finger weit.

Möchtest du die Intensität steigern, führe mehr Wiederholungen aus.

Zur zusätzlichen Mobilisierung und Stärkung der Schultern strecke die Arme in unterschiedlichen Winkeln vom Körper weg. Hier kannst du so vorgehen: 10 Wiederholungen die Arme und Finger Richtung Boden zeigen lassen, 10 Wiederholungen die Arme auf Schulterhöhe ausbreiten, 10 Runden die Arme entlang der Ohren nach oben strecken.

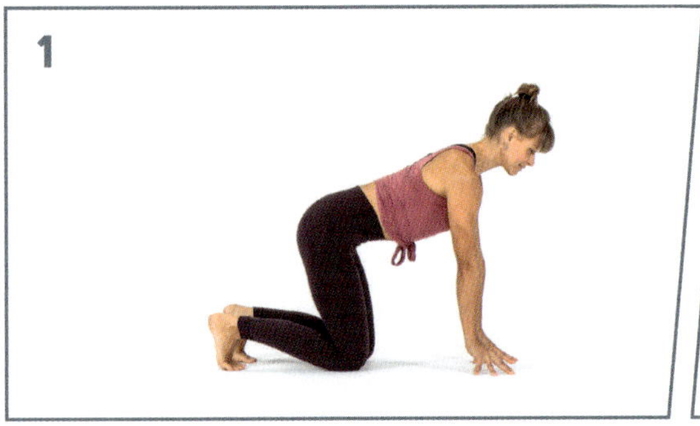

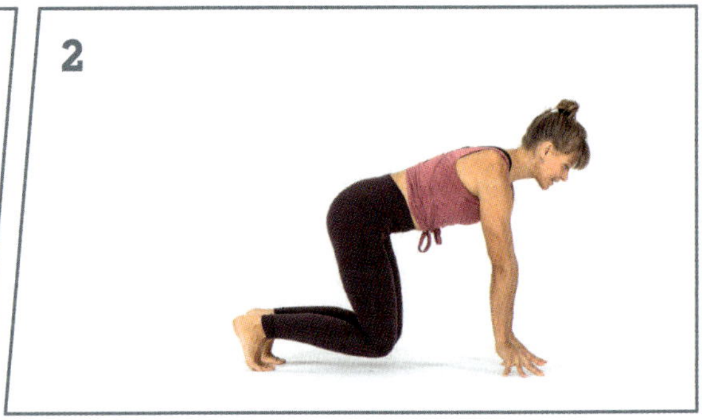

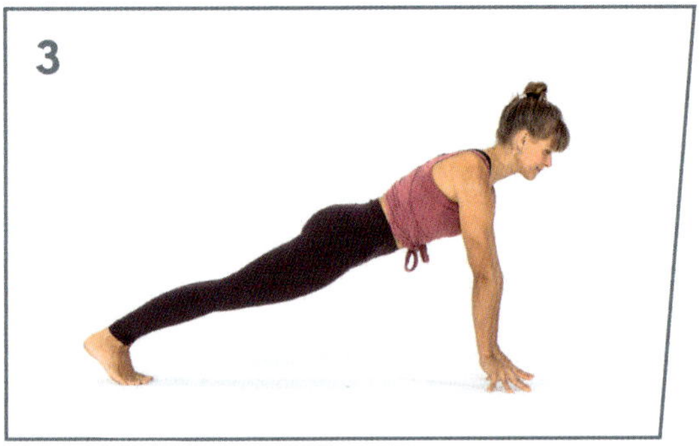

FINGER-TIPIS A M F

Dauer: 3–5 tiefe Atemzüge

1. A Komme mit den Knien unter den Hüftgelenken und den Handgelenken unter den Schultern in den Vierfüßlerstand. Stelle die Fingerspitzen auf dem Boden wie ein Tipi (ein Zelt) auf. Schiebe die Schultern leicht nach vorn, um mehr Gewicht auf die Arme und Hände zu geben.
2. M Hebe in dieser Position die Knie an.
3. F Strecke die Beine in eine Bretthaltung nach hinten aus. Lasse die Körpermitte hierbei aktiv und den Rücken gerade, sodass der ganze Körper eine Linie bildet.

Achte darauf, das Gewicht auf allen fünf Fingern gleichmäßig zu verteilen und es nicht zum Beispiel nur auf dem Daumen zu spüren.

Dehnen

1

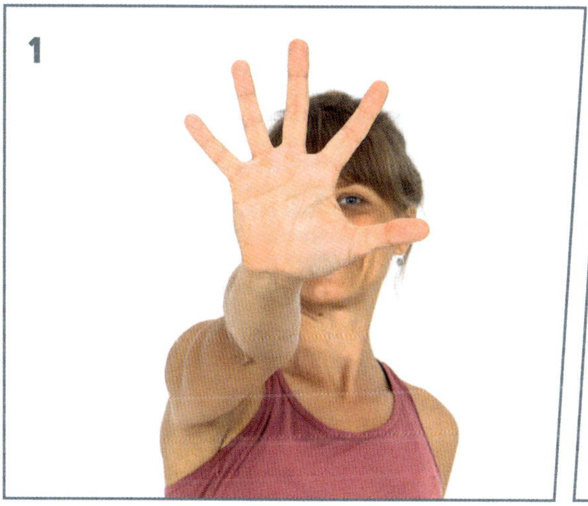

2

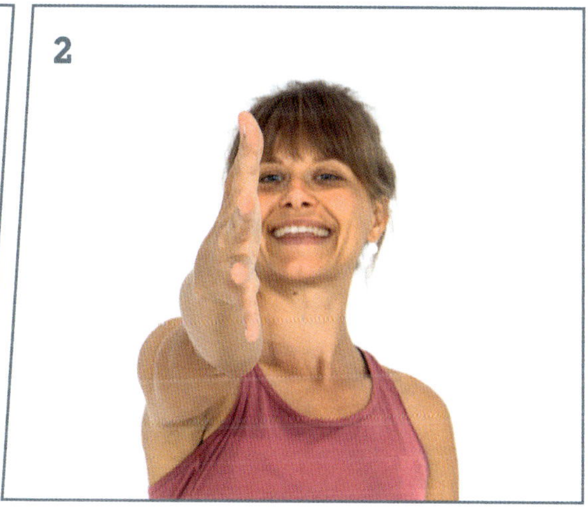

FINGER SPREIZEN

A M F

Wiederholungen: Spreize und entspanne die Hände 2–3 Mal im Wechsel

1. Finde einen bequemen, aufrechten Sitz oder Stand und spreize alle fünf Finger jeder Hand gleichmäßig voneinander weg. Achte darauf, die Finger gerade zu lassen und nicht zu überstrecken.
2. Schließe die Finger wieder. Spüre den Unterschied zwischen Spreizen und Schließen der Finger.

Der einfachste Stretch für das Handgelenk ist das Spreizen der Finger. Wir aktivieren dadurch die Handmuskulatur, die wiederum Weite in die Handfläche und in das Gelenk selbst bringt. Oft kann dies einzelne Handknöchelchen, die durch die Kompression im Handstand eventuell leicht ineinander verhakt sind, wieder lösen und potenziell eingeklemmte Nerven befreien.

Du kannst diese Übung auch gut während deines Trainings zwischen den Handstandsets machen, um Druck aus den Handgelenken herauszunehmen.

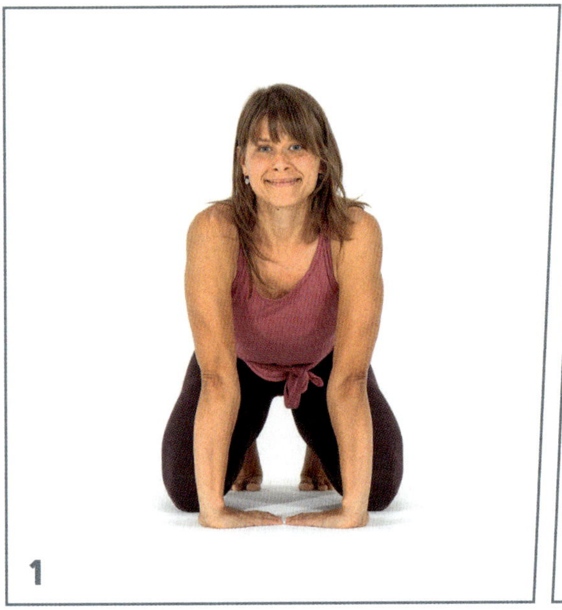

1

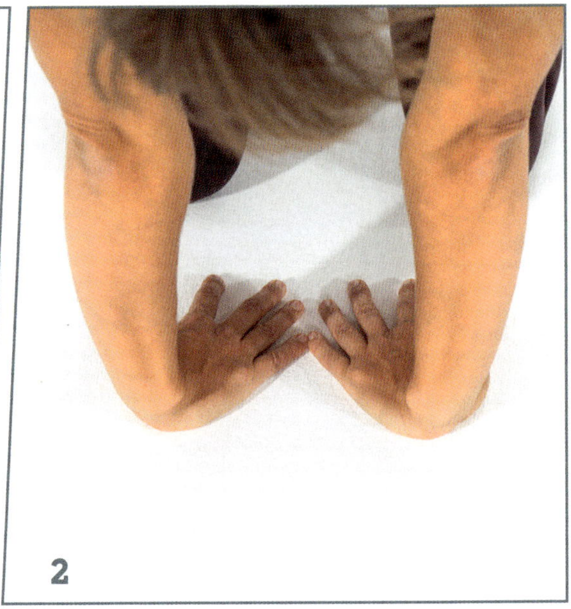

2

HANDAUßENSEITEN A M F

Dauer: 3–5 tiefe Atemzüge

Was oft zu kurz kommt, ist die Dehnung der Handaußenseiten, da es sich nicht um einen natürlichen Winkel handelt. Gehe aus diesem Grund achtsam in die Rotation und nur so weit in die Dehnung, dass der Dehnungsschmerz angenehm bleibt.

1. Komme in den Fersensitz oder Vierfüßlerstand. Stelle die Hände schulterweit auf und drehe die Fingerspitzen mit einer Innenrotation der Arme zu dir, bis die kleinen Finger zueinander zeigen.
2. Drehe die Finger weiter nach innen, bis sich die kleinen Finger vielleicht sogar berühren, um die Dehnung zu intensivieren. Strecke die Arme, wenn es schmerzfrei möglich ist.

Gehe nicht so weit in die Rotation, wenn du die Dehnung sanfter gestalten möchtest.

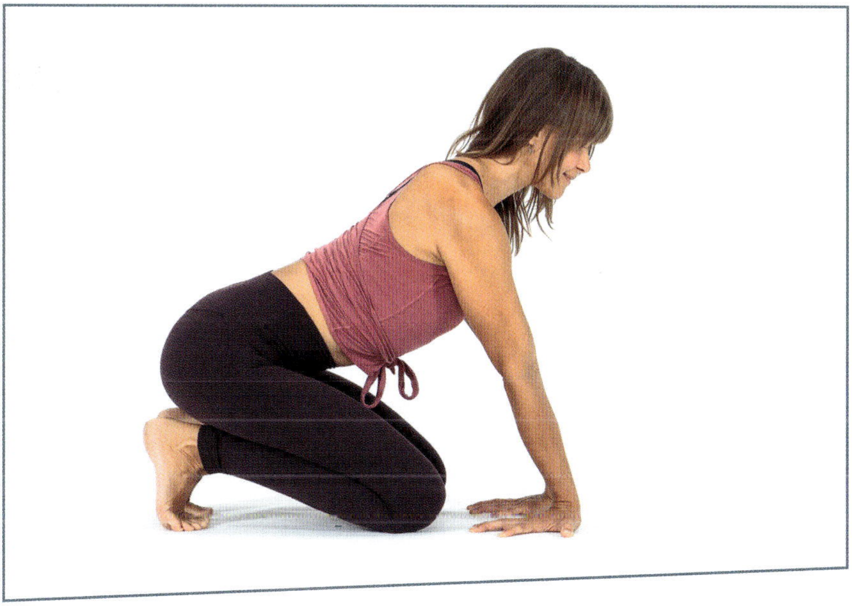

UNTERARMINNENSEITE A

Dauer: 3–5 tiefe Atemzüge

Komme in den Fersensitz. Wenn du gleichzeitig deine Fußsohlen dehnen möchtest, stelle die Zehen auf. Alternativ kannst du diesen Stretch auch im Vierfüßlerstand durchführen. Rotiere die Arme nach außen und setze die Handflächen so vor deinen Knien auf, dass die Finger Richtung Knie zeigen.

Zum Schutz des Gelenkes behalte deine Ellenbogen minimal gebeugt, insbesondere dann, wenn du hypermobile Ellenbogen hast (wenn du sie also mühelos überstrecken kannst).

Lehne dich nach hinten, um die Dehnung zu intensivieren, und nach vorn, um sie sanfter zu gestalten.

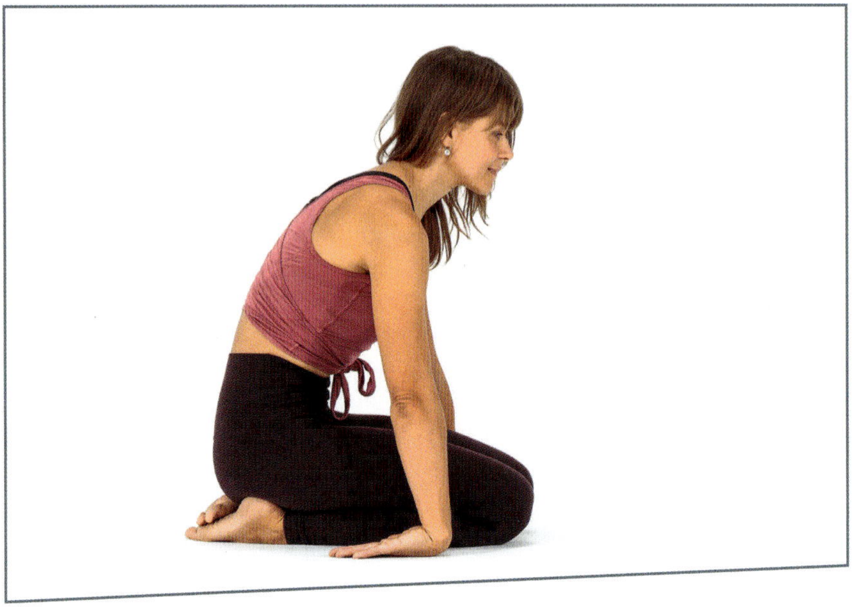

UNTERARMRÜCKSEITE A

Dauer: 3–5 tiefe Atemzüge

Komme in den Fersensitz. Lege die Handrücken auf den Boden und rotiere die Hände nach innen, bis die Finger Richtung Füße zeigen.

Lehne dich nach hinten, um die Dehnung zu intensivieren, und nach vorn, um sie sanfter zu gestalten.

Bei sensiblen Handgelenken in diesem Winkel kannst du die Dehnung auch jeweils bei einer einzelnen Hand durchführen, während du die andere Handfläche stabilisierend auf dem Boden aufsetzt.

1

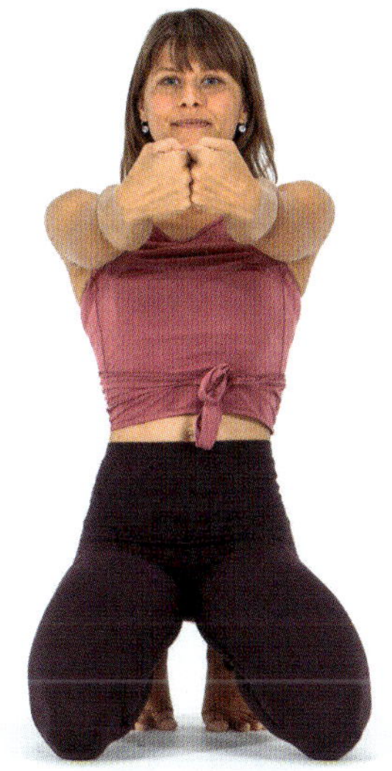

2

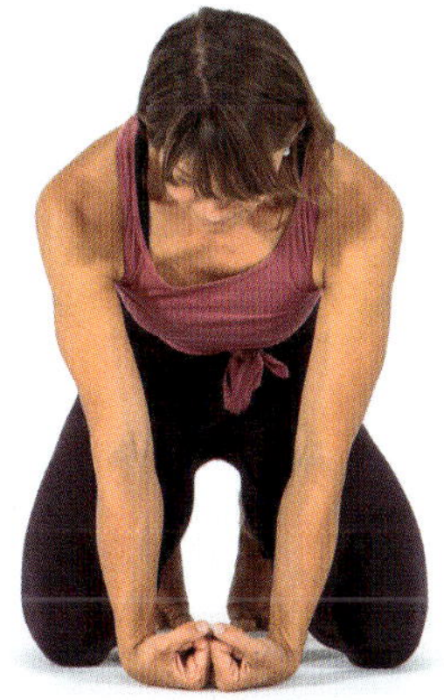

UNTERARMAUSSENSEITE MIT FÄUSTEN M

Dauer: 3–5 tiefe Atemzüge

1. Komme in den Fersensitz. Mache »Karatefäuste«: Die Daumen bleiben außen und umschließen die anderen Finger. Lege die Fingerknöchel aneinander, drehe die Handrücken nach vorn (von dir weg) und strecke die Arme nach vorn aus. Strecke die Arme dabei nur so weit, dass die Fäuste sich nicht voneinander lösen und auch nur in einen angenehmen Dehnungsschmerz hinein.
2. Alternativ kannst du die Handrücken der Fäuste auf den Boden legen.

Achte darauf, dass sich die Finger nicht lösen, sondern zur Faust geballt bleiben.

Dehnung bleibt grundsätzlich dann gesund, wenn wir nichts forcieren. Strecke die Arme nur so weit, wie es wirklich angenehm bleibt. Je öfter du diese Übung durchführst, desto leichter wird es dir fallen, die Arme zu strecken.

Massieren

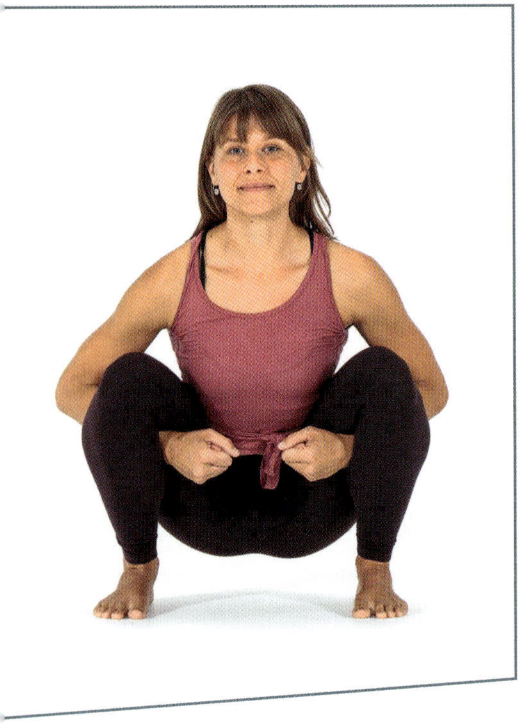

UNTERARMMASSAGE IM SQUAT A

Hier ist meine Lieblingsmassage für die Unterarme. Sie eignet sich wunderbar, wann immer du merkst, dass deine Unterarme »fest« werden. Sie dient als Vorbereitung eines Trainings, ist sehr angenehm nach dem Training oder auch zwischen den einzelnen Handstandsets, um den Blut- und Energiefluss in den Unterarmen anzuregen.

Dauer: 30 Sekunden

Setze dich in eine tiefe Hocke, öffne die Füße mindestens hüftweit. Sollten deine Fersen in der Hocke in der Luft schweben, dann rolle eine Yogamatte zusammen und lege sie dir unter die Fersen, sodass du sie hier aufsetzen kannst. Klemme die Unterarme von außen zwischen Waden und Oberschenkeln ein. Bewege dich von einer Seite zur anderen, um abwechselnd Druck auf die Unterarme zu geben. Suche immer wieder einen neuen Punkt auf dem Unterarm, um diesen der ganzen Länge nach auf diese Weise durchzumassieren.

Finde eine Stelle, die sich gut anfühlt an deinen Unterarmen oder Handgelenken, und halte den Druck dort für 10–30 Sekunden. Dies ist eine Technik aus der Thai-Massage, die »Bloodstop« genannt wird. Optional kannst du hier auch die Hände öffnen und schließen.

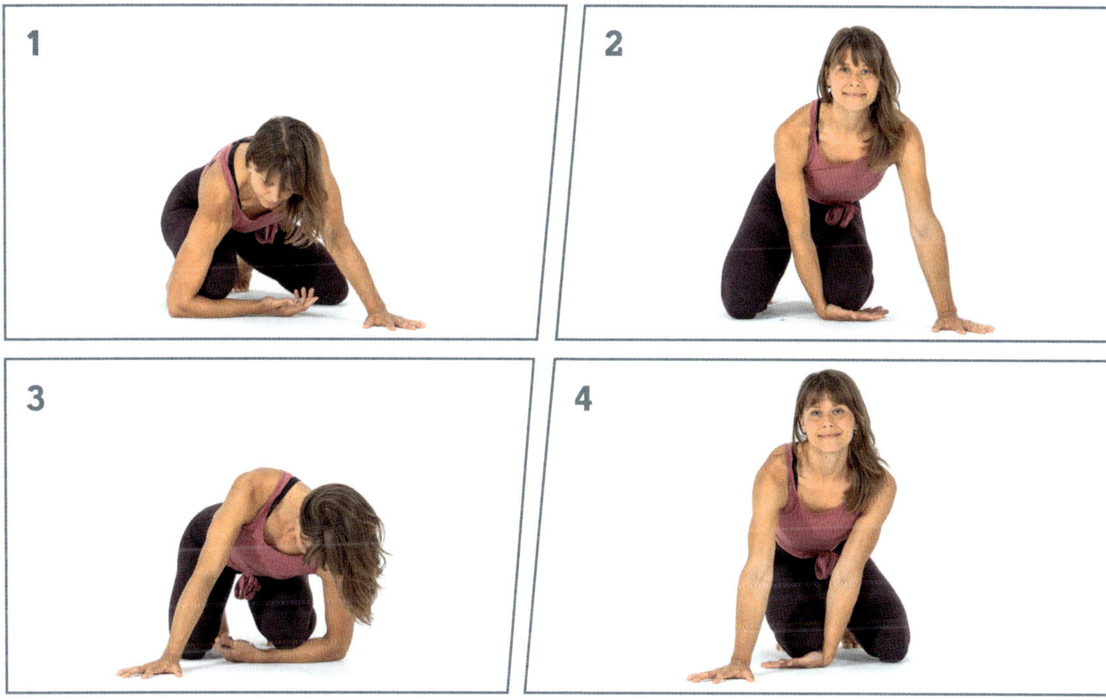

UNTERARM- UND HANDMASSAGE IM FERSENSITZ M

Dauer: 3-5 tiefe Atemzüge

1. Komme in den Fersensitz. Lege deinen rechten Unterarm vor dir auf den Boden und bringe dein rechtes Knie darauf. Wandere nun mit deinem Knie auf deinem Unterarm entlang und verweile an den Stellen, die sich besonders gut beziehungsweise verspannt anfühlen. Lehne mehr Gewicht in dein Knie und damit auf deinen Unterarm, indem du dich leicht nach vorn beugst. Nimm Intensität heraus, indem du dein Gewicht mehr nach hinten verlagerst.
2. Nimm dann dein Knie zurück und strecke den rechten Arm; lasse den rechten Handrücken dabei am Boden. Bringe dein linkes Knie auf die rechte Hand. Bewege dein Knie sanft von Seite zu Seite und wandere die Handfläche dabei ab.
3. Wechsle zur anderen Seite und wiederhole den Ablauf dort. Zuerst mit dem Knie den Unterarm ...
4. ... und dann mit dem anderen Knie die Handfläche massieren.

Arme, Schultern und Brust

Mobilisieren

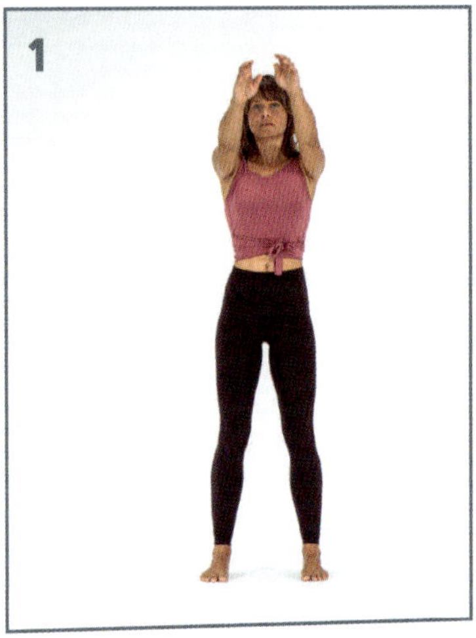

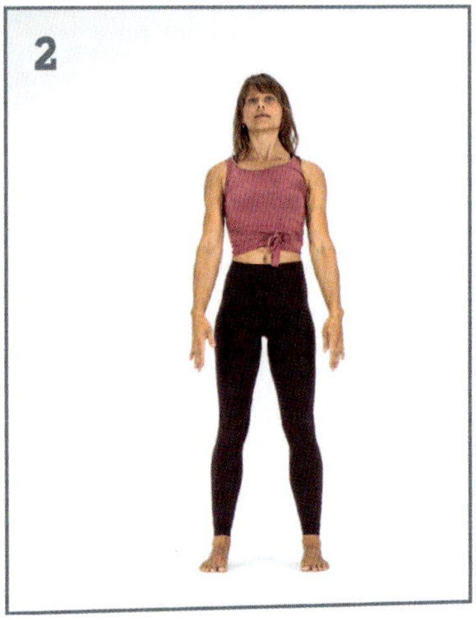

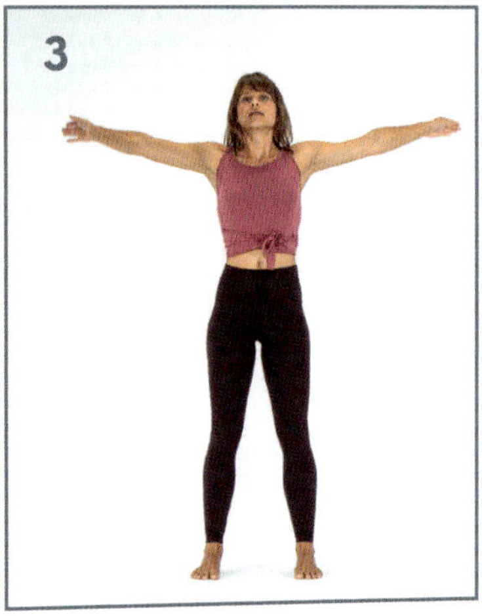

ARMKREISE – DER HELIKOPTER A

Dauer: 60 Sekunden

1. Komme in einen hüftweiten aufrechten Stand.
2. Schwinge die gestreckten Arme für 30 Sekunden von vorn nach hinten und 30 Sekunden von hinten nach vorn.
3. Beuge die Knie dabei leicht und federe mit ihnen mit, um Schwung zu generieren. Die Bewegung sollte mehr im Schultergelenk ankommen, sodass sie kaum von der Armmuskulatur initiiert werden muss.

Optional kannst du danach weitere 30 Sekunden die Arme in die jeweils entgegengesetzte Richtung schwingen, das heißt, schwingt der eine Arm nach vorn, geht der andere Arm zur Seite und umgekehrt. Zu dem Effekt der Schultermobilisierung kommt dann noch die Herausforderung der Koordination.

Stärken

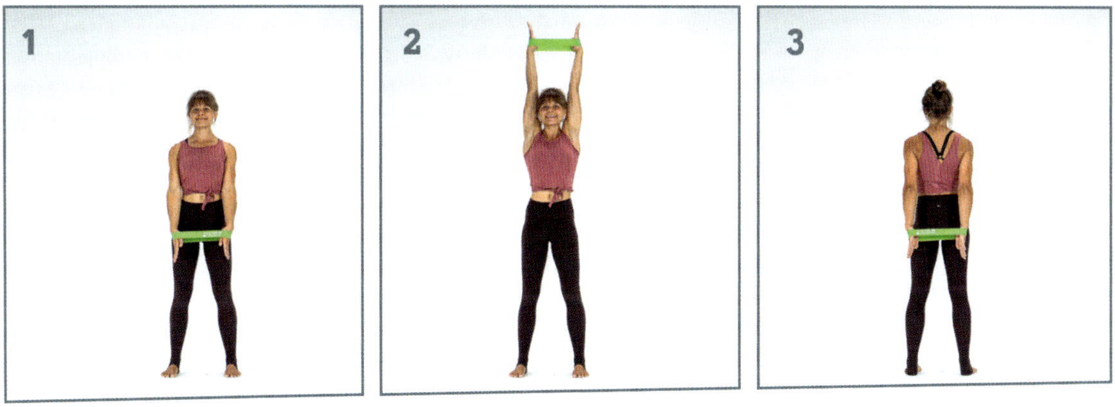

SCHULTERÜBUNGEN MIT DEM ELASTIC-BAND A M F

Oft sind es die kleinen Bewegungen, die einen großen Unterschied in der Stabilität unserer Schultern oder anderer Körperpartien ausmachen. Wenn du diese Übungen regelmäßig machst, bleiben deine Schultern besser ausgerichtet und du beugst dadurch Verletzungen vor.

Wiederholungen: 10–30 pulsierende Bewegung

1. Öffne die Füße im Stehen hüft- bis schulterweit. Lege das Elastic-Band um deine Handgelenke. Strecke deine Arme vor deinem Körper nach unten aus und halte das Elastic-Band 10 Sekunden lang unter Spannung. Ziehe die Arme auseinander. Halte die Spannung und übe 10 leicht pulsierende Bewegungen nach außen aus.
2. Nimm die Arme über den Kopf. Strecke die Arme so weit wie möglich nach oben und ziehe sie auseinander. Halte die Spannung und übe pulsierende Bewegungen nach außen aus.
3. Bringe die gestreckten Arme hinter den Rücken und wiederhole die Übung. Lasse den Brustkorb währenddessen geöffnet und ziehe den Bauchnabel Richtung Wirbelsäule.

Gehe Schritt für Schritt vor und steigere dich so. Wenn du dich noch mehr fordern möchtest, dann führe mehr Wiederholungen aus oder nutze ein stärkeres Elastic-Band.

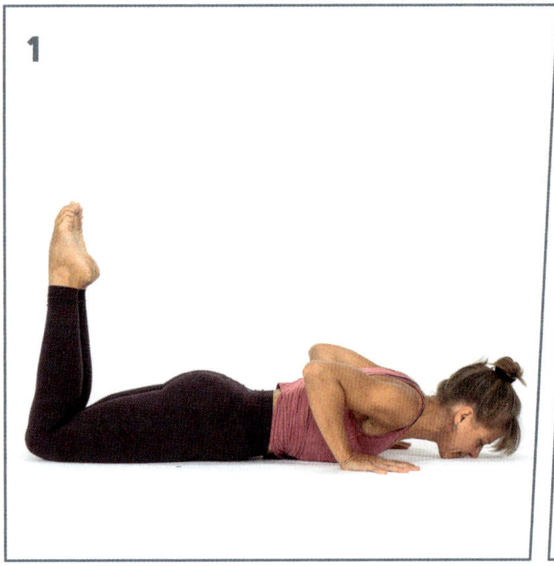

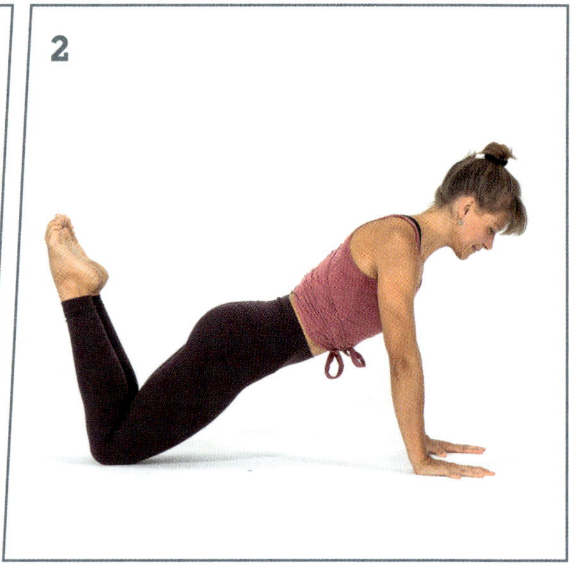

KNEE-PUSH-UPS A M

Wiederholungen: 3–10 Mal

Wenn du mit dem Training beginnst, dann wähle diese Push-up-Variante.

1. Lege dich bäuchlings auf den Boden. Platziere deine Hände unter den Schultern oder etwas weiter auseinander. Die obere Schulterlinie schließt direkt mit den Fingerspitzen ab. Spreize deine Finger und setze deine Stirn auf dem Boden auf. Schiebe dein Steißbein Richtung Boden und ziehe deinen Bauchnabel zur Wirbelsäule. Beuge deine geschlossenen Beine und pointe die Füße.
2. Atme ein und strecke mit der Ausatmung deine Arme; du drückst dich damit vom Boden weg.

Wir beginnen in den Push-ups auf dem Boden liegend, da wir so gleich in einer geraden Linie sind. Achte in allen Push-up-Varianten darauf, den Nacken gerade in der Verlängerung der Wirbelsäule zu lassen.

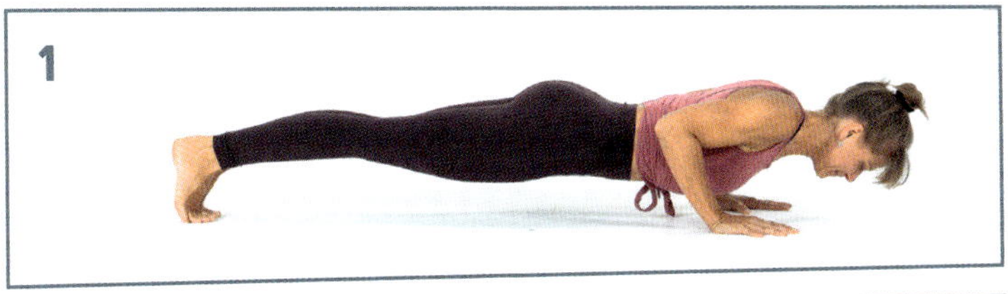

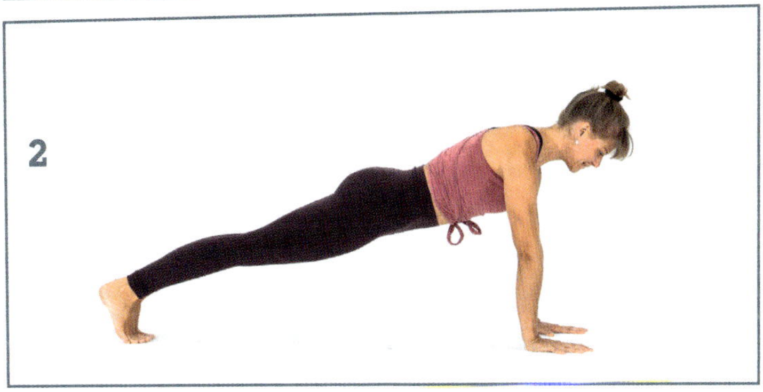

PLANK-PUSH-UPS M F

Wiederholungen: 3–10 Mal

Wenn du die Knie-Push-ups schon gut beherrschst, dann stelle dich als Nächstes dieser Herausforderung, für die du eine starke Körpermitte brauchst.

1. Lege dich bäuchlings auf den Boden. Platziere deine Hände unter den Schultern oder etwas weiter auseinander. Die obere Schulterlinie schließt direkt mit den Fingerspitzen ab. Spreize deine Finger und setze deine Stirn auf dem Boden auf. Schiebe dein Steißbein Richtung Boden und ziehe deinen Bauchnabel zur Wirbelsäule. Schließe deine gestreckten Beine, die Zehen sind aufgestellt auf dem Boden. Hebe dich ein paar Zentimeter vom Boden ab.
2. Atme ein und strecke mit der Ausatmung deine Arme; du drückst dich damit nach oben.

Wenn du während der Plank-Push-ups in deiner Körpermitte labil wirst, lege die Knie auf dem Boden ab.

DOWN-DOG-PUSH-UPS

Diese Push-up-Variation stärkt den Oberkörper innerhalb der Handstandlinie. Der wichtigste Fokus ist hier, die Schulteröffnung beizubehalten und den Winkel in der Schulter beim Beugen der Arme nicht zu schließen. Mit Down-Dog-Push-ups trainierst du eine kontrollierte Schulterschließung und -öffnung. Sie sind außerdem eine perfekte Vorbereitung für Handstand-Push-ups.

Grundübung A

Wiederholungen: 5–10 Mal

1. Komme in den Vierfüßlerstand, die Hände etwa schulterbreit aufgesetzt. Löse die Knie vom Boden und schiebe das Gesäß nach oben. Das ist der nach unten schauende Hund. Lasse die Füße hüftweit geöffnet.
2. Laufe mit den Füßen eine Fußlänge näher an die Hände heran. Beuge die Beine bei Bedarf, um die gerade Linie im Rücken und den Schultern beizubehalten.
3. Schaue zwischen die Daumen oder Zeigefinger, damit du weißt, wohin du dich bewegen musst.
4. Beuge mit der Einatmung und strecke mit der Ausatmung die Arme nur so weit, dass du immer wieder sicher nach oben in die Streckung kommst.

Unsere Körper und somit auch unsere Schultern sind unterschiedlich. Bei einigen ist die Tendenz größer, die Schultern zu schließen, bei anderen – eher hypermobilen Körpern – sind die Schultern und die Brustwirbelsäule in dieser Übung manchmal zu weit geöffnet. Filme dich im Zweifelsfall von der Seite, um zu überprüfen, ob Rücken, Schultern und Arme in einer Linie bleiben!

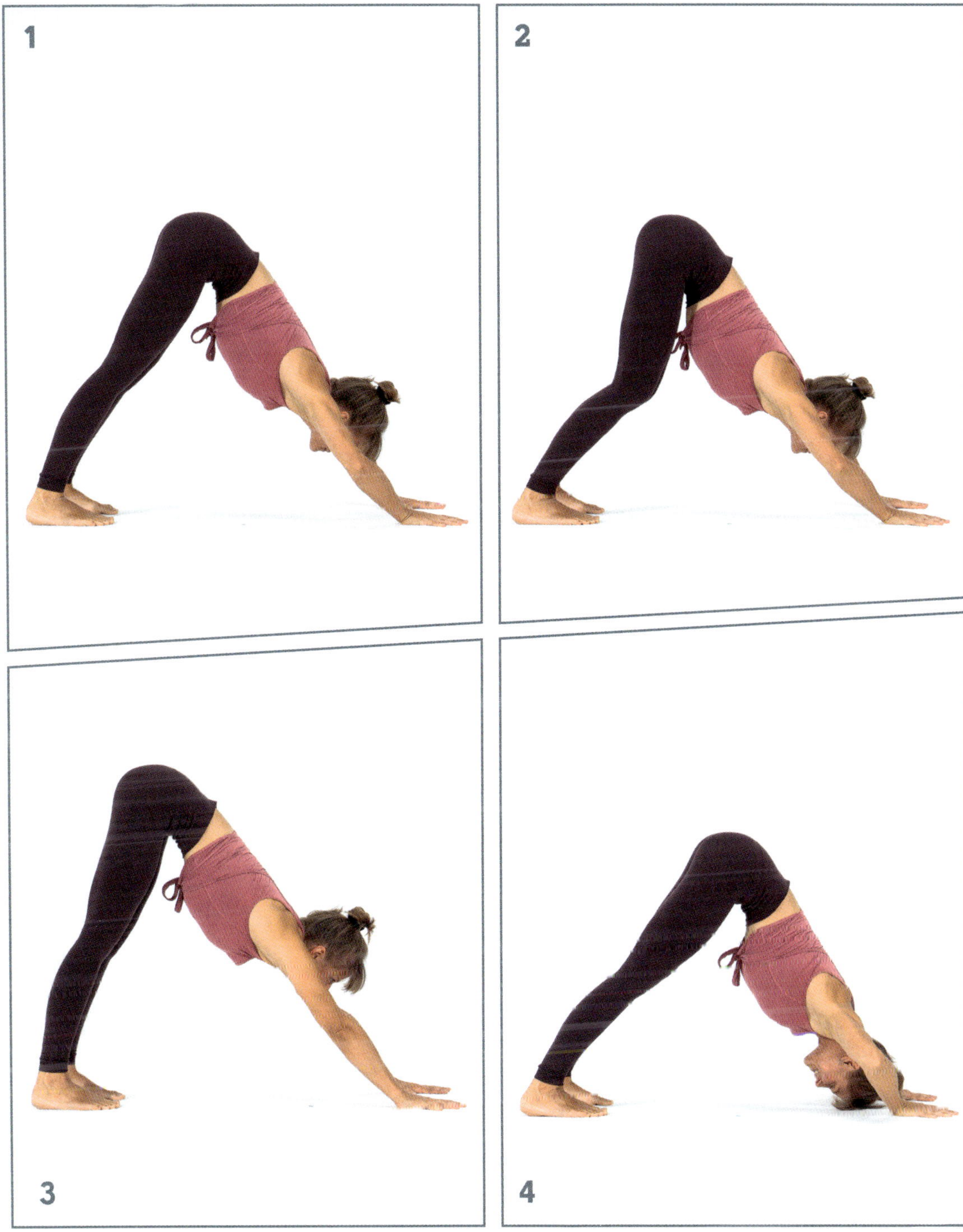
1
2
3
4

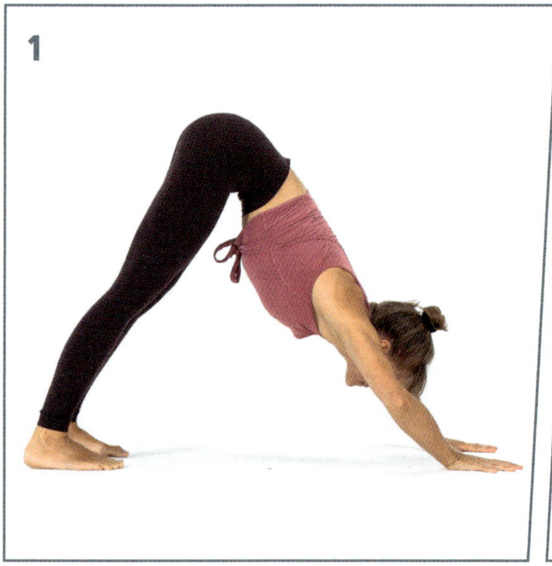

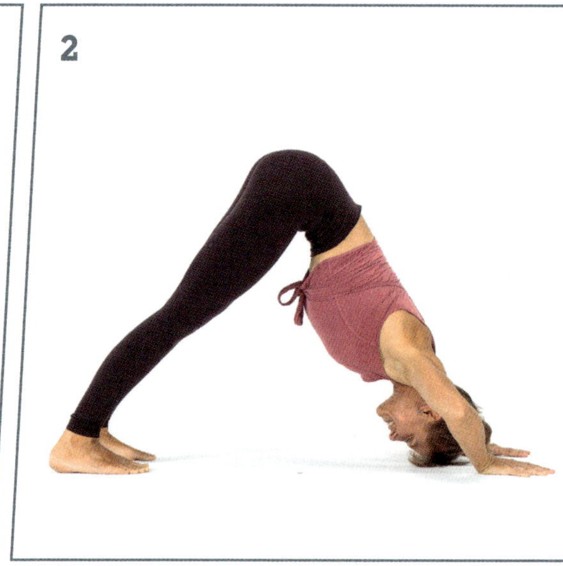

Variante für die Mittelstufe M

In dieser Variante bleiben die Beine gestreckt und der Nacken neutral.

Wiederholungen: 10 Mal

1. Komme in die Grundform. Lasse den Nacken in der Verlängerung der Wirbelsäule gestreckt.
2. Beuge mit der Einatmung und strecke mit der Ausatmung die Arme. Versuche dabei, den Boden mit deiner Schädeldecke zu berühren.

1

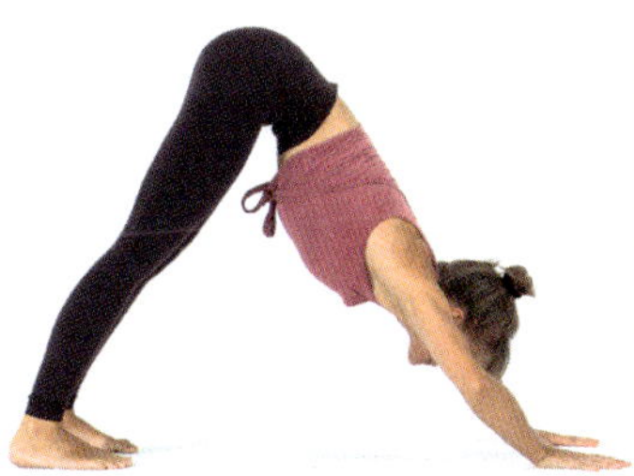

2

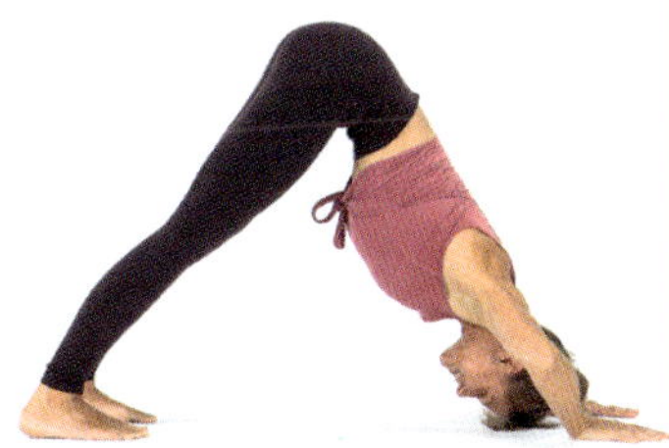

3

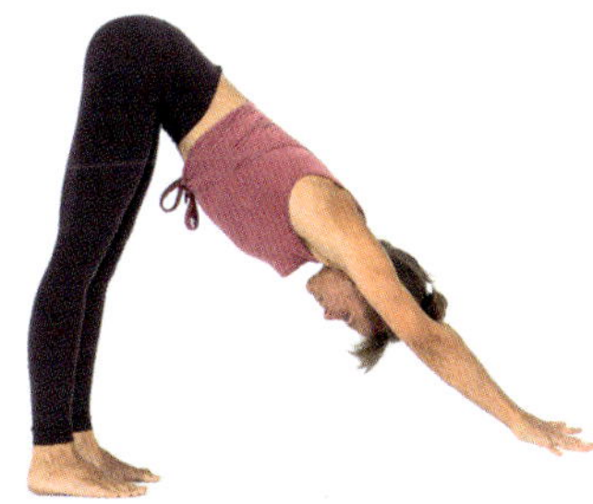

Variante für Fortgeschrittene F

In dieser fortgeschrittenen Variante kommt eine zusätzliche Herausforderung hinzu, die deine Kraft steigert.

Wiederholungen: 10 Mal

1. Komme in die Grundform. Lasse den Nacken in der Verlängerung der Wirbelsäule gestreckt.
2. Beuge mit der Einatmung die Arme. Versuche, beim Beugen den Boden mit deiner Schädeldecke zu berühren.
3. Gib mit der Ausatmung mehr Kraft in die Streckung der Arme, schiebe den Boden mit so viel Kraft und Schwung von dir weg, sodass sich die Hände kurz vom Boden lösen.

Achte darauf, die Arme mit der Ausatmung wirklich zu strecken, da diese Streckung ein wichtiges Training für den Handstand bedeutet. Wenn die Hände in der Luft sind, strecke die Finger aktiv Richtung Boden aus.

Steigerung: Wenn du für Handstand-Push-ups trainierst, bringe deine Füße bei den Down-Dog-Push-ups auf eine Erhöhung, etwa ein stabiles, nicht rutschendes Sofa, um noch mehr Gewicht auf die Arme zu bringen.

Dehnen

Die Öffnung der Schultern und die damit verbundene Brustwirbelsäule braucht Zeit und sollte Schritt für Schritt erfolgen. Achte darauf, dass du in jeder Haltung noch tief und gleichmäßig atmen kannst.

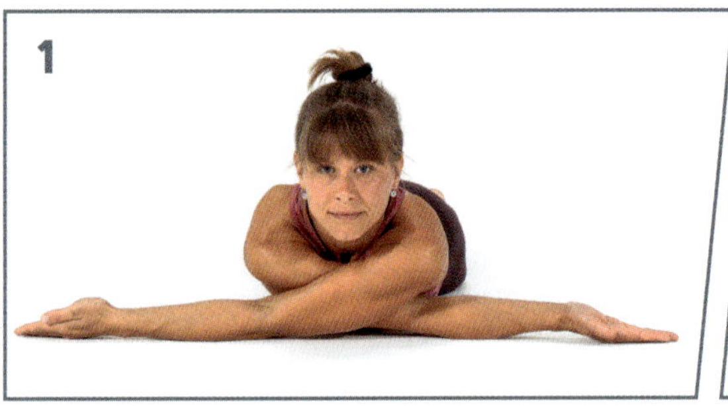

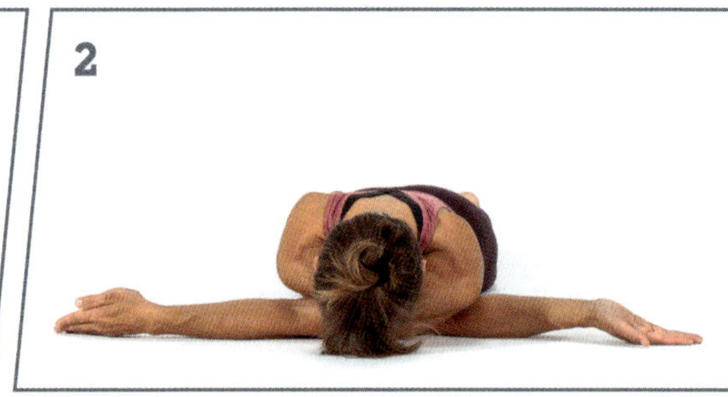

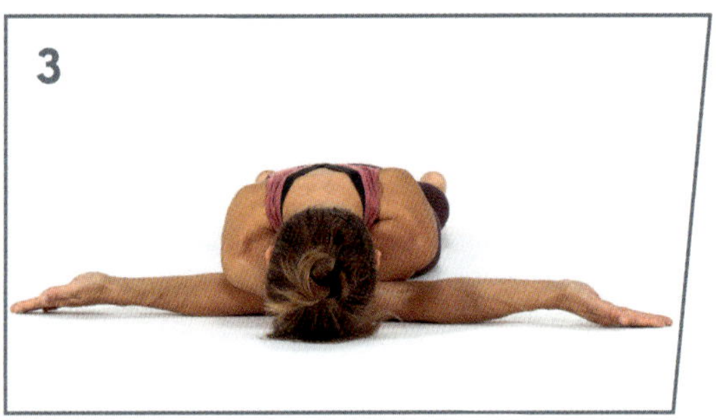

SCHULTERRÜCK- UND -AUßENSEITE SOWIE OBERE RÜCKENMUSKULATUR M F

Dauer: Pro Seite 5 tiefe Atemzüge

1. Lege dich auf den Bauch und kreuze deine gestreckten Arme unter deinen Schultern. Schiebe beide Hände jeweils so weit wie möglich nach außen.
2. Lege deinen Oberkörper auf den gekreuzten Oberarmen ab. Entspanne deine Arme, den Nacken und den Rücken und atme tief in diese Dehnung.
3. Kreuze dann die Arme andersherum.

1

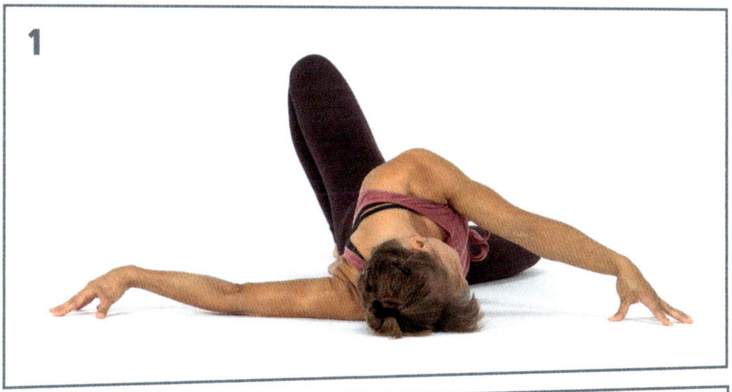

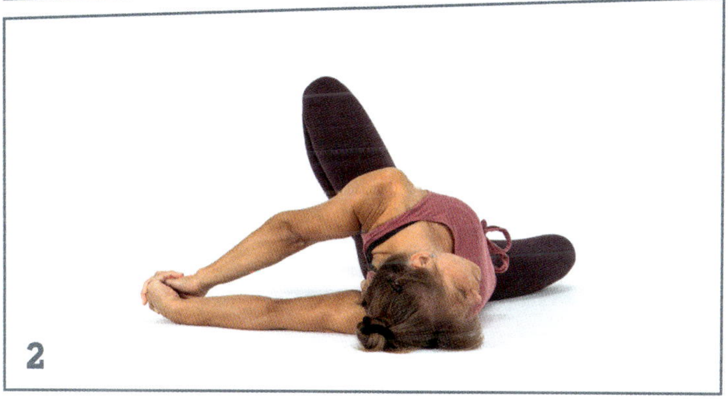

2

SCHULTERVORDERSEITE UND BRUSTMUSKULATUR M F

Dauer: Pro Seite 3–5 tiefe Atemzüge

1. Lege dich auf den Bauch und strecke deine Arme rechts und links auf Schulterhöhe aus. Die Handflächen zeigen Richtung Boden. Um den rechten vorderen Schulterbereich zu dehnen, drehe deine linke Hüfte nach links auf und stelle deinen linken Fuß mit angewinkeltem Bein so auf, dass das Knie zur Decke zeigt. Drücke mit der linken Hand in den Boden. Das kann die Position sowohl stabilisieren als auch die Intensität der Dehnung steuern. Schiebe dein linkes Bein weiter nach links, um die Dehnung zu intensivieren; nimm das Knie ein Stück zurück, um die Dehnung sanfter zu gestalten und wenn du aus der Dehnung herauskommst.
2. F Wenn du die Dehnung noch weiter steigern möchtest, greife beide Hände hinter deinem Rücken. Drehe dafür die rechte Handfläche nach oben Richtung Decke.

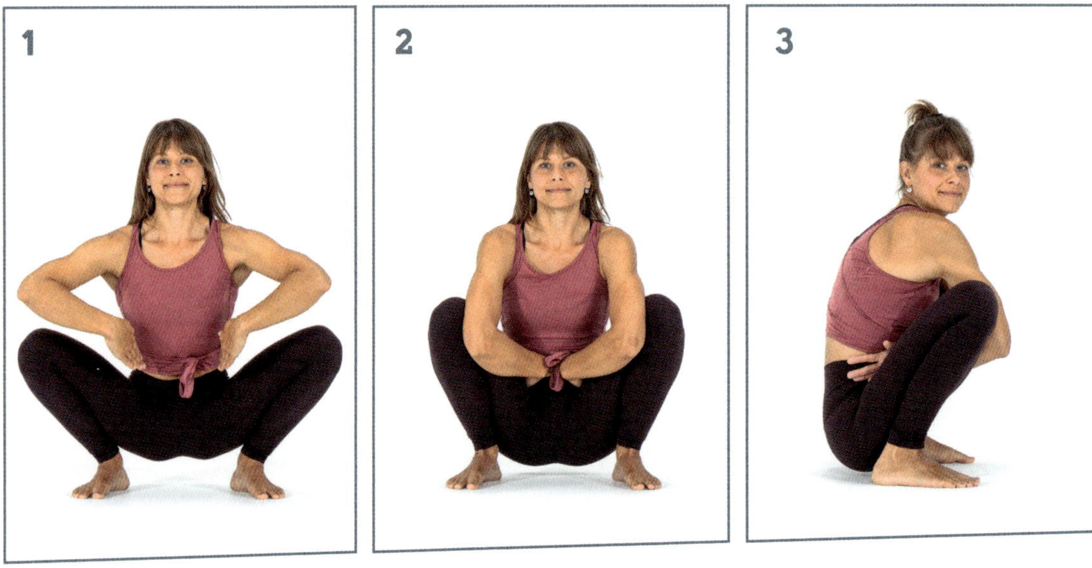

SCHULTERRÜCK- UND -AUSSENSEITE M

Dauer: 3–5 tiefe Atemzüge

1. Öffne die Füße mindestens hüftweit und komme in eine tiefe Hocke. Wenn deine Fersen in der Hocke in der Luft schweben, dann rolle dir eine Yogamatte zusammen und lege sie dir unter die Fersen, sodass du sie darauf ablegen kannst. Klemme die Hände zwischen Oberschenkeln und Bauch ein, die Handrücken zeigen Richtung Bauch.
2. Schiebe die Ellenbogen nun mit den Knien langsam zueinander, bis du eine Dehnung in der Schulterrück- und -außenseite spürst. Je mehr du die Ellenbogen zusammenschiebst, umso intensiver wird die Dehnung.
3. Spiele damit, die Wirbelsäule abwechselnd aufzurichten und den oberen Rücken leicht zu runden. Spüre die damit erzeugte Dehnung zwischen den Schulterblättern. Der Nacken passt sich ganz natürlich der Ausrichtung der Wirbelsäule an.

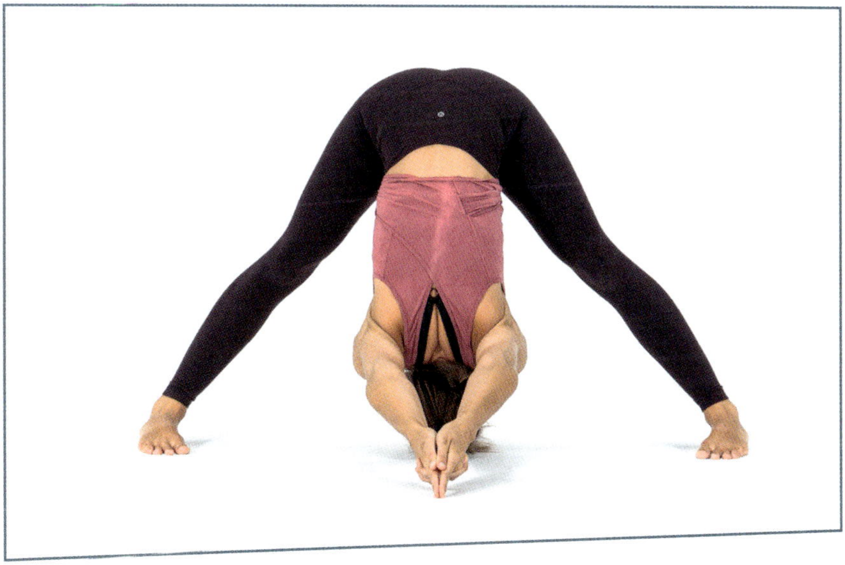

YOGA-MUDRA M F

Dauer: 5–10 tiefe Atemzüge

Stelle dich mit weit gegrätschten Beinen quer auf eine Yogamatte, die Außenkanten der Füße parallel zueinander. Verschränke die Hände hinter dem Rücken, öffne den Brustkorb mit der Einatmung und bringe den gesteckten Oberkörper und die Arme mit der Ausatmung nach vorn und unten. Presse die Füße und Zehen zur Stabilisierung dabei aktiv in den Boden. Entspanne deinen Nacken und die Schultern. Lasse die Arme mit jeder Ausatmung weit über dem Kopf in Richtung Boden sinken.

Lasse die Arme weiter oben, um den Stretch sanfter zu gestalten. Bringe die verschränkten Arme weiter Richtung Boden, um den Stretch zu intensivieren.

1

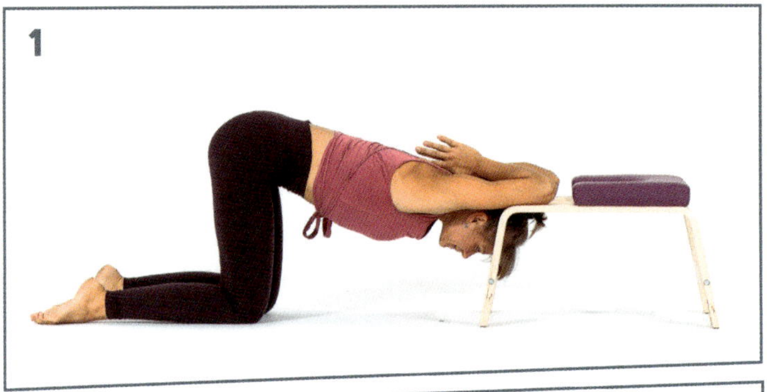

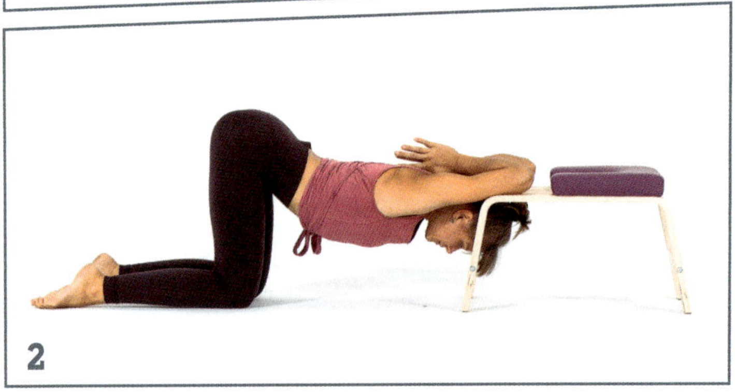

2

SCHULTERÖFFNUNG AUF DEM FEETUP A M

Dauer: 3–5 tiefe Atemzüge

1. Komme im Kniestand (Knie unter den Hüftgelenken) vor den FeetUp und lege die Ellenbogen auf die Längsstreben des FeetUp. Senke deinen lang gestreckten Oberkörper so weit nach vorn, bis der Oberkörper etwa in einer Linie mit der »Sitzfläche« des FeetUp angekommen ist. Beuge die Arme und lege die Hände, wenn möglich, mit den Handflächen aneinander auf dem oberen Rücken ab. Presse vor allem als Anfänger und auch bei sensiblen Schultern die Unterarme leicht in den FeetUp nach unten, um die Schultermuskulatur zu aktivieren und die Gelenke zu schützen. Ziehe den Bauchnabel Richtung Wirbelsäule und lasse den Rücken gerade.
2. Lasse deinen Rücken nach unten sinken, um die Rückbeuge zu intensivieren. Du kannst dabei deine Stirn auf der Querleiste des FeetUp ablegen.

1

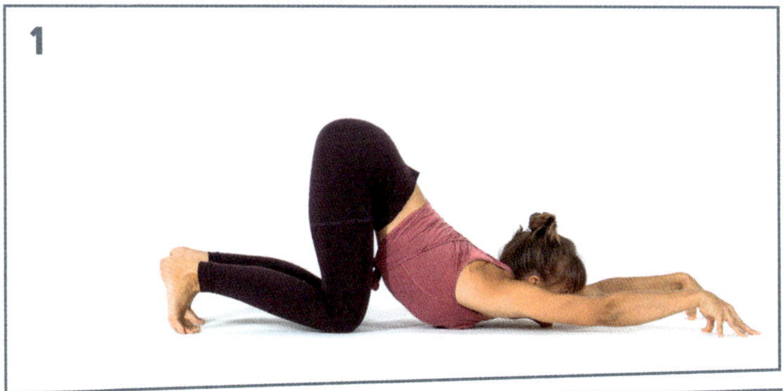

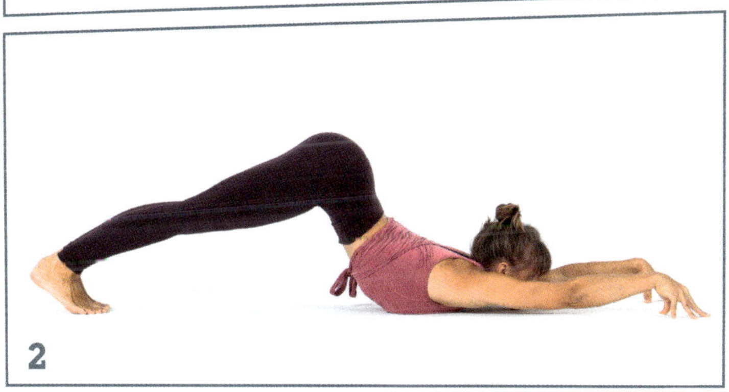

2

PUPPY POSE AM BODEN A M F

Dauer: 3–5 tiefe Atemzüge

1. Komme in den Vierfüßlerstand auf den Boden. Stelle die Hände schulter- und die Knie hüftweit auseinander. Laufe mit den Händen weiter nach vorn und lasse die Hüfte dabei über den Knien. Lasse die Hüfte über den Knien. Senke den Brustkorb Richtung Boden und stelle entweder deine Stirn oder dein Kinn auf dem Boden auf. Ziehe auch hier den Bauchnabel sanft Richtung Wirbelsäule, um den unteren Rücken zu schützen. Atme tief!
2. A M Lasse den Rücken in einer geraden Linie, um die Dehnung vor allem in den Schultern zu spüren.
3. F Strecke die Beine und hebe dadurch die Knie vom Boden ab. Das intensiviert die Dehnung des gesamten Brustkorbs.

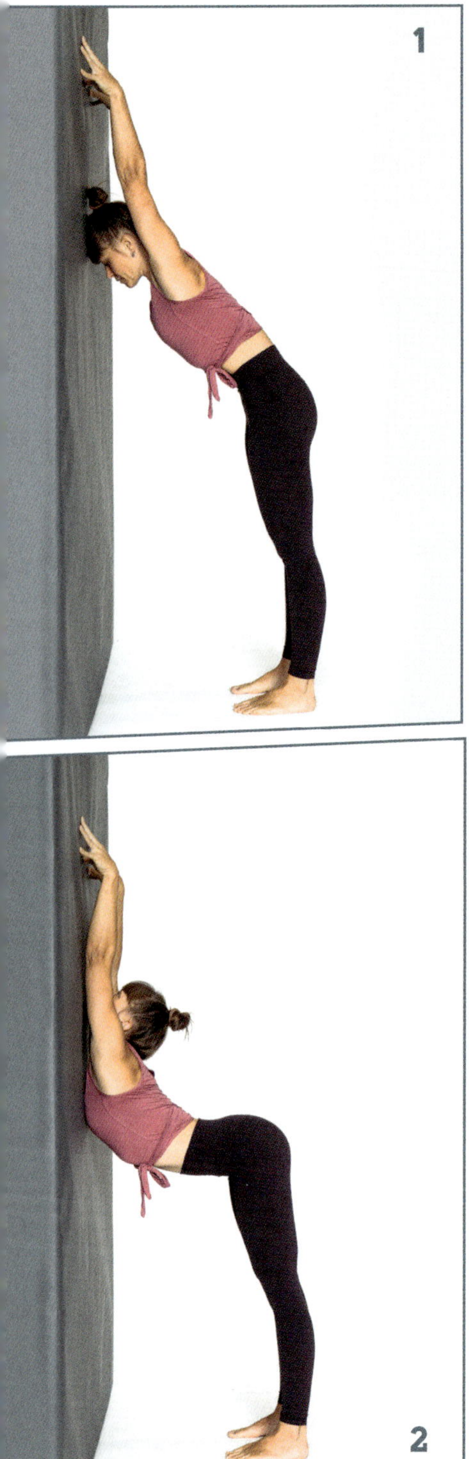

PUPPY POSE AN DER WAND A M F

Dauer: 30–60 Sekunden

1. Stelle dich mit hüftbreit geöffneten Füßen etwa einen halben Meter vor eine Wand. Strecke die Arme nach oben über den Kopf, die Hände in einem schulterweiten Abstand. Presse die Fingerspitzen an die Wand, sodass sich die Handflächen von der Wand lösen. Ziehe die Bauchdecke Richtung Wirbelsäule, strecke den unteren Rücken und lege die Stirn an der Wand ab.
2. F Bringe die Kehle und das Brustbein an die Wand heran. Vergrößere den Abstand mit den Füßen zur Wand, um die Dehnung zu intensivieren, und schiebe den Brustkorb sanft weiter nach unten Richtung Boden.

Behalte die Spannung in der Bauchmuskulatur, um den unteren Rücken zu schützen, indem du den Bauch sanft Richtung Wirbelsäule ziehst.

Sollte Spannung im Nacken entstehen, laufe mit den Füßen wieder näher an die Wand heran. Je tiefer du atmest, desto besser wird die Dehnung von deinem Körper aufgenommen!

DAS KAMEL A M F

Diese Rückbeuge aus dem Yoga ist eine tolle Dehnung für die gesamte Körpervorderseite: angefangen bei der Kehle über die Brust- und Bauchmuskulatur, weiter über den Hüftbeuger (Psoas) und die Oberschenkel. Außerdem wird die Brustwirbelsäule mobilisiert.

Da diese Haltung intensiv für den unteren Rücken sein kann, gibt es unterschiedliche Level.

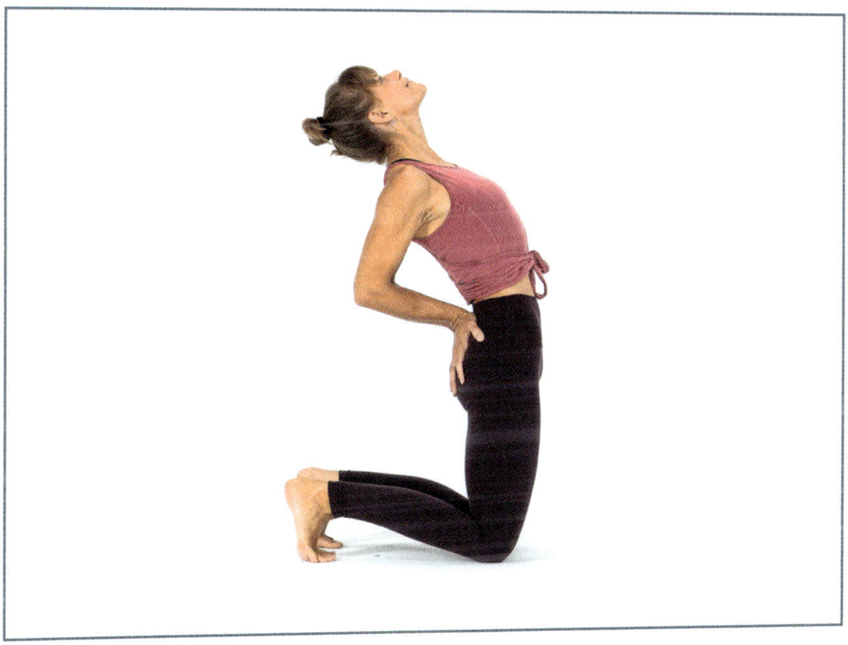

Level 1 A

Wiederholungen: 2–3 Runden für jeweils 3–5 tiefe Atemzüge

Komme in den Kniestand, mit den Knien unter den Hüftgelenken und aufgestellten Füßen. Platziere die Hände an deinem Kreuzbein, die Finger zeigen nach unten. Ziehe nun sanft die Ellenbogen zusammen und schaue nach oben. Lasse die Bauchmuskulatur aktiv, indem du den Bauchnabel konstant Richtung Wirbelsäule ziehst.

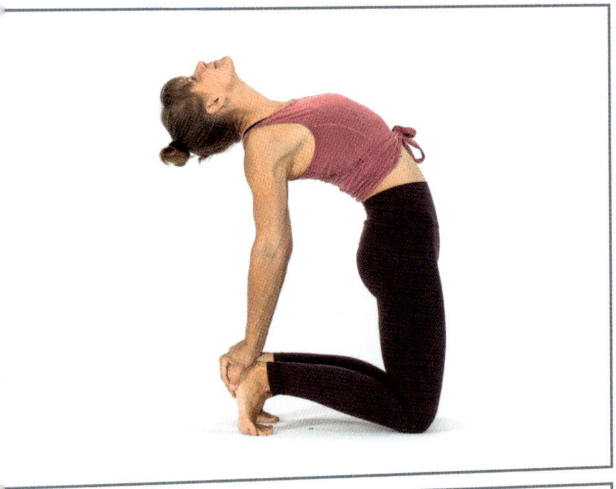

Level 2 M

Wiederholungen: 1–2 Runden für jeweils 5 tiefe Atemzüge

Komme in die gleiche Position wie in der Grundübung beschrieben, aber platziere diesmal deine Hände auf den Fersen und ziehe die Ellenbogen sanft hinter dem Rücken zueinander.

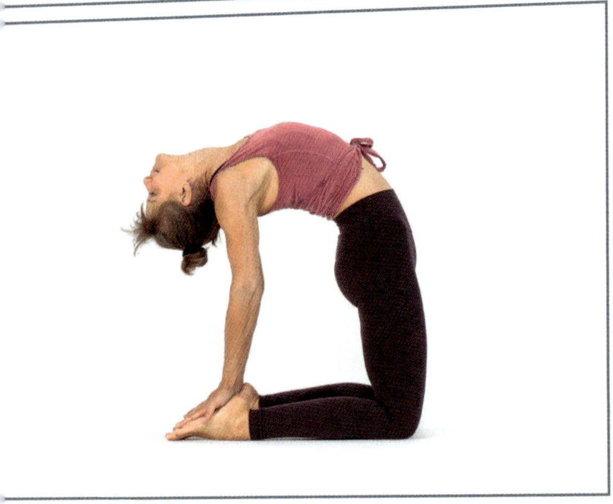

Level 3 F

Dauer: 5 tiefe Atemzüge oder 1 Minute

Komme in die gleiche Position wie in der vorigen Variante beschrieben, lege aber diesmal die Fußrücken auf dem Boden ab.

Setze dich danach für ein paar Atemzüge auf die Füße in den Fersensitz, Zum Schluss komme in einen Twist oder in eine Vorwärtsbeuge wie zum Beispiel die Stellung des Kindes.

DAS RAD ODER DIE BRÜCKE M

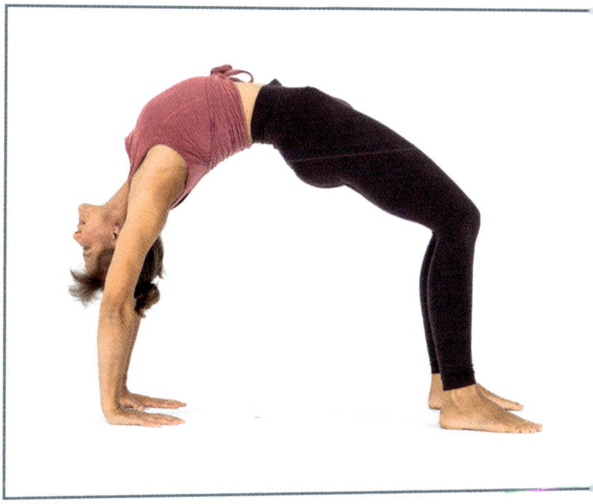

Das Rad ist eine der intensivsten Rückbeugen, da die gesamte Körpervorderseite gedehnt wird und die Position eine gewisse schon vorhandene Schulterkraft und Flexibilität voraussetzt. Bitte sieh davon ab, diese Übung zu praktizieren, wenn du eine Verletzung in den Schultern oder im Rücken hast. Sind deine Schultern und dein Rücken belastbar, ist dies der effektivste Weg, um Schulterflexibilität aufzubauen und den Körper auf Handstandvariationen, die eine Rückbeuge beinhalten, vorzubereiten.

Wiederholungen: 1–2 Runden mit 3–5 tiefen Atemzügen

Lege dich auf den Rücken. Stelle deine Füße hüftbreit nah am Gesäß auf, die Füße parallel zueinander. Platziere deine Handflächen neben deinen Ohren auf dem Boden, die Finger zeigen zu den Schultern. Lasse die Ellenbogen wenn möglich schulterweit zusammen. Presse nun die Hände in den Boden, hebe den gesamten Körper an und setze mit der Einatmung die Schädeldecke sanft auf den Boden. Strecke mit der Ausatmung die Arme und komme so hoch in das Rad. Die Schultern sollten über den Handgelenken sein und die Knie über den Sprunggelenken. Dein Brustkorb weitet sich. Schiebe auch deinen Bauch und deine Hüfte nach oben. Ziehe deinen Bauchnabel kontinuierlich Richtung Wirbelsäule, um den unteren Rücken zu schützen. Drücke die Füße in den Boden, damit die Öffnung im Oberkörper stattfindet.

Komme nach jeder Runde in einen Twist und/oder in eine sitzende oder stehende Vorwärtsbeuge.

Wenn du deine Schultern noch nicht bis über die Handgelenke schieben kannst, halte das Rad nur kurz, um deine Handgelenke nicht zu sehr zu belasten!

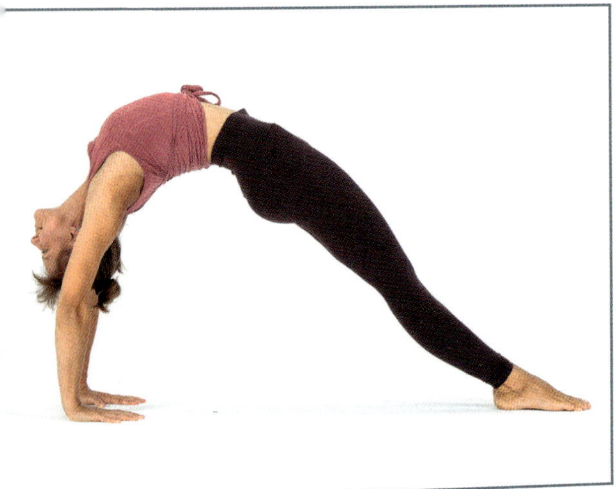

Das ganze Rad F

Wiederholungen: 2 Runden à 30–60 Sekunden

Gehe genauso vor wie im vorher beschriebenen Rad beziehungsweise in der Brücke, mit dem Unterschied, dass du hier die Beine komplett streckst, sobald du oben im Rad bist.

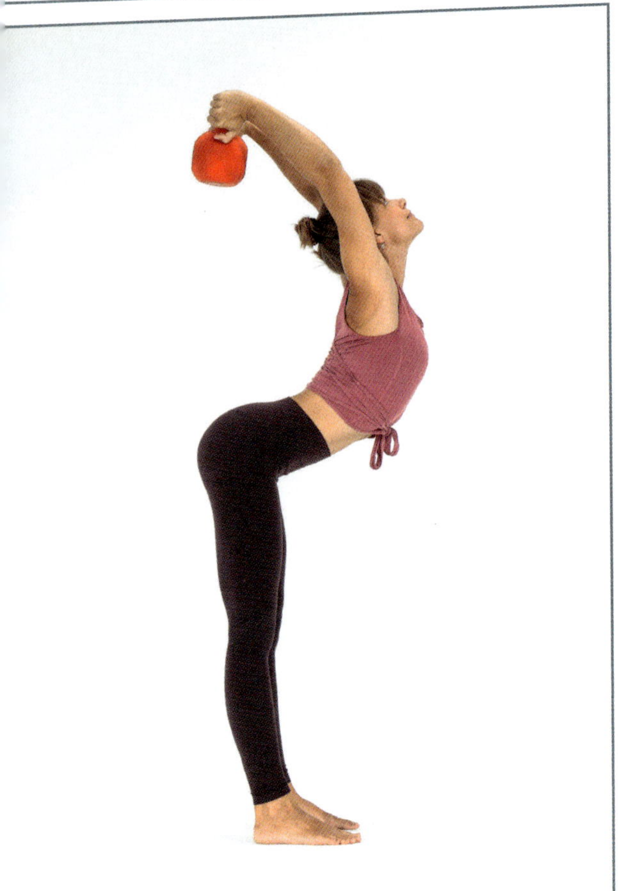

RÜCKBEUGE IM STEHEN MIT GEWICHT (KETTLEBELL) F

Wiederholungen: 1–2 Runden á 30-60 Sekunden

Öffne im Stand die Füße hüftbreit. Nimm ein Gewicht, zum Beispiel eine kleine, nicht zu schwere Kettlebell, in die Hände, und strecke deine Arme entlang der Ohren nach oben. Die Kugel der Kettlebell zeigt nach hinten unten. Atme tief ein und komme mit der Ausatmung in eine Rückbeuge, indem du deinen Brustkorb nach vorn schiebst. Deine Hände halten die Kettlebell über beziehungsweise hinter dem Kopf im Lot über deinem Kreuzbein. Schiebe die Kettlebell gefühlt von dir weg nach hinten, während du die Arme streckst. Schaue nach oben, um die Rückbeuge mit der Halswirbelsäule zu unterstützen. Aktiviere deine Bauchmuskulatur, um den unteren Rücken zu stabilisieren.

Nacken

Der Nacken ist direkt mit unserer Schultermuskulatur verbunden. Wenn wir diese nun intensiver nutzen, werden wir automatisch auch unseren Nacken spüren. Mit einer fortschreitenden Handstandpraxis lernst du, den Nacken wieder mehr und mehr zu entspannen. Zu Beginn wirst du jedoch – meist unbewusst – den Nacken mehr als nötig aktivieren, da wir dazu neigen, den Kopf verstärkt nach hinten zu ziehen, sprich: den Kopf in den Nacken zu legen. Wir tun dies, weil wir sehen wollen, wohin wir gehen oder potenziell fallen könnten. Mit ein paar gezielten Übungen dehnst und entspannst du deinen Nacken. Diese einfachen Übungen kannst du sowohl in dein Warm-up als auch im Cool-down einbauen. Insbesondere bei einer Kopfstandpraxis solltest du deinem Nacken genügend Aufmerksamkeit schenken und ihn systematisch auf das Gewicht, das er in der späteren Praxis zu tragen hat, vorbereiten.

Mobilisieren

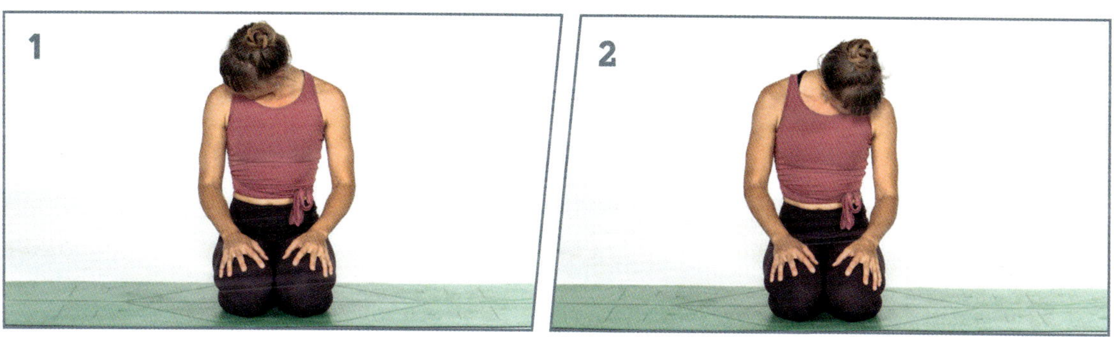

HALBKREISE MIT DEM NACKEN A

Wiederholungen: 3–5 Mal von Seite zu Seite

Setze dich in einen aufrechten Sitz auf dem Boden oder auf einen Stuhl. Neige dein Kinn Richtung Brustkorb, während du im Rücken aufgerichtet bleibst. Bewege mit der Einatmung dein Kinn zur rechten Schulter und mit der Ausatmung im Halbkreis zur linken Schulter. Schließe die Augen und genieße die Bewegung.

Stärken

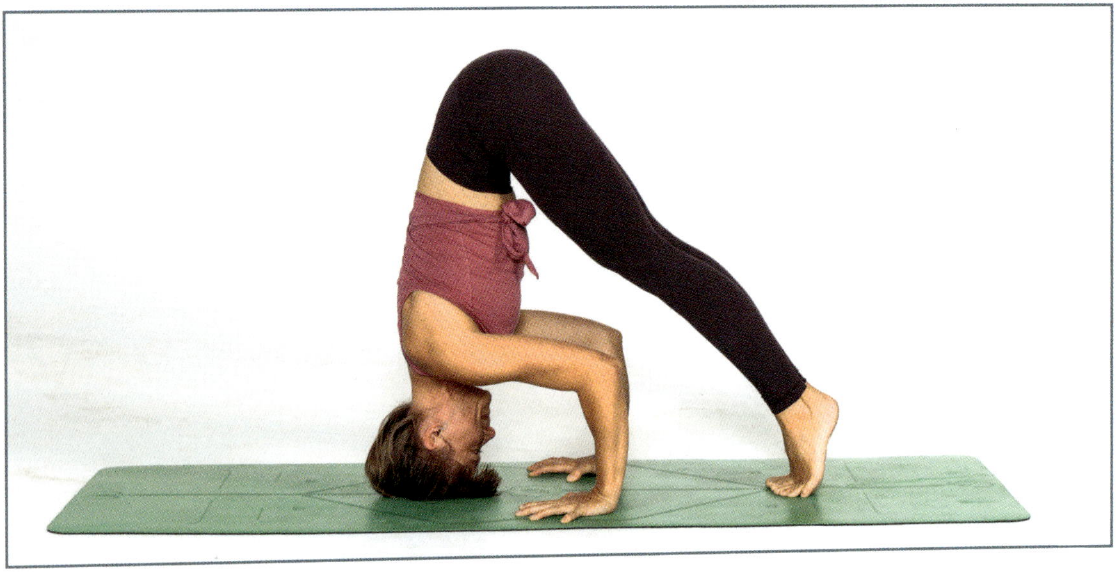

DER HALBE KOPFSTAND A

Dauer: 3–5 tiefe Atemzüge

Setze die Hände und den Scheitel so auf dem Boden auf, dass die drei Auflagepunkte ein gleichschenkliges Dreieck bilden. Die Mittelfinger oder Zeigefinger liegen parallel zueinander, die Ellenbogen sind über den Handgelenken. Strecke nun die Beine und laufe mit den Füßen näher an den Kopf heran, um die Hüfte über die Schultern zu bringen und somit das Gewicht auf dem Nacken zu verstärken.

Bevor wir in einem Kopfstand das gesamte Gewicht auf den Kopf und somit den Nacken geben, ist es wichtig, die Nackenmuskulatur aufzubauen und an das Körpergewicht zu gewöhnen, um Verletzungen zu vermeiden.

Dehnen

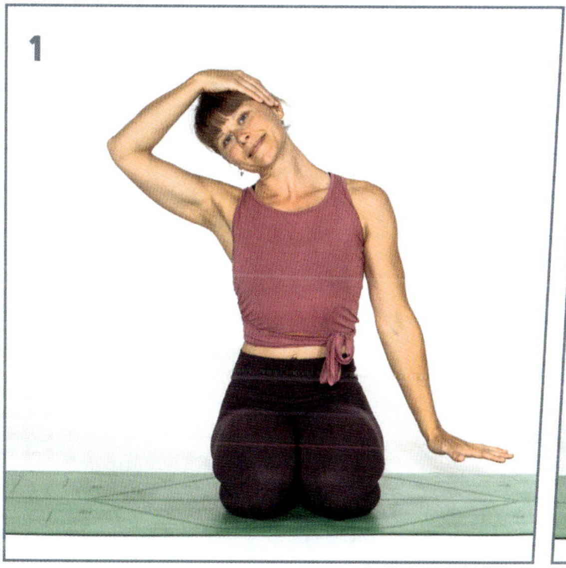

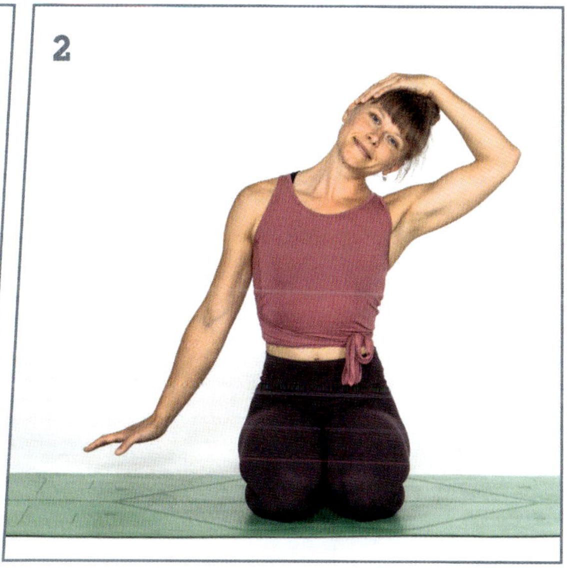

SEITLICHER NACKENSTRETCH A

Dauer: Beide Seiten für jeweils 3 tiefe Atemzüge halten

1. Setze dich aufrecht auf den Boden oder einen Stuhl. Bringe das rechte Ohr zur rechten Schulter und halte mit der rechten Hand die linke Seite des Kopfes oberhalb des Ohrs, um die Dehnung der linken Halsseite sanft zu verstärken. Strecke den linken Arm Richtung Boden, um den Stretch zu intensivieren.
2. Verfahre so auch auf der anderen Seite.

Wirbelsäule und die Körpermitte

Unsere Wirbelsäule, die Columna vertebralis, besteht aus insgesamt 33 oder 34 Wirbeln. Diese knöcherne Struktur stabilisiert den Oberkörper, richtet ihn auf und lässt in ihrer stabilisierenden Funktion eine große Beweglichkeit zu. Genau diese Beweglichkeit kommt unserem Handstand zugute. In den fortgeschrittenen Handstandvarianten, die Twists, Rück- und Seitbeugen beinhalten, aber auch im Press-up und allen dynamischen Entries, bei denen wir »nach oben rollen«, spielt die Mobilität der Wirbelsäule eine Rolle. Unsere Wirbelsäule sollte deshalb vor einer intensiven Bewegungsart wie dem Üben von Handstand entsprechend mobilisiert und auch die Rückenmuskeln sollten auf die folgende Belastung vorbereitet werden.

Mobilisieren

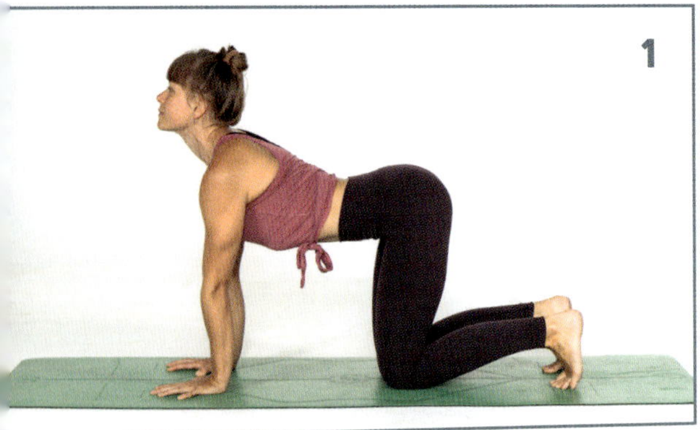

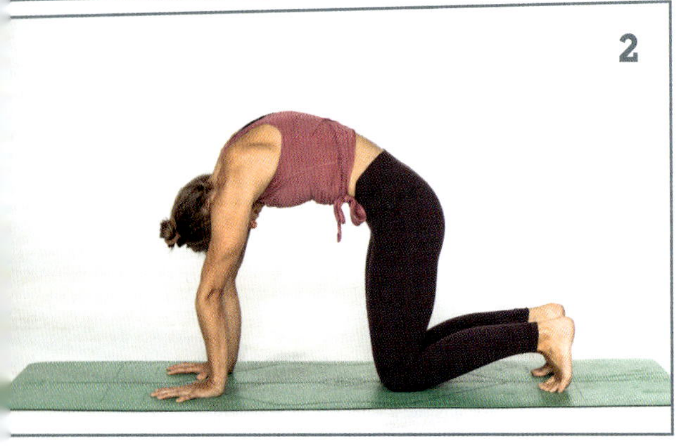

KATZE UND KUH A

Wiederholungen: 5–10 Mal, jede Bewegung ein Atemzug

1. Komme in den Vierfüßlerstand, die Händen schulterweit und die Knie hüftbreit unter den Schultern und der Hüfte platziert. Hebe mit der Einatmung sanft den Kopf, komme gefühlt in ein kleines Hohlkreuz und so in eine geführte Rückbeuge.
2. Bringe mit der Ausatmung das Kinn Richtung Brustkorb und mache den Rücken so rund wie möglich.

Lasse die Arme gestreckt und presse die Hände während der Ausatmung in den Boden, um die Rundung des Rückens zu intensivieren.

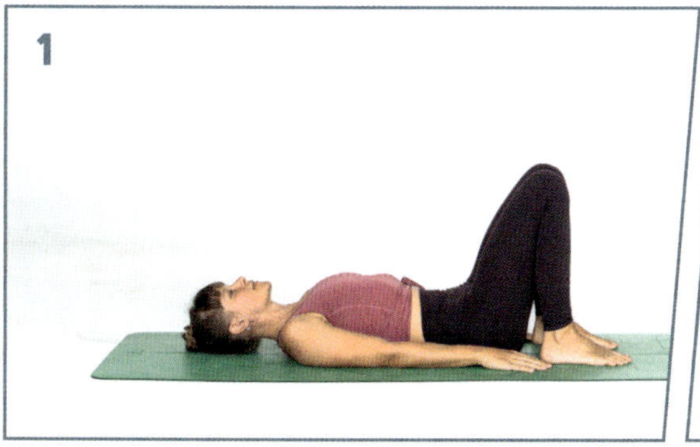

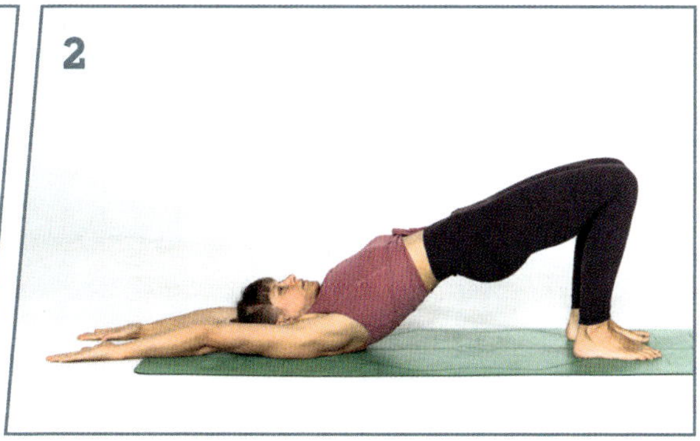

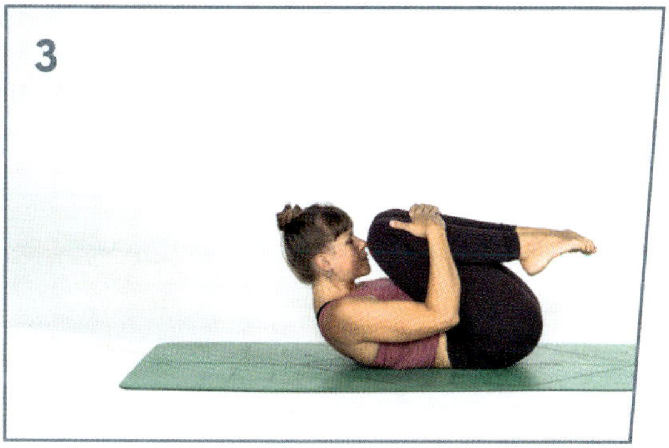

DYNAMISCHE SCHULTERBRÜCKE A M

Wiederholungen: 5–10 Runden (entspricht 5–10 Atemzügen)

1. Lege dich auf den Rücken und stelle die Füße hüftweit nahe des Gesäßes auf. Lege deine Arme nah am Oberkörper ab, sodass deine Hände etwa auf Hüfthöhe sind und die Handflächen am Boden liegen.
2. Hebe mit der Einatmung dein Becken und deine Wirbelsäule Wirbel für Wirbel vom Boden ab, während du die Arme nach oben zur Decke hebst und neben den Ohren nach hinten auf dem Boden gestreckt ablegst. Rolle mit der Ausatmung deine Wirbelsäule wieder nach unten.
3. M Ziehe am Ende der Ausatmung deine Knie zum Brustkorb in ein kleines Päckchen. Komme mit der Einatmung wieder in die Ausgangsposition und hebe sogleich dein Becken/die Wirbelsäule nach oben und strecke die Arme nach hinten entlang der Ohren aus.

Stärken

Als Körpermitte beziehungsweise Core bezeichnet man den Bereich zwischen Zwerchfell und Hüfte und die Kombination aus Bauch-, Rücken-, Hüft- und Beckenmuskeln. Um eine stabile Körpermitte zu trainieren, geht es demnach um ein Zusammenspiel dieser Muskelgruppen. Die Stabilität der Bauch- und der Rückenmuskeln bedingen einander zum Beispiel, da diese Antagonisten, also Gegenspieler, sind. Eine starke Körpermitte schenkt uns Selbstbewusstsein im Handstand, ermöglicht bessere Bewegungsabläufe und beugt, durch die Entlastung der Wirbelsäule, Verletzungen vor. Um alle Muskelgruppen des Core regelmäßig zu trainieren, empfehle ich, abwechselnd die folgenden Übungen auszuführen.

Die Core-Muskulatur

Die folgenden Bauchmuskeln werden trainiert:

- Gerader Bauchmuskel (Musculus rectus abdominis)
- Quere Bauchmuskeln (Musculus transversus abdominis)
- Äußere schräge Bauchmuskeln (Musculus obliquus externus abdomniis)
- Innere schräge Bauchmuskeln (Musculus obliquus internus abdomniis)

Im Rücken trainieren wir:

- Rückenstrecker (Musculus erector spinae)
- Tief liegende Rückenmuskeln (Musculus multifidus)
- Viereckiger Lendenmuskel (Musculus quadratus lumborum)

Doch auch die Gesäßmuskulatur wird beim Core-Training mit aktiviert.

1

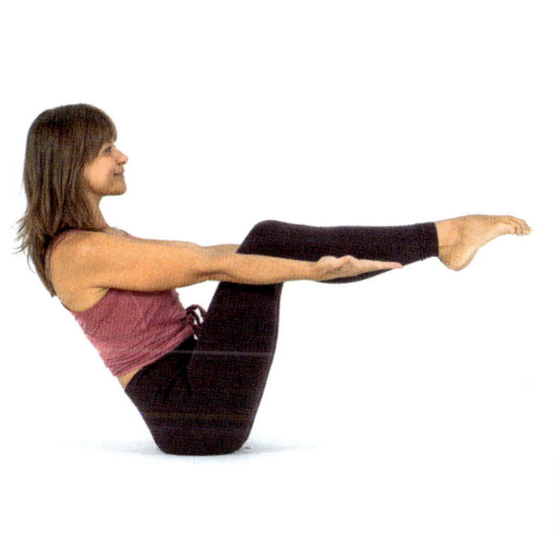

2

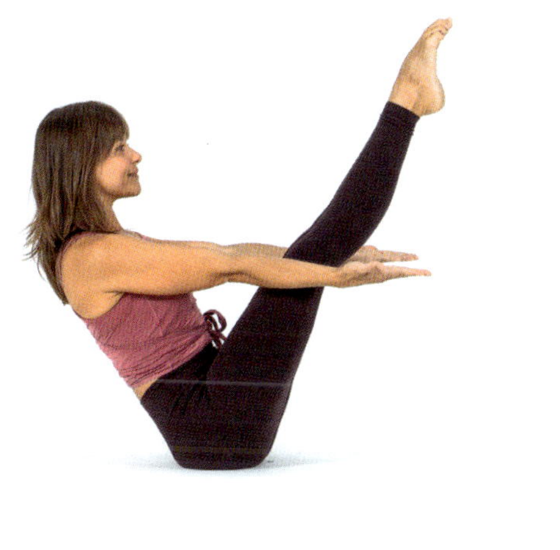

DAS BOOT A M

Diese statische Bauchmuskelübung ist besonders empfehlenswert bei einem sensiblen Rücken.

Wiederholungen: 1–5 Runden à 3–5 tiefe Atemzüge

1. Setze dich auf den Boden, greife die Kniekehlen und ziehe die geschlossenen Beine zum Oberkörper heran. Die Beine bleiben angewinkelt, die Unterschenkel parallel zum Boden. Balanciere dich aus, löse dann die Hände von den Kniekehlen und strecke die Arme, mit den Handflächen nach oben, auf Schulterhöhe nach vorn aus.
2. M Strecke die Beine, um den Hebel der Beine zu verlängern und die Übung so zu intensivieren.

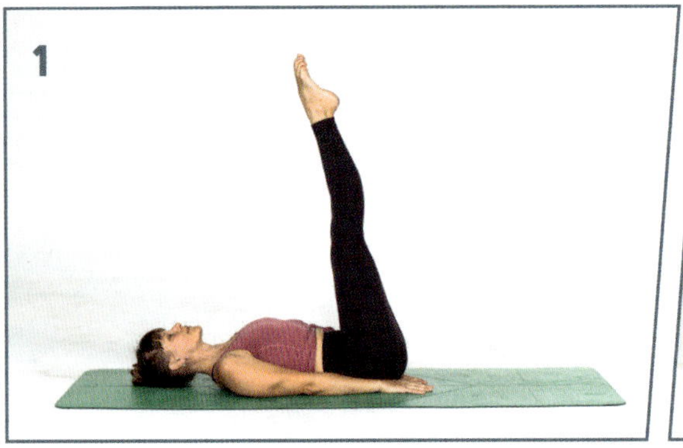

1

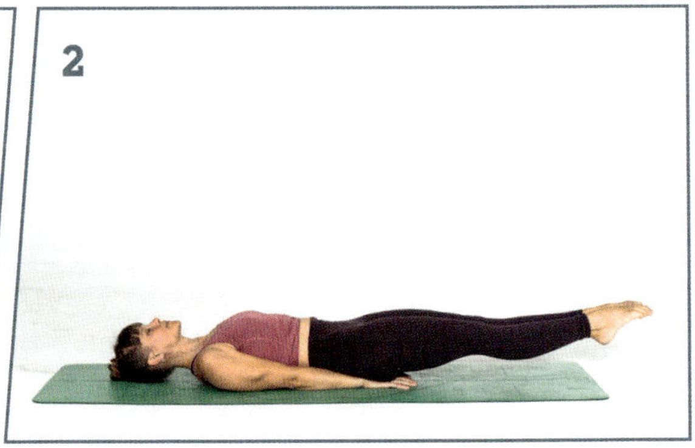

2

STRAIGHT LEG LIFTS A M F

Mit dieser Übung aktivierst du die gerade Bauchmuskulatur.

Wiederholungen: 10–30 Mal

1. Lege dich auf den Rücken und strecke die Beine geschlossen auf dem Boden aus. Platziere die Hände – mit den Handflächen nach unten – unter dem Gesäß auf dem Boden. Ziehe die Bauchdecke ein und hebe beide Beine an, sodass sie ein paar Zentimeter über dem Boden schweben.
2. Hebe die Beine mit der Einatmung gestreckt nach oben. Senke die gestreckten Beine mit der Ausatmung wieder ab in die Ausgangsposition, sodass die Beine immer noch in der Luft schweben.

Lasse den Nacken so entspannt wie möglich und ziehe den Bauch konsequent Richtung Wirbelsäule.

A Gestalte die Bewegung etwas kleiner, indem du die Beine nur in einem 45-Grad-Winkel Richtung Boden bringst.

F Erhöhe die Anzahl an Wiederholungen oder erweitere den Bewegungsradius, indem du die Füße statt nach oben über die Hüfte noch weiter langsam und kontrolliert kurz über dem Kopf zum Boden bringst.

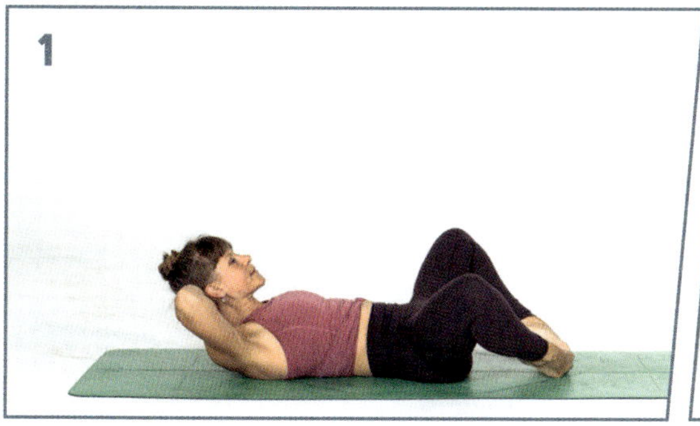

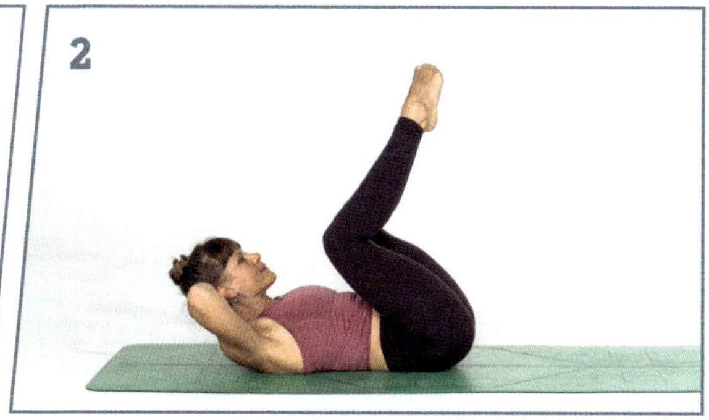

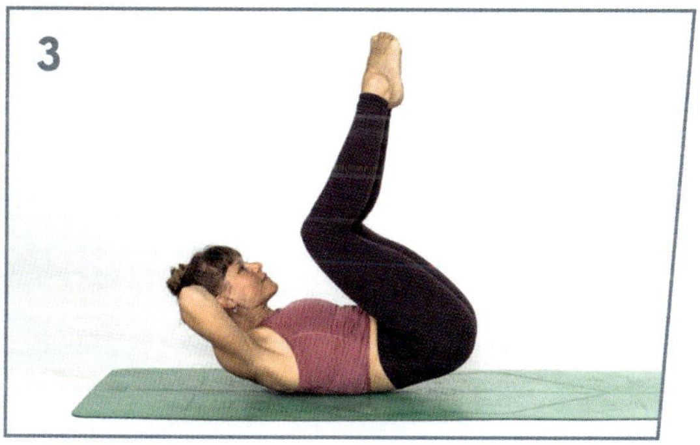

DIAMOND LIFTS A M

Mit dieser Übung aktivierst du die untere gerade Bauchmuskulatur.

Wiederholungen: 10–30 Mal

1. Lege dich auf den Rücken. Beuge die Beine mit den Knien zur Seite an und bringe die Zehenspitzen zueinander, sodass deine Beine die Form einer Raute bilden – diese Position nennt sich Diamond Shape. Verschränke die Hände hinter dem Kopf, während die Ellenbogen zu den Seiten ziehen. Hebe den Kopf und die Schultern an und lasse sie während der Übung in der Luft, ohne dabei am Nacken zu ziehen.
2. Hebe nun mit der Einatmung die Füße vom Boden an, bis sie über der Hüfte stehen. Die Knie bleiben dabei gebeugt.
3. Hebe die Hüfte mit einem kleinen Scoop kurz vom Boden an, indem du die Beine nach oben schiebst und dafür die Kraft aus dem Unterbauch nutzt. Mit der Ausatmung tippe mit den Füßen – wieder im Diamond Shape, der Ausgangsposition – den Boden an.

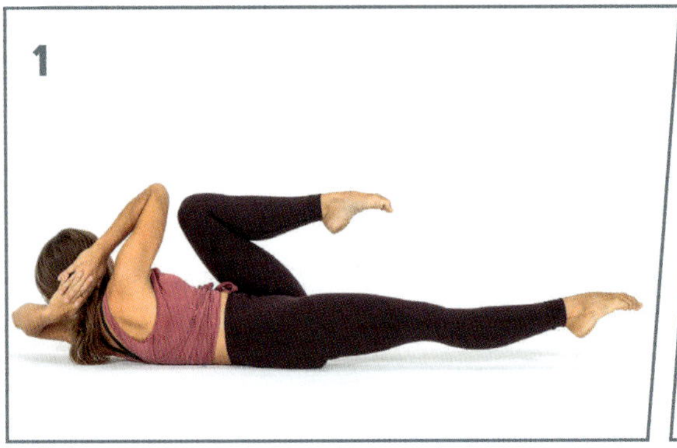

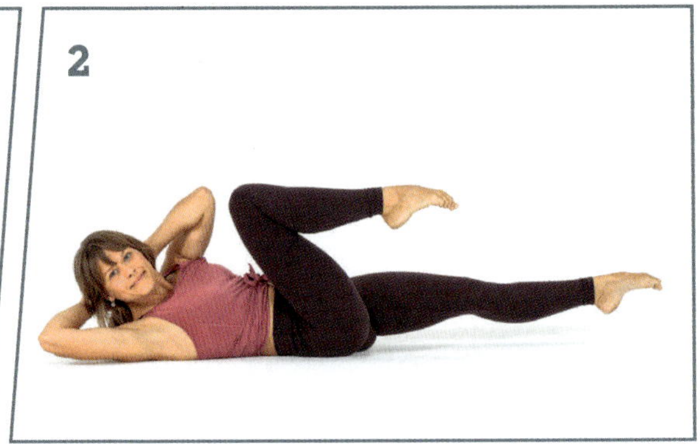

DIAGONALE CRUNCHES A M

Mit dieser Übung aktivierst du die schräge Bauchmuskulatur.

Wiederholungen: 30–100 Mal

1. Lege dich auf den Rücken und verschränke die Hände hinter dem Kopf, während die Ellenbogen zu den Seiten ziehen. Hebe den Kopf und die Schultern an und lasse sie während der Übung in der Luft, ohne dabei am Nacken zu ziehen. Ziehe nun ein Knie Richtung Oberkörper und zum gegenüberliegenden Ellenbogen, der wiederum dem Knie entgegenkommt, indem du den Oberkörper Richtung Knie bewegest. Das andere Bein streckst du nach vorn aus, sodass es über dem Bodens schwebt.
2. Wechsle dynamisch von einer Seite zur anderen.

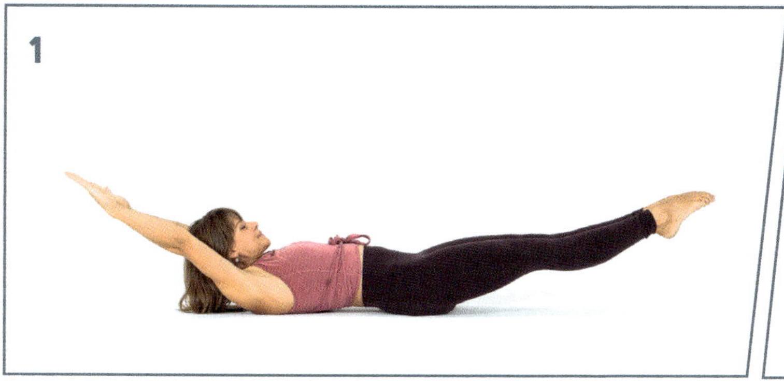

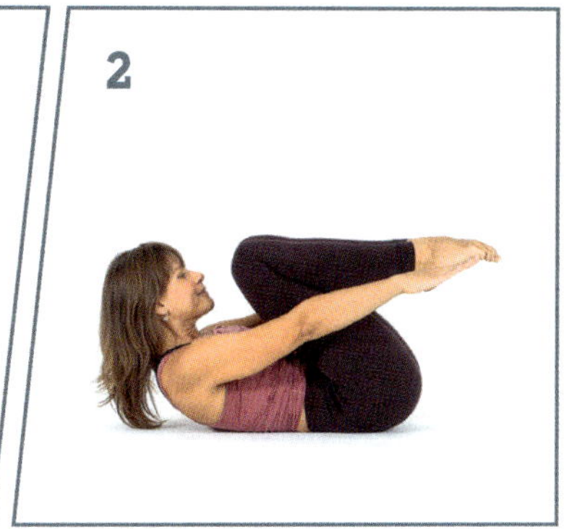

FULL BODY CRUNCHES A M

Mit dieser Übung aktivierst du die gesamte Bauchmuskulatur.

Wiederholungen: 10–30 Mal

1. Lege dich mit ausgestreckten Beinen auf den Rücken und strecke die Arme entlang der Ohren nach hinten aus, die Handflächen zeigen nach oben. Hebe mit der Einatmung die Arme, Schultern und die geschlossenen und gesteckten Beine an.
2. Beuge mit der Ausatmung deine Knie und ziehe sie dynamisch zum Brustkorb, die Unterschenkel parallel zum Boden, und deine Arme nach vorn Richtung Füße.

Die Arme bleiben während der gesamten Übung gestreckt.

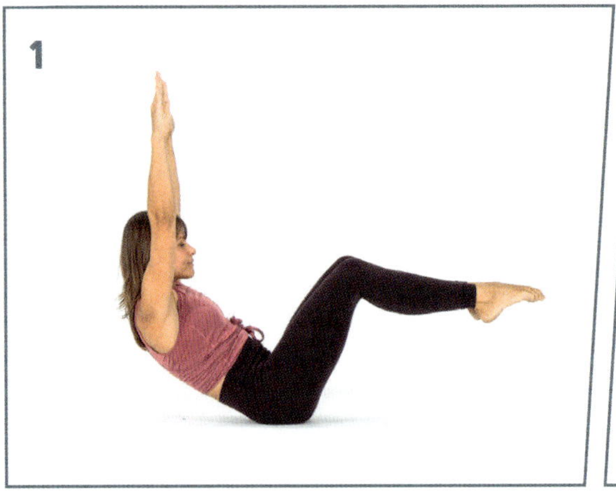

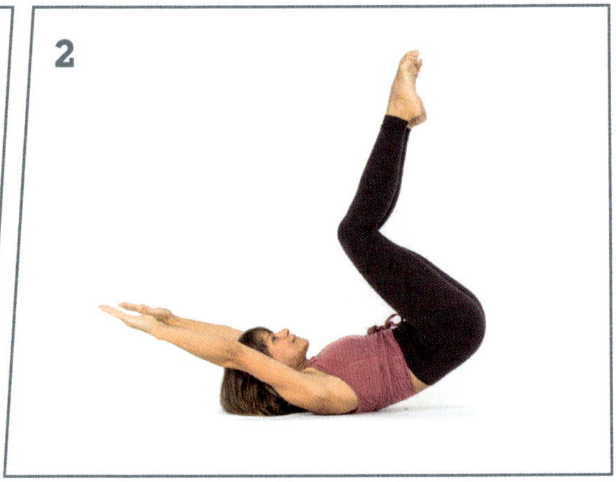

TUCK ROCKS A M

Mit dieser Übung aktivierst du die gesamte Bauchmuskulatur und du lernst, mit einer starken Körpermitte die Wirbelsäule zu runden, was du später auf viele Handstandübungen anwenden kannst.

Wiederholungen: 10–20 Mal vor und zurück schwingen

1. Setze dich auf den Rücken und ziehe die geschlossenen Beine in einem 90-Grad-Winkel zu dir heran. Löse die Füße vom Boden, sodass die Unterschenkel ungefähr parallel zum Boden ausgerichtet sind. Strecke die Arme entlang der Ohren nach hinten aus, die Handflächen zeigen nach vorn. Richte den Blick auf deine Knie.
2. Rolle auf den Rücken zurück und hebe deine Hüfte sowie den unteren Rücken kurz vom Boden an.

Behalte die Gesamtform und den Winkel in den Beinen bei.

Probiere es zu Beginn mit etwas mehr Schwung, um die Richtung der Übung zu verstehen, und lasse die Bewegung dann kleiner werden, bis du sie kontrolliert komplett aus der Körpermitte mit der Bauchmuskulatur steuern kannst.

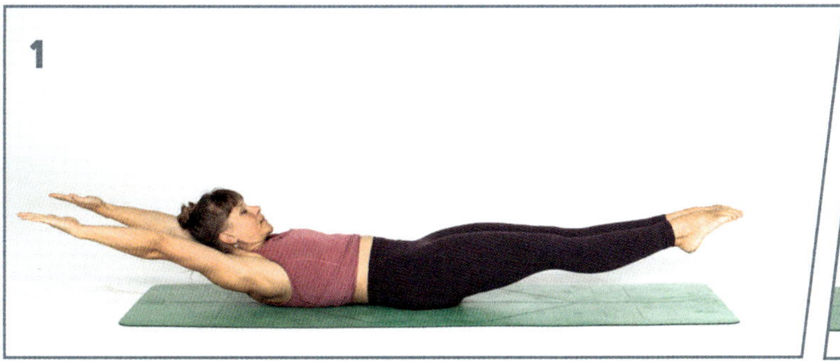

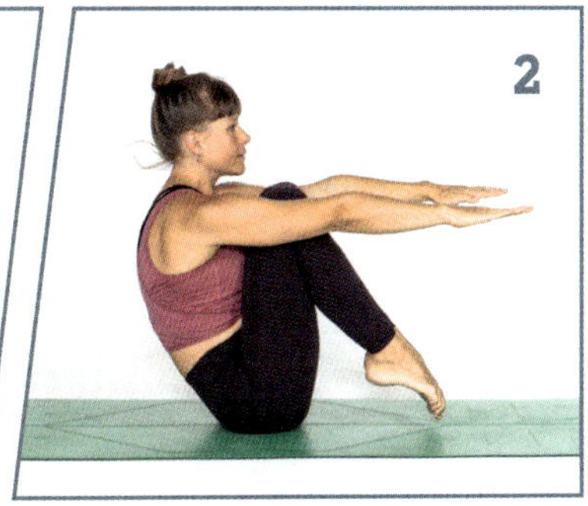

TUCK-UP F

Mit dieser dynamischen Bauchmuskelübung aktivierst du die gesamte Bauchmuskulatur. Sie ist wunderbar, um den Core zu stärken, aber auch, um die wichtige Körpermechanik zu vermitteln, die wir für dynamische Einstiege in den Handstand brauchen, wie zum Beispiel das »Tuck Entry«.

Wiederholungen: 10–20 Mal

1. Lege dich auf den Rücken, die Beine gestreckt und die Arme hinter dem Kopf gestreckt abgelegt. Hebe Arme, Schultern, Kopf und Beine vom Boden ab, sodass sie in der Luft schweben. Diese Position heißt Hollow Body Shape. Atme hier ein.
2. Ziehe mit der Ausatmung den Oberkörper und die Oberschenkel zusammen, während du die Arme auf Schulterhöhe schnell nach vorne bringst. Du kommst so in einer sitzenden Position an, die Füße bleiben in der Luft.

- Dein Blick geht bei der Einatmung zu den Zehen, bei der Ausatmung zu den Knien.
- Die Schultern berühren in keinem Augenblick den Boden.
- Presse Knie und Füße konsequent zusammen und bringe mit der Ausatmung die Knie an den Brustkorb und die Fersen Richtung Gesäß.
- Die Arme bleiben die ganze Zeit gestreckt.
- Wenn du eine größere Herausforderung suchst, lasse die Beine bei dieser Übung gestreckt. Wir sprechen dann vom V-up.

Core und Beine

Nun bewegen wir uns weiter zum Übergang Core–Beine. Die folgenden drei Übungen sind ein wunderbares Training für die Körpermitte, um Kraft für mehr Kontrolle im Handstand aufzubauen. Ich empfehle, diese Armbalancen auf Cubes oder stabilen Yogablöcken zu praktizieren. Es ist angenehmer für die Handgelenke und der Abstand zum Boden wird vergrößert, was das Abheben der Beine und des Gesäßes erleichtert.

Stärken

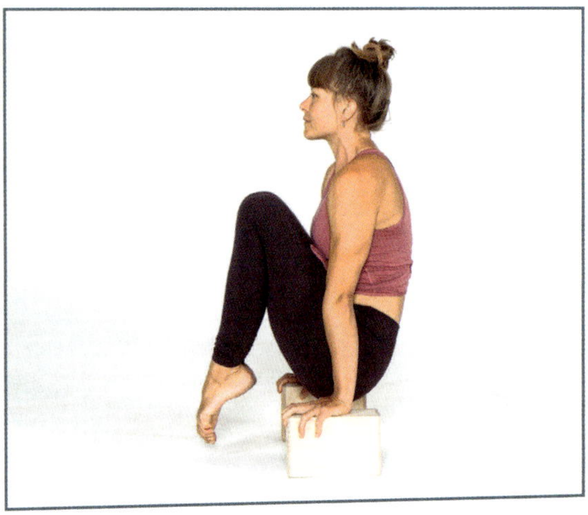

TUCK SIT AUF CUBES A

Wiederholungen: 1–3 Runden à 10–30 Sekunden

Platziere deine Cubes mit der schmalen Seite auf dem Boden und die Längsseiten parallel zueinander in einem schulterweiten Abstand. Setze dich zwischen die Cubes und lege deine Hände darauf, Zeige- und Ringfinger zeigen nach vorn, während die anderen Finger die Cubes seitlich greifen. Bringe die Schultern über die Handgelenke, atme ein und strecke mit der Ausatmung die Arme, während du die geschlossenen Knie Richtung Brustkorb ziehst und die Fersen Richtung Gesäß. Beide Füße heben sich dabei vom Boden ab.

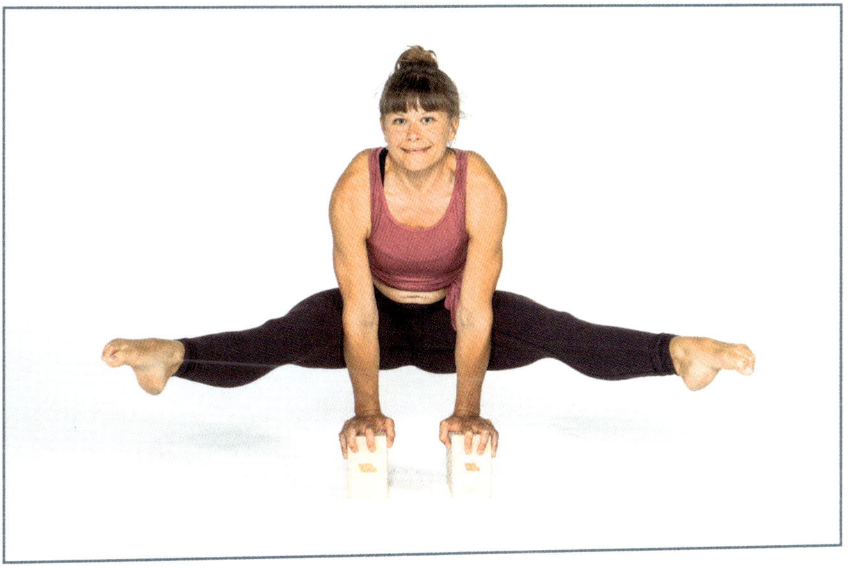

STRADDLE SIT AUF CUBES M

Wiederholungen: 1–3 Runden à 10–30 Sekunden

Platziere deine Cubes mit der schmalen Seite auf dem Boden und die Längsseiten parallel zueinander in einem schulterweiten Abstand. Komme in eine Hocke nah vor die Cubes und stütze deine Hände auf die Cubes, Zeige- und Ringerfinger zeigen nach vorn, während die anderen Finger die Cubes seitlich greifen. Deine Knie platziere außerhalb deiner Oberarme. Bringe die Schultern über die Handgelenke und verlagere das Gewicht auf deine Arme und Hände. Strecke mit der Ausatmung die Arme, während du die Beine links und rechts vom Boden anhebst und in einer Grätsche nach vorn streckst. Drücke mit den Händen nach unten, um dein Gesäß und deine Beine nach oben zu ziehen.

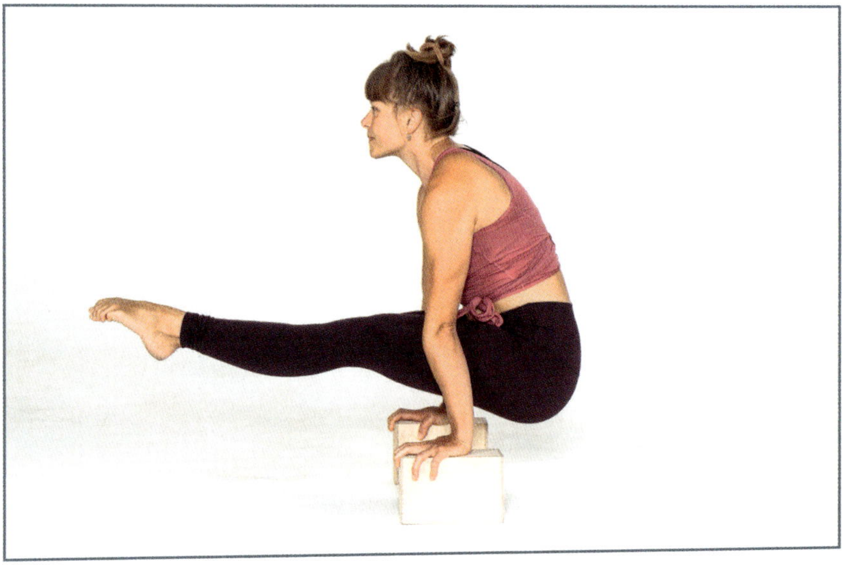

PIKE SIT AUF CUBES F

Wiederholungen: 1–3 Runden à 10–30 Sekunden.

Platziere deine Cubes mit der schmalen Seite auf dem Boden und die Längsseiten parallel zueinander in einem schulterweiten Abstand. Setze dich zwischen die Cubes und lege deine Hände darauf, Zeige- und Ringfinger zeigen nach vorn, während die anderen Finger die Cubes seitlich greifen. Bringe die Schultern über die Handgelenke, atme ein und strecke mit der Ausatmung die Arme, während du die Beine geschlossen nach vorn ausstreckst. Drücke mit den Händen nach unten, um dein Gesäß und deine Beine nach oben zu ziehen.

Achte darauf, dass die Cubes nicht rutschen können. Stelle sie bei Bedarf auf eine dünne Matte.

Dehnen

1

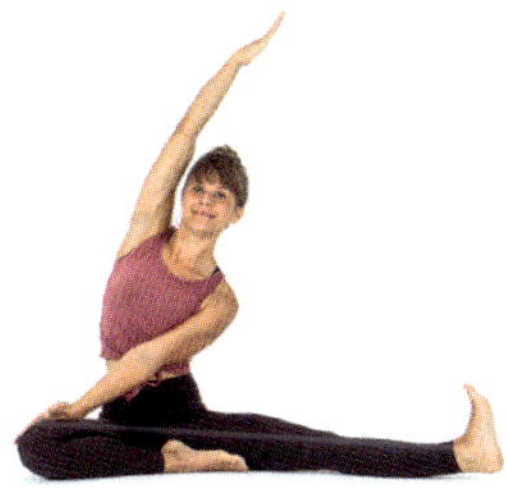

2

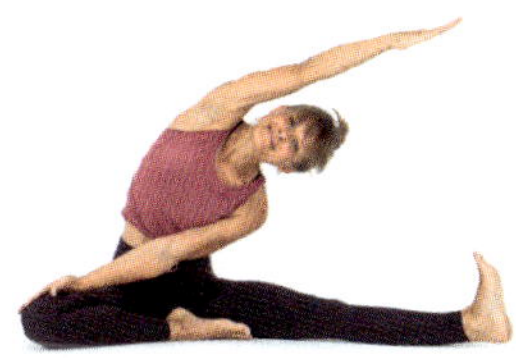

3

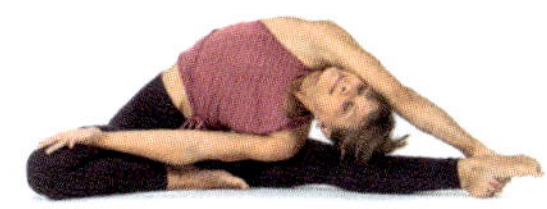

FLANKENSTRETCH A M F

Dauer: 3–5 tiefe Atemzüge pro Seite

1. Setze dich mit gestreckten Beinen und aufrechtem Rücken auf den Boden. Strecke das linke Bein zur Seite und ziehe die Zehen des linken Fußes nach oben und Richtung Knie, die Ferse schiebt zur Seite weg. Lege den rechten Fuß an die Innenseite des linken Oberschenkels. Strecke den rechten Arm und deine Wirbelsäule mit der Einatmung nach oben und lehne dich mit der Ausatmung nach links über das gestreckte Bein. Bringe deine linke Hand zum rechten Knie, um die linke Schulter nach vorn und die rechte Schulter sanft hinten zu rotieren.
2. Komme ein Stück weiter zur Seite und tiefer über das Bein, um den Stretch zu intensivieren.
3. Wenn es dir bequem möglich ist, lege den Oberkörper ganz auf dem gestreckten Bein ab. Bringe die linke Schulter dabei an die Innenseite des linken gestreckten Beines. Du kannst in diesem Fall mit deiner rechten Hand zum linken Fuß greifen. Führe die Dehnung dann zur anderen Seite aus und entspanne im Besonderen die Hüftseite des gebeugten Beines.

Wenn du den Oberkörper nicht ablegst, trainierst du deine aktive Flexibilität, das heißt, du hältst den Stretch muskulär, was gerade bei einem sensiblen Rücken stabilisierend wirken kann.

Hüfte, Beine und Füße

Für die Handstandpraxis ist es hilfreich, die Beinmuskulatur, die vor allem an den Oberschenkeln ein großes Volumen an Muskelmasse aufweist, aufzuwärmen und zu dehnen, da jedes Handstand-Entry eine gewisse Sprung- oder Zugkraft der Beine benötigt und so außerdem Zerrungen in der Rückseite der Beine und der Hüfte vorgebeugt werden kann.

Mobilisieren

FUẞ- UND BEINGELENKE A

Dauer: Je 30 Sekunden in beide Richtungen

Setze dich mit gestreckten Beinen auf den Boden, die Füße mehr als hüftweit geöffnet und die Beine nach vorn ausgestreckt. Lasse deine Fußgelenke jeweils 30 Sekunden in beide Richtungen kreisen. Spüre die Verbindung von Fuß-, Knie- und Hüftgelenken.

Stärken

1
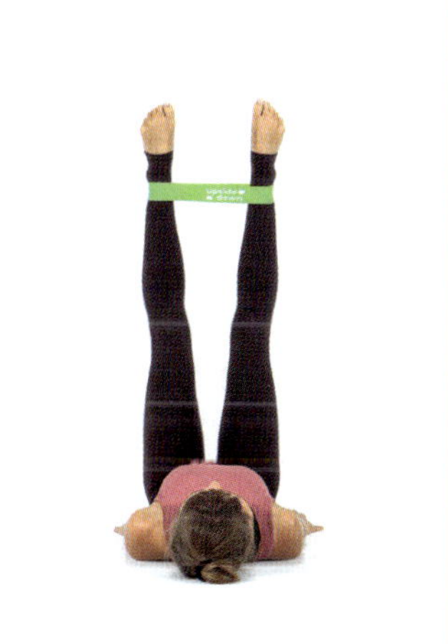

2
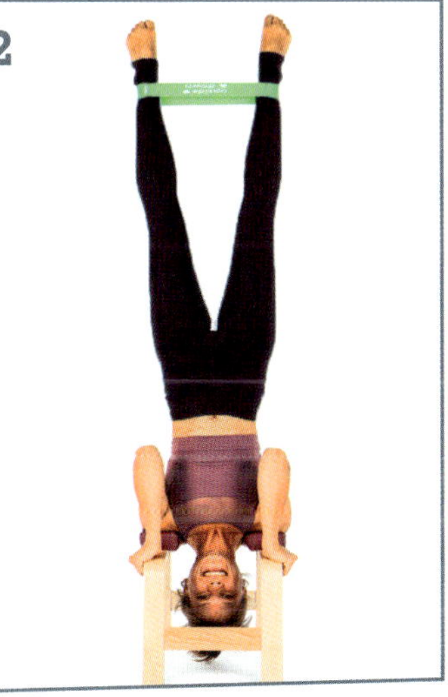

3
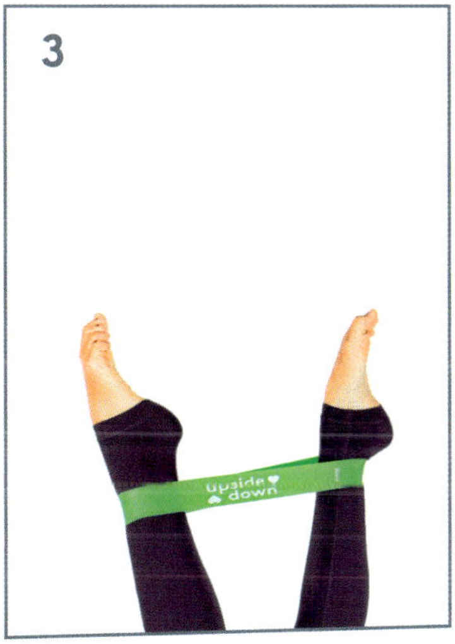

LEG PRESSES MIT DEM ELASTIC-BAND A

Da wir beim Zusammenziehen der Beine im Handstand vor allem die Adduktoren trainieren, ist es wichtig, insbesondere für die Hüftstabilität auch die Abduktoren zu trainieren. Für die folgende einfache Übung benötigst du ein Elastic-Band.

Wiederholungen: 1–3 Runden à 30–60 pulsierende Bewegungen

1. Lege dich auf den Rücken und platziere das Elastic-Band auf Knöchelhöhe an deinen Unterschenkeln. Strecke die Beine hüftweit über der Hüfte nach oben, ziehe die Zehen nach oben und presse die Füße nach außen. Halte die Spannung, während du die Beine in kleinen, rhythmischen Bewegungen immer noch ein kleines Stück mehr nach außen ausführst. Achte darauf, dass die Knie parallel ausgerichtet sind.
2. F Übe die gleiche Bewegung upside down in einer Umkehrhaltung deiner Wahl aus.
3. Variation: Öffne die Beine (Mini-Split) und mache dieselben rhythmischen Bewegungen vor und zurück. Einmal ist das rechte Bein vorn und einmal das linke Bein.

SQUAT HOLD A M F

Dauer: A 30 Sekunden halten, M 60 Sekunden halten, F 60 Sekunden mit Gewicht

Öffne die Füße mehr als hüftbreit in eine Grätsche. Beuge beide Beine und bringe die Knie über die Sprunggelenke. Die Knie und Zehen zeigen in dieselbe Richtung, sie sind leicht nach außen gedreht. Deine Hüfte ist auf Kniehöhe.

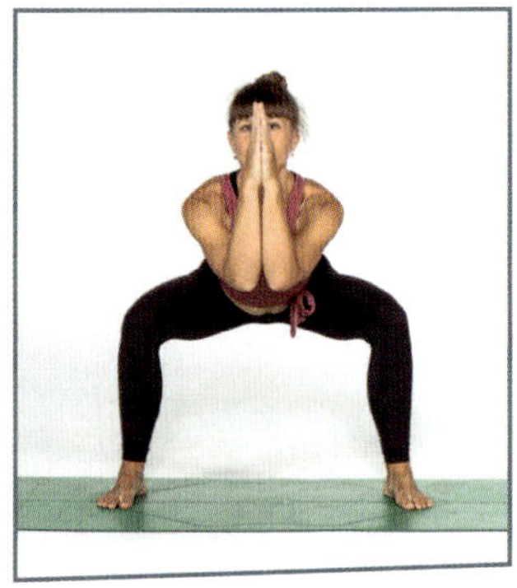

Steigerung: Halte ein Gewicht auf Brusthöhe, wie zum Beispiel eine leichte Kettlebell oder eine Hantel.

Dehnen

TIEFE HOCKE ODER SQUAT A M F

Die beste Dehnung der Hüfte und somit auch des unteren Rückens ist die Hocke. Wenn du dich an diese Haltung gewöhnst und sie in deinen Alltag einbaust, kommt es nicht nur der Gesundheit deines Rückens zugute, sondern auch deiner Handstandpraxis.

Wiederholungen: Immer, wenn du daran denkst, für ein paar tiefe Atemzüge

Öffne die Füße etwas weiter als hüftbreit. Die Knie zeigen nach außen und befinden sich an der Außenseite der Arme. Beuge die Knie und senke das Gesäß nach unten, um in eine tiefe Hocke zu kommen. Deine Fersen sollten auch in der Hocke Bodenkontakt haben. Stütze dich zum Stabilisieren mit den Händen am Boden ab. Wenn deine Fußsohlen komplett am Boden sind, bringe deine Handflächen vor dem Brustkorb zusammen und die Unterarme parallel zum Boden. Schiebe mit den Ellenbogen die Knie sanft auseinander.

Wenn sich deine Fersen vom Boden lösen, sobald du in die tiefe Hocke gehst, dann rolle eine Yogamatte zusammen und lege sie darunter.

Aktive Flexibilität für Beine und Hüfte

Wann immer wir die Beine mit Muskelkraft zum Oberkörper heranziehen oder umgekehrt den Oberkörper aktiv Richtung Beine bewegen, sprechen wir von einer aktiven Flexibilität. Im Englischen heißt diese Aktion *to pike*.

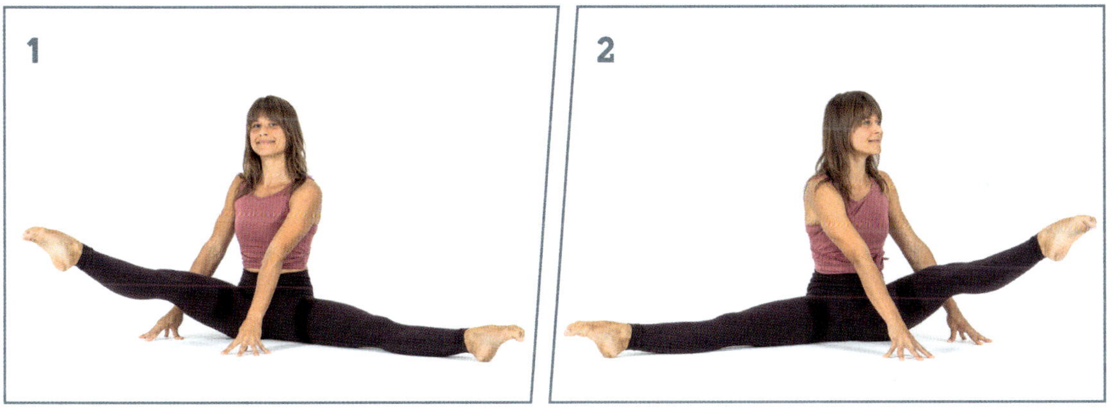

SINGLE LEG PIKE A

Wiederholungen: Entweder für 10 Sekunden statisch halten oder das Bein mit kleinen pulsierenden Bewegungen heben und senken

1. Setze dich aufrecht in eine Grätsche mit gestreckten Beinen. Richte Becken und Rücken so weit wie möglich auf. Platziere deine Hände nun links und rechts neben einem der Beine auf den Fingerspitzen. Pointe beide Füße und strecke die Beine so weit wie möglich.
2. Atme ein und hebe mit der Ausatmung das Bein, dem du dich zugewendet hast, gestreckt an, während du die Hände in den Boden drückst und den Oberkörper in Richtung dieses Beines lehnst.

1

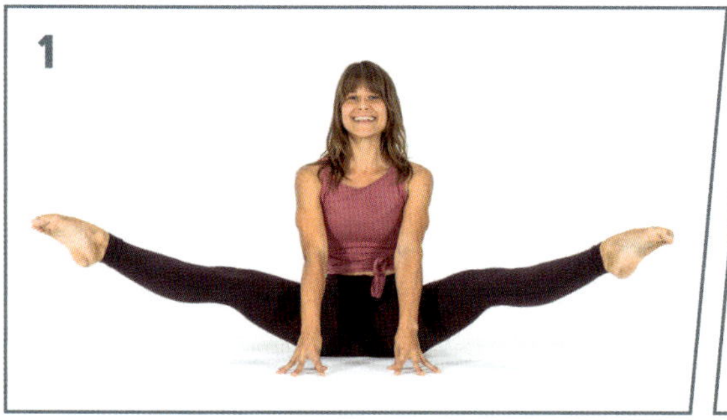

2

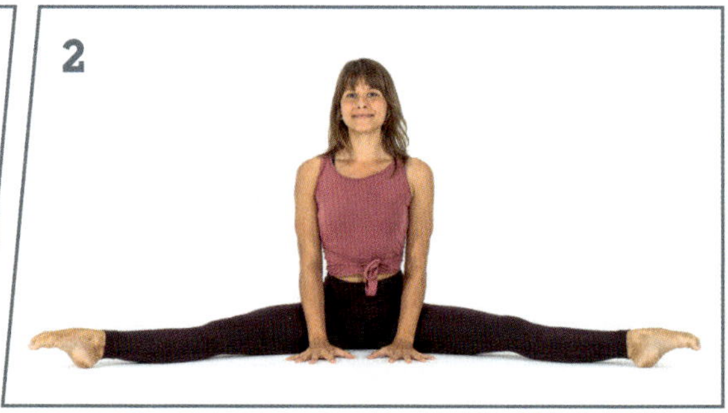

3

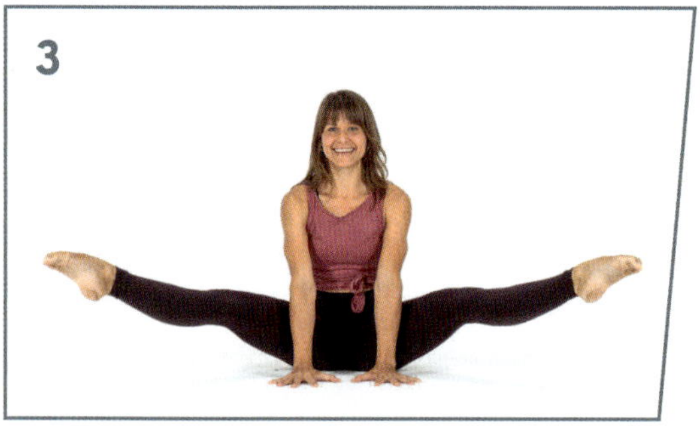

DOUBLE LEG PIKE M

Wiederholungen: Halte eine Runde entweder für 10 Sekunden statisch oder bewege die Beine in 2 Runden mit kleinen pulsierenden Bewegungen auf und ab

1. Setze dich aufrecht in eine Grätsche mit gestreckten Beinen. Richte Becken und Rücken so weit wie möglich auf. Stelle deine Hände nah der Hüfte mit den Fingerspitzen vor dir auf. Pointe beide Füße und strecke die Beine so weit wie möglich.
2. Atme ein und hebe mit der Ausatmung beide Beine an, während du die Hände in den Boden presst und deinen Oberkörper leicht nach vorn lehnst.
3. F Bringe statt deiner Fingerspitzen deine Handflächen vor dir auf den Boden.

Bei dieser Übung passiert es schnell, dass sich der Oberkörper nach hinten lehnt. Da wir jedoch den Winkel zwischen Beinen und Oberkörper minimieren wollen, um diese Aktion später in den Handstand zu integrieren, versuche, den Oberkörper nach vorn Richtung Beine zu lehnen.

Passive Flexibilität für Beine und Hüfte

Während die aktive Flexibilität die Mobilität beschreibt, also das Bewegungsspektrum, das wir muskulär kontrollieren können, ist die passive Flexibilität der Radius, den wir entspannt und ohne muskuläre Anspannung halten können.

Ich spiele gerne mit beiden Elementen und die Übergänge sind meist fließend, schon allein wenn wir langsam und kontrolliert in eine Dehnhaltung kommen. Meiner Meinung nach ist eine gesunde Balance der beiden Aspekte (aktiv und passiv) das Geheimnis für einen gesunden Körper und eine nachhaltige Bewegungspraxis.

Erlaube dir in den nun folgenden Haltungen, loszulassen und mit einer tiefen Atmung die Dehnung zu halten. Generell gilt, dass du nie Schmerzen in den Gelenken oder der Wirbelsäule haben solltest, wenn du dich dehnst. Gehe dann in eine der leichteren Variationen. Ein gewisser Dehnungsschmerz, der dich noch atmen lässt, ist wiederum in Ordnung.

1

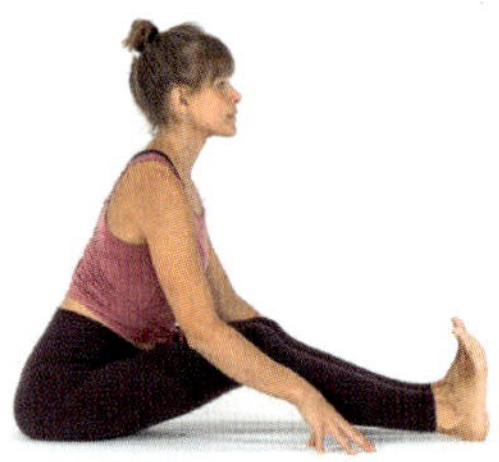

2

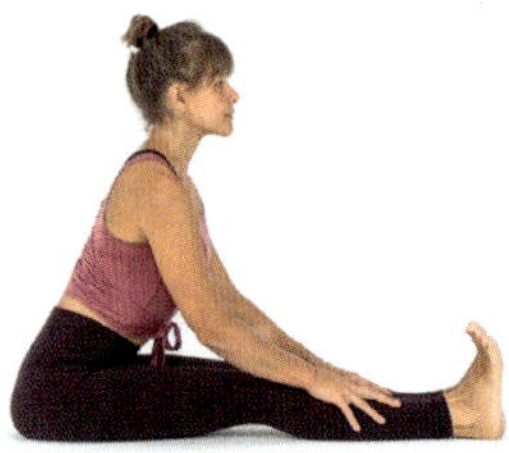

3

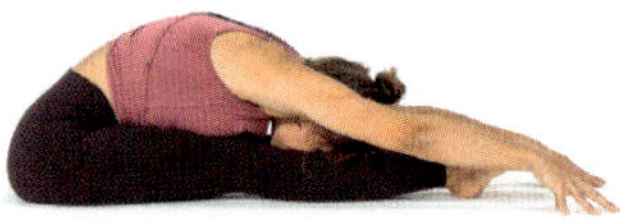

VORWÄRTSBEUGE A

Dauer: 3–5 tiefe Atemzüge

1. Setze dich auf den Boden und strecke beide Beine hüftweit geöffnet vor dir aus. Richte Becken und Rücken so weit wie möglich auf. Ziehe die Zehen zu dir, stelle die Fersen auf und beuge die Knie leicht. Atme ein und lehne dich mit der Ausatmung und langem Rücken aus der Hüfte heraus langsam nach vorn. Lasse den Rücken dabei gerade, der Blick geht nach vorn. Deine Hände kannst du neben den Beinen aufstellen oder auf den Schienbeinen ablegen.
2. M Wenn es dir leichtfällt, strecke deine Beine vorsichtig am Boden aus.
3. F Lehne dich noch weiter vor und lege den Oberkörper mit einem langen Rücken auf den Beinen ab, um den Stretch zu intensivieren. Bringe deinen Brustkorb dabei, wenn möglich, auf die Knie. Optional kannst du die Füße dabei pointen.

Um es dir leichter zu machen, lege einen Yogagurt um die Vorderfüße und halte dich daran fest.

Um den Stretch zu intensivieren, lege ein bis zwei Yogablöcke hinter die geflexten Füße und umgreife diese mit den Händen. Wenn du sehr flexibel bist und die Fersen sich beim Strecken der Beine vom Boden automatisch lösen, kannst du auch einen Yogablock unter die Füße legen.

PANCAKE STRETCH

Der Pancake ist eine passive Dehnung für die Handstandpraxis, die dir die meisten Eingänge in den Handstand, vor allem aber in den Press-up-Handstand, um vieles leichter gestalten wird.

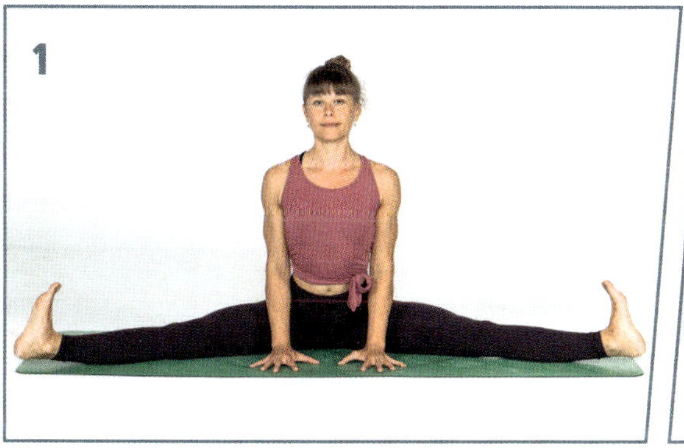

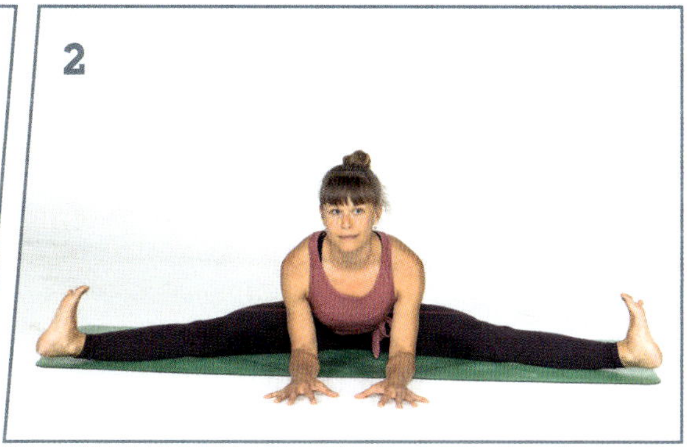

Auf den Händen und auf den Unterarmen A

Wiederholungen: 1–2 Runden für jeweils 30 Sekunden

1. Setze dich aufrecht in eine Grätsche mit gestreckten Beinen auf den Boden. Richte Becken und Rücken so weit wie möglich auf. Stelle deine Handflächen nah der Hüfte vor dir auf. Ziehe die Hände mit Druck zu dir, ohne sie vom Platz zu bewegen, als wolltest du den Boden zu dir heranziehen, um deinen Oberkörper näher an deine Beine zu bringen. Flexe beide Füße und strecke die Beine so weit wie möglich. Atme tief in die Dehnung deiner Beinrück- und -innenseiten.
2. Wenn du mit dem Oberkörper bei gestrecktem Rücken weiter nach vorn kommen kannst, lege deine Unterarme auf den Boden. Ziehe auch hier die Unterarme am Boden sanft zu dir heran, um die Hüfte aufzurichten.

1

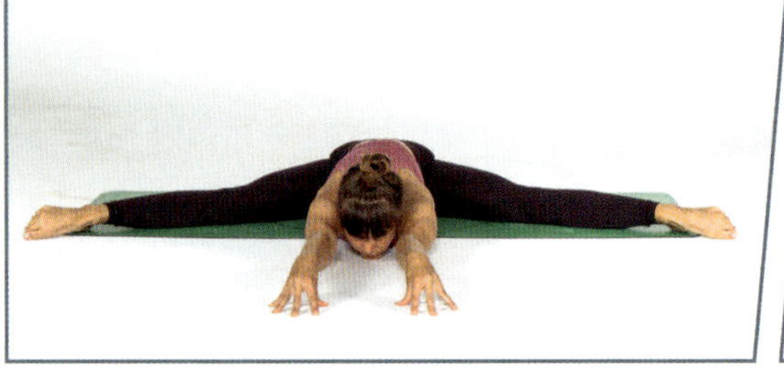

2

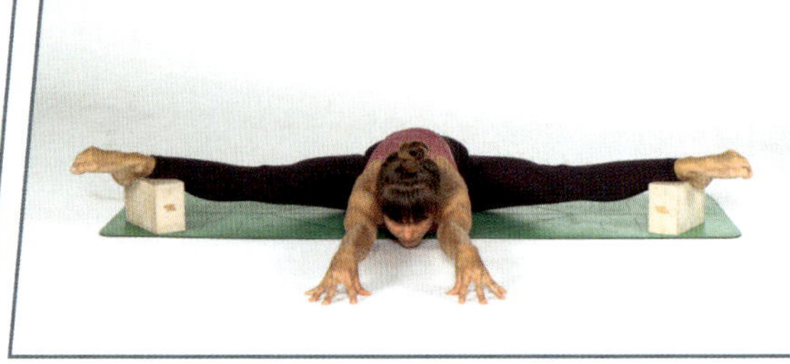

3

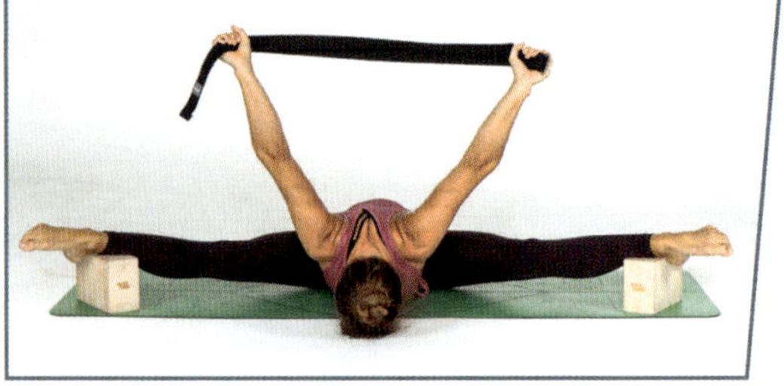

Bauch auf den Boden M F

Wiederholungen: 2 Runden für jeweils 60 Sekunden

1. M Wenn du mühelos die Unterarme ablegen kannst, laufe auf den Händen nach vorn, bis deine Arme vorn ausgestreckt sind und dein Bauch den Boden berührt. Ziehe auch hier den Boden mit den Händen sanft zu dir heran, um deinen Rücken zu strecken und den Winkel zwischen Beinen und Oberkörper weiterhin zu minimieren. Atme tief in die Dehnung deiner Beinrück- und -innenseiten.
2. F Um die Dehnung zu intensiveren, bringe jeweils einen Yogablock oder Cube unter die Füße beziehungsweise Fußgelenke. Pointe in diesem Fall die Füße.

Außerdem kannst du eine Schulterdehnung hinzufügen, indem du einen Gurt mit beiden Händen fasst, die Arme hinter deinen Rücken bringst und dort nach oben streckst.

SPLIT

Der Split wird im Turnen auch Damenspagat genannt. Er hilft uns, das Bewegungsspektrum zu trainieren, das wir brauchen, damit wir uns leichter in eine Umkehrhaltung mit den Beinen nach oben kicken können. Je weiter wir bereits das Bein im Kopf- oder Handstand nach oben heben können, desto weniger Schwung brauchen wir, um nach oben zu gelangen. Wir können uns quasi am oberen Fuß »nach oben ziehen«. Des Weiteren lässt sich jede Position, die wir am Boden trainieren, upside down auf den Handstand transferieren. Egal, ob es ein Full Straddle im Pancake ist, ein Baum oder eben der Split (siehe auch den Split unter Handstandformen auf Seite 177).

1

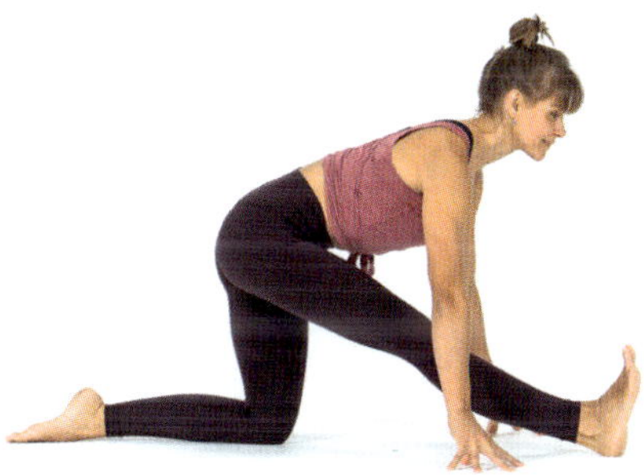

2

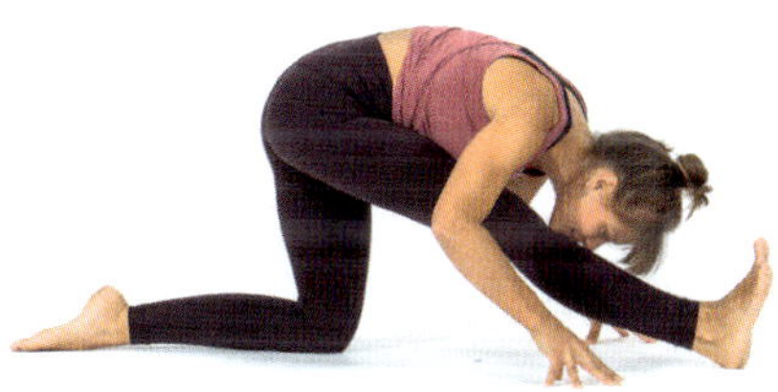

Halber Spagat und halber Spagat mit Vorwärtsbeuge A

Dauer: Pro Seite jeweils 5 tiefe Atemzüge

1. Komme in einen Ausfallschritt und lege das hintere Knie unter der Hüfte auf dem Boden ab. Strecke das vordere Bein und ziehe die Zehen Richtung Knie, sodass der Fuß geflext ist. Richte die Hüfte gleichmäßig nach vorn aus. Setze die Fingerspitzen beider Hände links und rechts neben dem gestreckten Bein auf. Die Schultern befinden sich über den Handgelenken. Strecke den Rücken und atme tief in den Stretch der Rückseite des gestreckten Beines.
2. Wenn es deine Flexibilität zulässt, komme mit dem Oberkörper näher an das gestreckte Bein oder lege sogar dein Kinn auf das Schienbein.

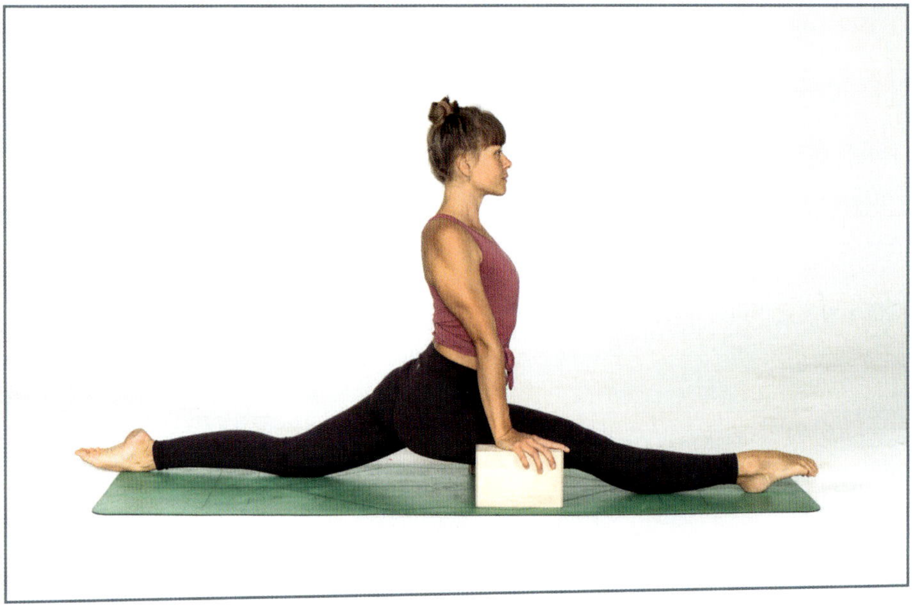

Spagat mit Blöcken M

Dauer: Pro Seite jeweils 30–60 Sekunden

Komme in einen halben Spagat (siehe vorige Übung). Richte die Hüfte gleichmäßig nach vorn aus. Bringe die Hände links und rechts neben der Hüfte jeweils auf einen Yogablock. Die Schultern befinden sich über den Handgelenken. Schiebe nun den vorderen Fuß auf der Ferse weiter nach vorn, bis du eine für dich angemessene Dehnung spürst. Platziere die Yogablöcke so, dass du die Hände auf ihnen abstützen kannst und die Schultern über den Handgelenken bleiben.

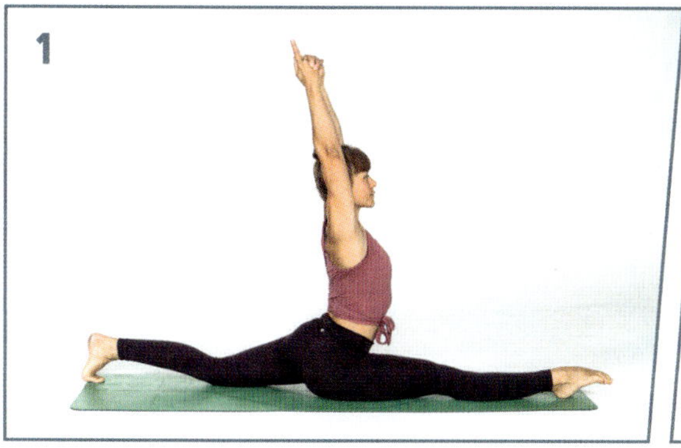

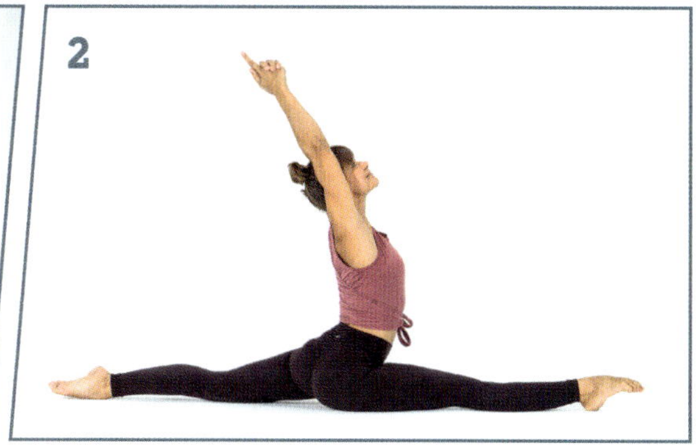

Full Split F

Wiederholungen: Pro Seite 1–2 Runden für jeweils 60 Sekunden

1. Komme in einen halben Spagat (siehe Seite 83). Richte die Hüfte gleichmäßig nach vorn aus. Bringe die Hände links und rechts neben der Hüfte auf den Boden, während du den vorderen Fuß auf der Ferse weiter nach vorn schiebst, bis beide Beine gestreckt am Boden liegen. Stabilisiere dich mit beiden Händen am Boden, rotiere das hintere Bein nach innen und schiebe die Hüfte dieses Beines nach vorn. Strecke beide Füße.
2. Wenn du jedoch merkst, dass deine geöffnete Hüfte nach hinten zieht, stelle die Zehen des hinteren Fußes auf, damit du die Hüfte aktiv nach vorn schieben kannst.
3. Sobald du stabil im Spagat sitzt, löse die Hände vom Boden, verschränke die Finger und strecke beide Arme lang über dem Kopf aus. Lehne den Oberkörper ein Stück zurück, wenn es sich gut anfühlt.

Du kannst die Drehung noch intensiver gestalten, indem du einen oder mehrere Yogablöcke unter den vorderen Fuß legst. Gehe hier immer achtsam und graduell vor, um dich nicht zu verletzen. Generell gilt: Du solltest in den Stretches entspannt und tief atmen können.

Achte in allen Variationen darauf, dass die Hüfte parallel nach vorne zeigt. Meist neigt die Hüfte des hinteren Beines dazu, nach hinten zu ziehen. Halte dem entgegen, indem du das hintere Bein nach innen rotierst und die Hüfte nach vorne schiebst. Erst dann dehnst du auch den Hüftbeuger mit.

1

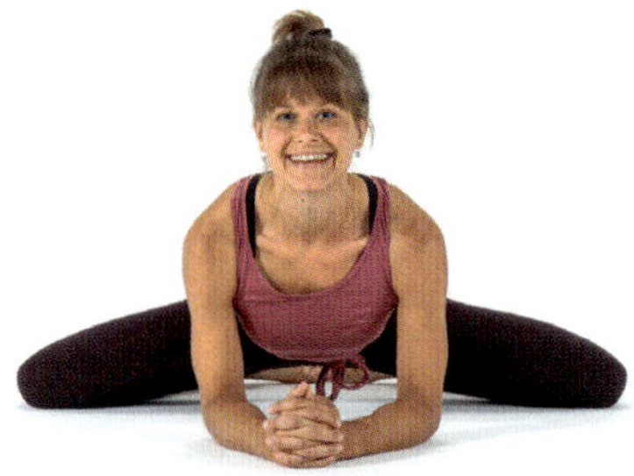

2

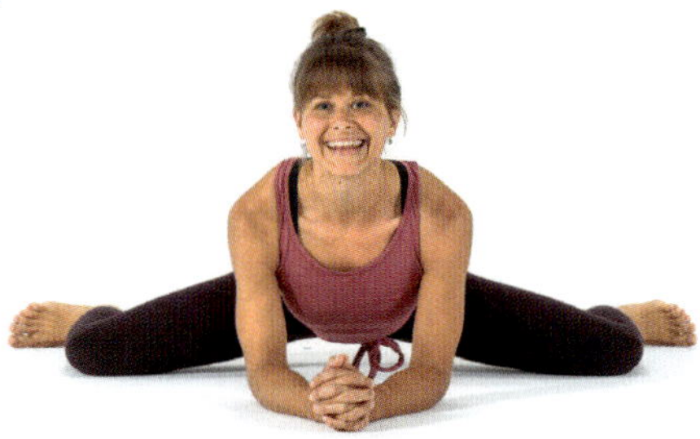

FROG STRETCH M

Wiederholungen: 1–2 Runden à 60 Sekunden

1. Komme auf die Knie, stütze dich mit den Händen vor deinem Körper ab und rutsche mit den Knien auf Hüfthöhe so weit wie möglich auseinander. Achte unbedingt darauf, mindestens eine Yogamatte oder ein anderes Polster unter den Knien zu haben. Lege die Unterarme auf dem Boden ab, vielleicht sogar auch deinen Oberkörper. Die Hälfte der Haltezeit lasse die großen Zehen zusammen.
2. Löse für die zweite Hälfte der Haltezeit die Großzehen voneinander, öffne die Unterschenkel so weit, dass die Fersen direkt hinter den Knien liegen und flexe die Füße.

Wenn es angenehm ist, bewege die Hüfte währenddessen sanft nach vorn und hinten.

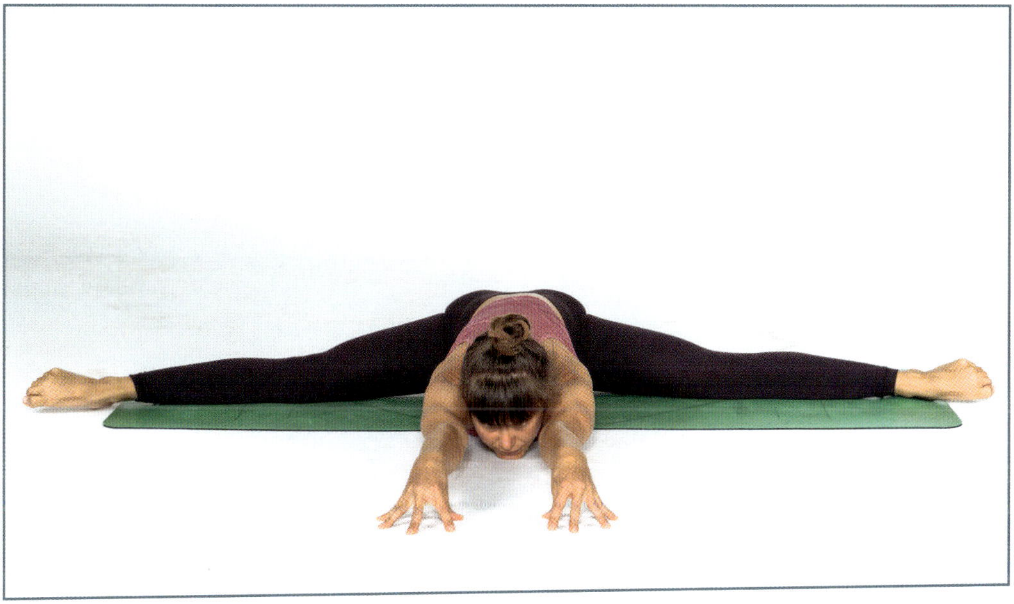

MIDDLE SPLIT F

Wiederholungen: 1–2 Runden à 60 Sekunden

Komme in eine stehende Vorwärtsbeuge, stütze dich mit den Händen auf dem Boden ab und laufe oder rutsche mit den Füßen so weit wie möglich in eine Grätsche. Lasse die Füße dabei seitlich auf Hüfthöhe. Wenn du mit deiner Hüfte noch nicht auf den Boden kommst, platziere einen Yogablock vor dir auf dem Boden, auf dem du dich abstützen kannst. Rotiere deine Oberschenkel nach außen. Wenn du deinen Oberkörper am Boden ablegen kannst, flexe und pointe deine Füße im Wechsel.

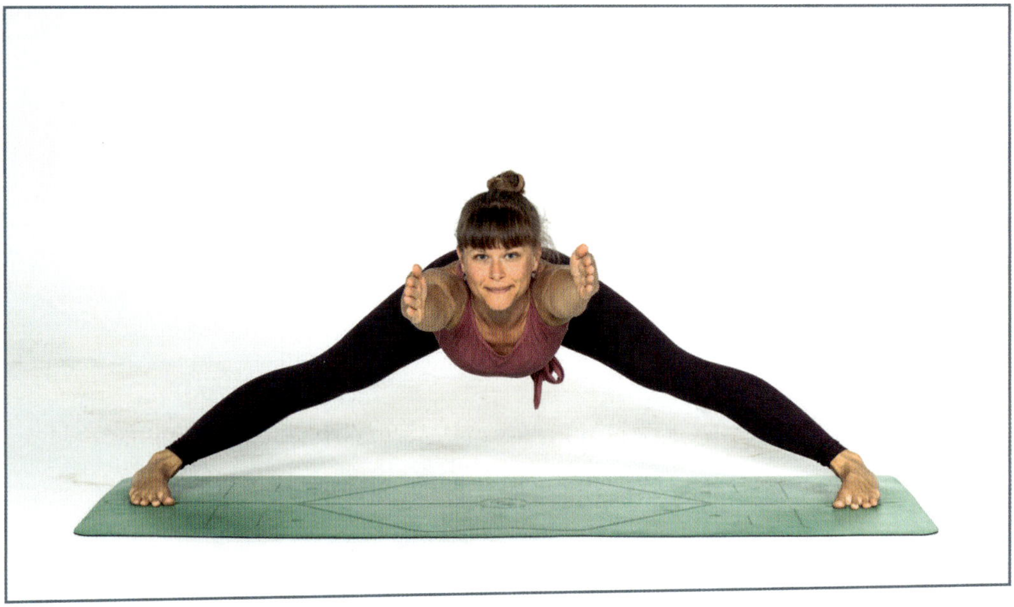

AKTIVER MIDDLE SPLIT F

Wiederholungen: 1–2 Runden à 30–60 Sekunden

Stelle dich quer auf deine Matte, stütze dich mit den Händen auf dem Boden ab und laufe oder rutsche mit den Füßen so weit wie möglich nach außen in eine breite Grätsche. Lasse die Füße dabei seitlich auf Hüfthöhe und die Fußaußenkanten parallel zueinander. Die Fußsohlen bleiben auf dem Boden und die Beine gestreckt. Löse die Hände vom Boden und bringe sie, zusammen mit deinem Oberkörper, so weit nach vorn oben, bis Oberkörper und Arme parallel zum Boden ausgerichtet sind.

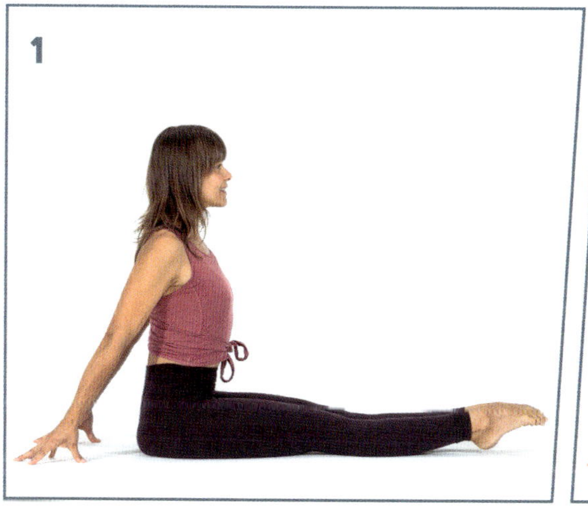

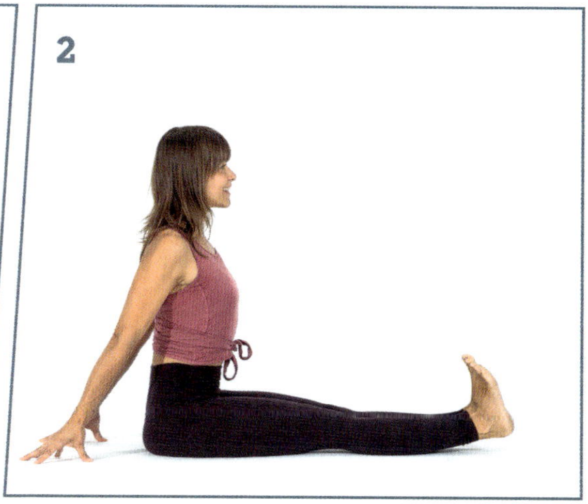

DEHNUNG DER FÜßE A M F

Wiederholungen: 10 Mal langsam und so intensiv wie möglich zwischen beiden Positionen wechseln

1. Setze dich auf den Boden und strecke die Beine vor dir aus. Strecke die Zehen so intensiv wie möglich, sodass sie von dir weg zeigen und die Fußrücken sich nach oben wölben.
2. Schiebe deine Fersen so intensiv wie möglich weg von dir und ziehe die Zehen Richtung Schienbein.
3. F Halte die Füße für mindestens 10 Sekunden geflext. Strecke danach die Füße maximal und halte auch diese Position 10 Sekunden. Versuche, die Beine dabei so weit durchzustrecken, dass die Fersen sich vom Boden abheben.

Fortgeschrittenere Dehnungen im Handstand

Sobald du stärker und flexibler wirst, bringen dich die folgenden Dehnungen weiter in Richtung Handstand. Die Übungen werden an der Wand ausgeführt, da es darum geht, den Stretch länger zu halten und darin tief zu atmen, damit der Körper sich »öffnen« kann.

SPLIT IM HANDSTAND AN DER WAND F

Dauer: Pro Seite 30–60 Sekunden

Stelle dich mit dem Rücken vor eine Wand. Lehne dich aus der Hüfte heraus nach vorn, und setze deine Hände auf dem Boden auf. Hebe ein Bein an und strecke es an der Wand entlang direkt nach oben. Pointe den oberen Fuß, sodass dein Fußrücken die Wand berührt. Schiebe dich dabei mit gestreckten Armen mit den Händen vom Boden weg, der Oberkörper sinkt Richtung Standbein. Entspanne deinen Nacken. Presse die Hüfte Richtung Wand, um den Stretch zu intensivieren.

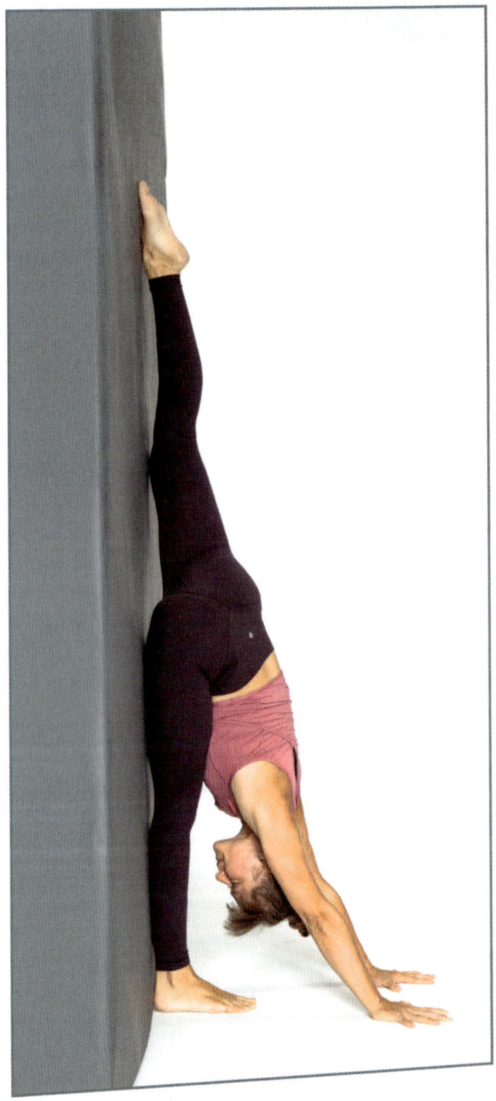

STRADDLE IM HANDSTAND AN DER WAND F

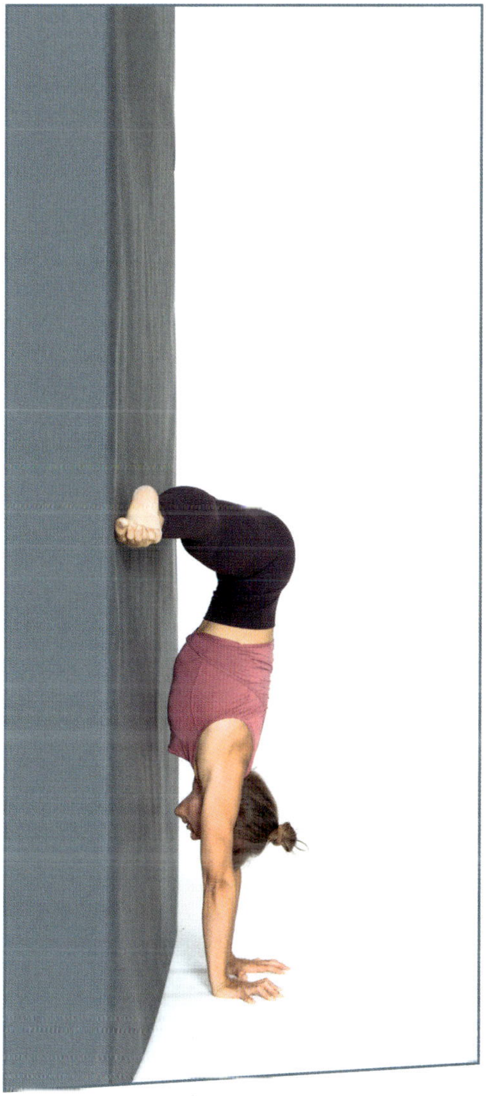

Wiederholungen:
Halte eine Runde für 30–60 Sekunden

Stelle dich mit dem Rücken vor eine Wand und setze die Hände schulterweit vor der Wand auf den Boden, die Finger zeigen von der Wand weg. Spreize die Finger, Mittelfinger oder Zeigefinger liegen parallel zueinander. Laufe nun mit den Füßen an der Wand hoch. Öffne die Beine in einen Straddle, bis du eine für dich angenehme Dehnung verspürst. Kippe dein Becken Richtung Wand, um dein Zentrum zu stabilisieren und den Rücken zu strecken. Der Blick geht Richtung Boden zwischen die Zeigefinger.

HOLLOW BACK IM HANDSTAND AN DER WAND F

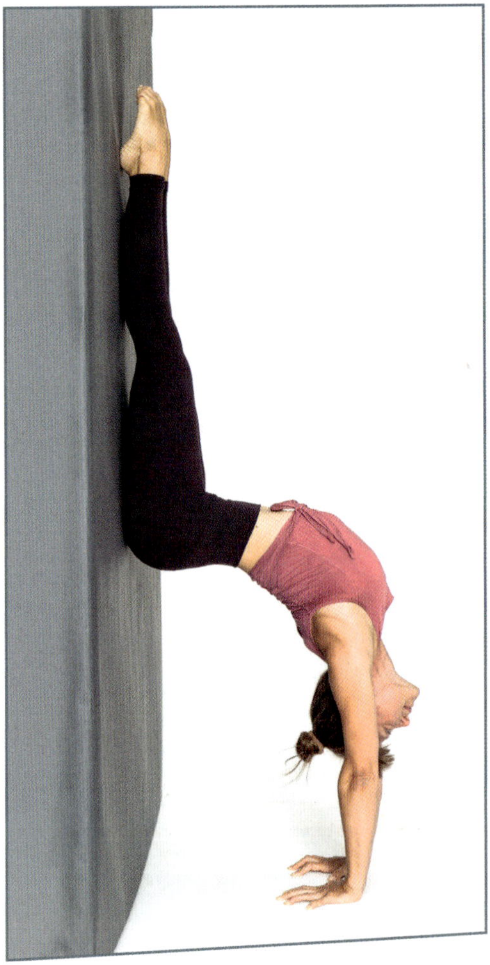

Dauer: 30–60 Sekunden

Stelle dich vor eine Wand und platziere die Hände in einem Abstand von 20 bis 30 Zentimetern mit den Fingerspitzen zur Wand auf den Boden. Spreize die Finger, Mittelfinger oder Zeigefinger liegen parallel zueinander. Bringe die Schultern über die Handgelenke und laufe mit deinen Füßen nah an die Hände heran. Hebe ein Bein gestreckt an und kicke dich an die Wand hoch. Bringe beide Beine geschlossen und gestreckt sowie das Gesäß an die Wand, während du deinen Brustkorb nach vorn und damit in eine Rückbeuge bewegst. Deine Schultern bleiben dabei über den Handgelenken. Um aus der Haltung herauszukommen, beuge die Knie und stelle deine Füße an der Wand auf, schiebe die Hüfte von der Wand weg und kicke die Füße von der Wand zurück auf den Boden.

Setze die Hände in der Startposition näher an die Wand, sollte die Dehnung zu stark sein.

Zur Intensivierung der Dehnung in den Schultern und im Rücken lasse die Hüfte weiter nach unten rutschen und/oder platziere deine Hände in der Startposition weiter von der Wand weg.

Komme aus der Position heraus, wenn du Schmerzen im Rücken, in den Schultern oder eine Überdehnung in den Handgelenken spürst.

DER KORREKTE AUFBAU DES GERADEN HANDSTANDS

Die Hände sind das Fundament unseres Körpers im Handstand. Wenn wir die Hände ganz bewusst auf dem Boden aufsetzen, gibt es einige Punkte, auf die wir achten können.

Die Rotation der Hände

Zur richtigen Platzierung der Hände gibt es verschiedene Möglichkeiten. Mir ist wichtig, dass du dir Zeit nimmst, um die unterschiedlichen Varianten auszuprobieren, und selbst spürst, was sich in deinem Körper am besten anfühlt. Wir passen auch immer unsere Handposition an den Untergrund an, was zum Beispiel in der Partnerakrobatik eine Rolle spielt, wenn ein Akrobat einen Handstand auf den Händen eines anderen Menschen macht. Hier müssen die Hände häufig leicht nach außen. In solch einem Fall bedeutet dies, dass die Mittelfinger des Akrobaten parallel zueinander liegen. Doch bleiben wir erst einmal auf dem Boden: Die meisten Handstand Übenden bringen jedoch eher die Zeigefinger parallel zueinander, das heißt, es besteht eine größere Außenrotation, die sich bis in die Schultern fortsetzt. Bei Bewegungseinschränkungen oder Schmerzen in den Schultern bietet sich ebenfalls eine Außenrotation an.

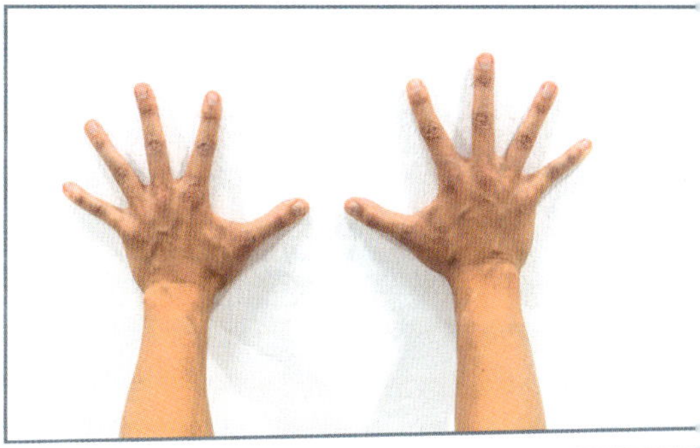

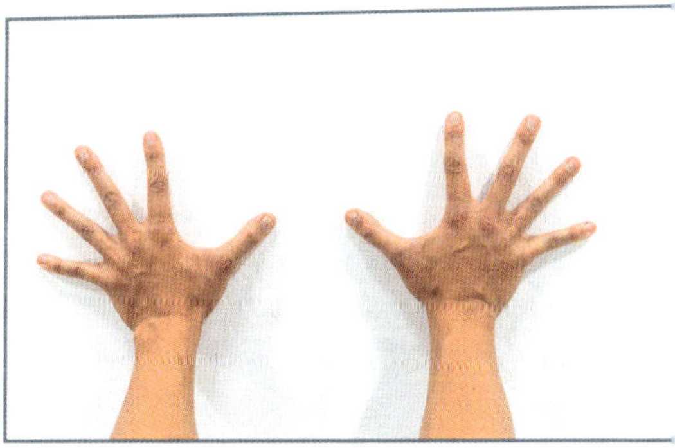

Je nach Art des Handstands sind verschiedene Positionen der Hände sinnvoll.

Aufgrund von Verletzungsgefahr, rate ich zu Beginn der Handstandpraxis generell von einer Innenrotation der Hände ab.

Die Finger

Um die Hand- und Unterarmmuskulatur zu stimulieren und so das Handgelenk zu schützen, müssen die Finger aktiv und lebendig sein. Dies erreichst du, indem du deine Finger weit gefächert auf dem Boden aufsetzt, mit einem gleichmäßigen Abstand zueinander, und die Fingerspitzen leicht in den Boden drückst. Die Mittelglieder können sich dabei, wie bei einer »Spiderman-Hand«, vom Boden abheben, nicht jedoch die Mittelhandknochen. Die Aktivierung der Finger gibt dir Sicherheit, da du dadurch deine Balance besser kontrollieren und dich gegebenenfalls beim Nach-hinten-Fallen bremsen kannst.

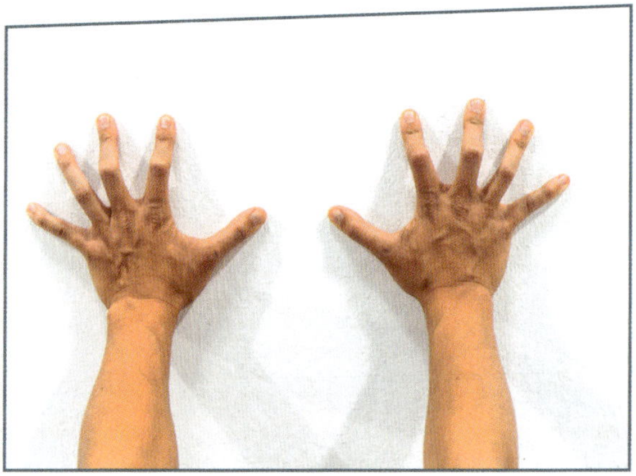

»Spiderman-Hände« helfen dir, die Balance zu halten.

Wie gesagt sind die Hände das Fundament im Handstand. Aus diesem Grund setze ich auch genau dort an, wenn ich Feedback an einen Übenden gebe: beim Fundament. Ist dieses nicht stabil, lasse ich die Person aus dem Handstand kommen. Dann werden die Hände korrekt platziert, damit du dir von Anfang an eine anatomisch sinnvolle und korrekte Haltung der Handgelenke angewöhnst – ganz im Sinne von »Happy hands, happy handstands«!

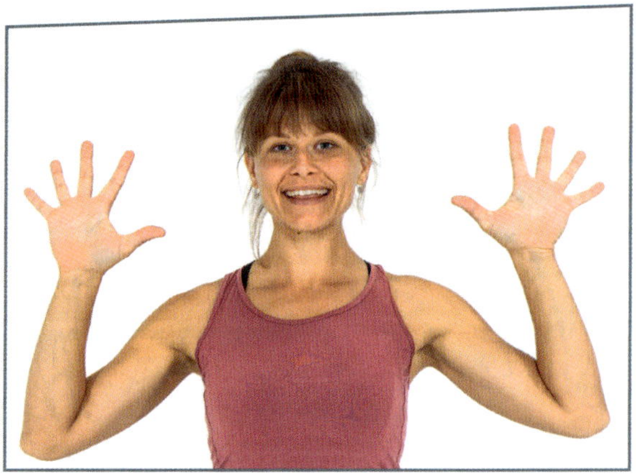

»Happy hands, happy handstands«

Die Ellenbogen

»Dreh deine Ellenbogen nach vorne« oder: »Dreh deine Ellenbogen einander zu« – das sind typische Anweisungen, die du vielleicht schon gehört hast, wenn du dich schon einmal in einer Fitness- oder Yogastunde an einem Handstand versucht hast. Mein Tipp: Finde heraus, was sich für deinen Körper gut anfühlt und dir hilft, dich im Handstand sicher und stabil zu fühlen. Ich habe gelernt, dass sich die Innenseiten der Ellenbogen gegenüberstehen, und das tun meine Arme automatisch, wenn ich die Arme komplett strecke. Die Arme und somit die Ellenbogen sollten auf jeden Fall gestreckt sein, es sei denn, du möchtest Handstand-Liegestütze ausführen oder nutzt den Handstand als Übergang zu einer anderen Körperhaltung.

Auf dem Foto siehst du zwei unterschiedliche Varianten von gestreckten Armen.

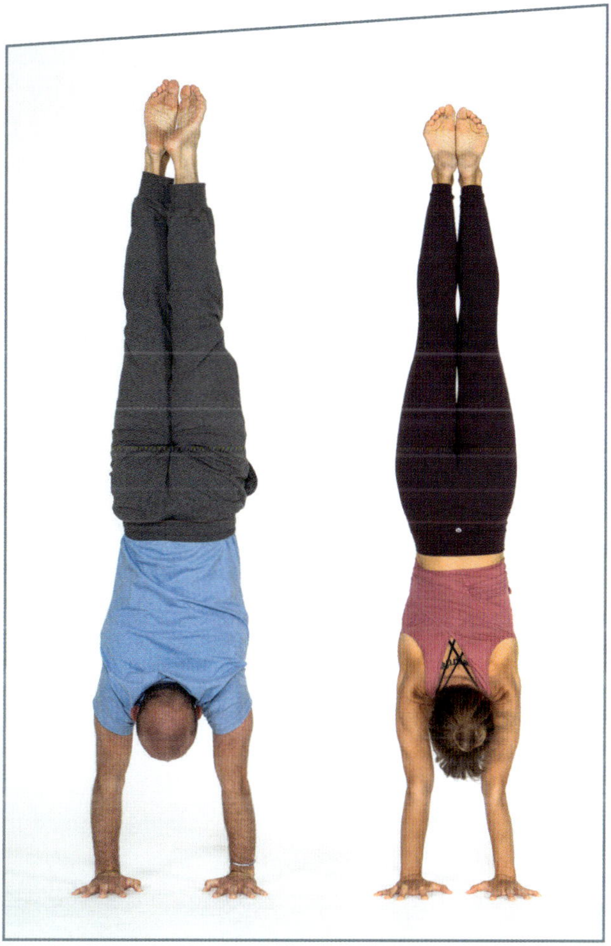

Je nach Anatomie sehen die gestreckten Arme anders aus.

Die Schultern

Deine Schultern sind im Idealfall stark und flexibel. Da das nicht immer der Fall ist, bedeutet das: Wenn du sehr viel Kraft in den Schultern hast, fokussiere dich auf die Flexibilität und deren »Öffnung«. Und wenn du daran arbeitest, bleibe unbedingt achtsam. Eine Öffnung des Körpers braucht Zeit und Engagement und lässt sich nicht mit Druck erreichen. Wenn du sehr flexibel bist, widme dich mehr dem Kraftaufbau.

Für den Aufbau im Handstand gilt es die Schultern soweit wie möglich zu strecken. In der finalen Postion, berühren die Schultern deine Ohren, ohne einen Freiraum dazwischen. Du merkst schnell, dass auch die Core- und die Flankenmuskulatur – primär der Latissimus – an dieser Streckung beteiligt sind.

Um den Unterschied zu verdeutlichen, siehst du hier drei unterschiedliche Level der Schulterstreckung: eine Anfänger-, eine Mittelstufen-, eine Fortgeschrittenen- und die finale Position, mit dem Blick zwischen die Hände.

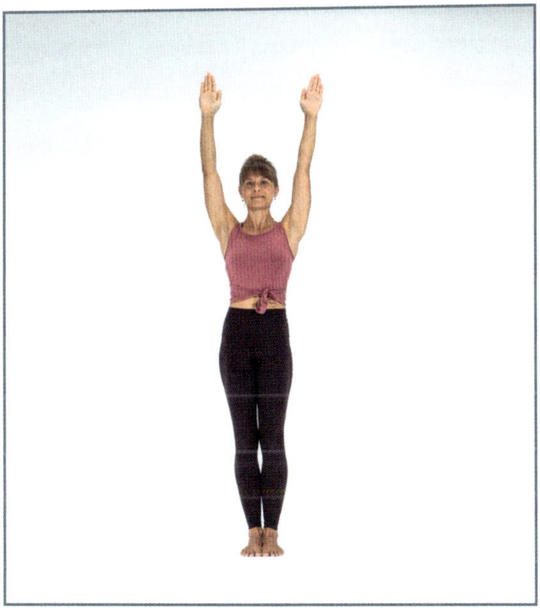

Schulterstreckung bei Anfängern

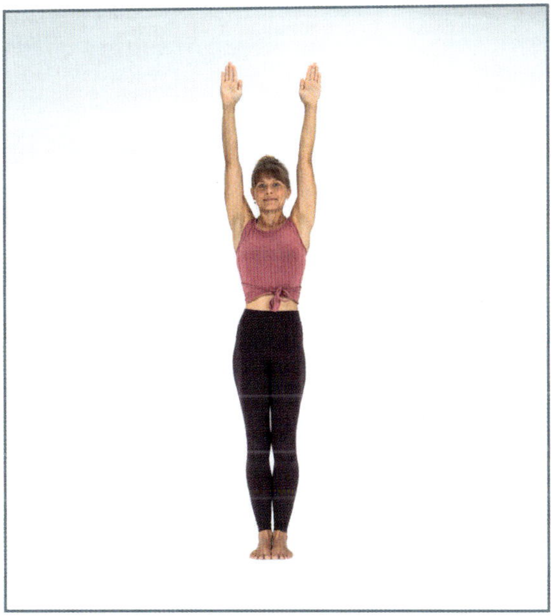

Schulterstreckung bei der Mittelstufe

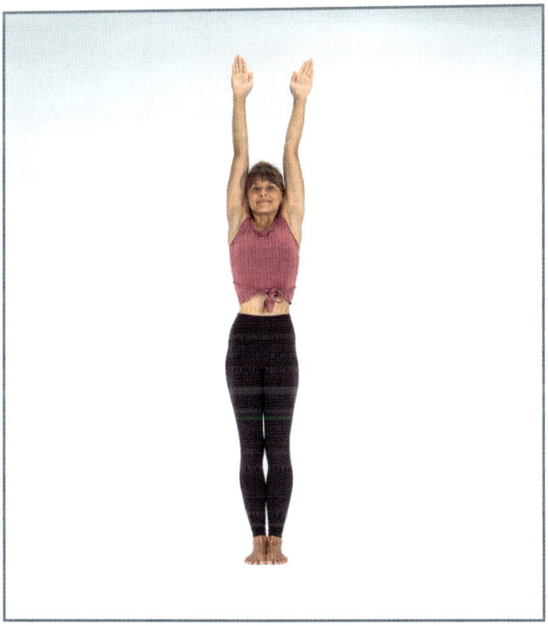

Schulterstreckung bei Fortgeschrittenen

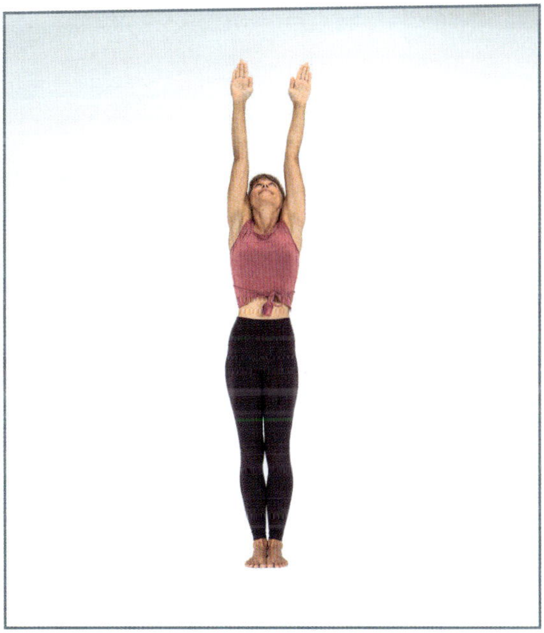

Ideale Schulterstreckung

Die Rippen

Die Integration der Rippen ist wahrscheinlich am schwierigsten, da dies keine Alltagsbewegung ist. Sobald du jedoch regelmäßige Kräftigungsübungen für deinen Core praktizierst, wird dir deine neu gewonnene Muskelpräsenz beim Einziehen der Rippen helfen. Es wirkt bereits, wenn du deinen Bauchnabel Richtung Wirbelsäule ziehst. Das Ziel ist es, das Pendant zum Bauch – den Rücken – aufzurichten und so eine geradere Linie im Oberkörper zu erreichen.

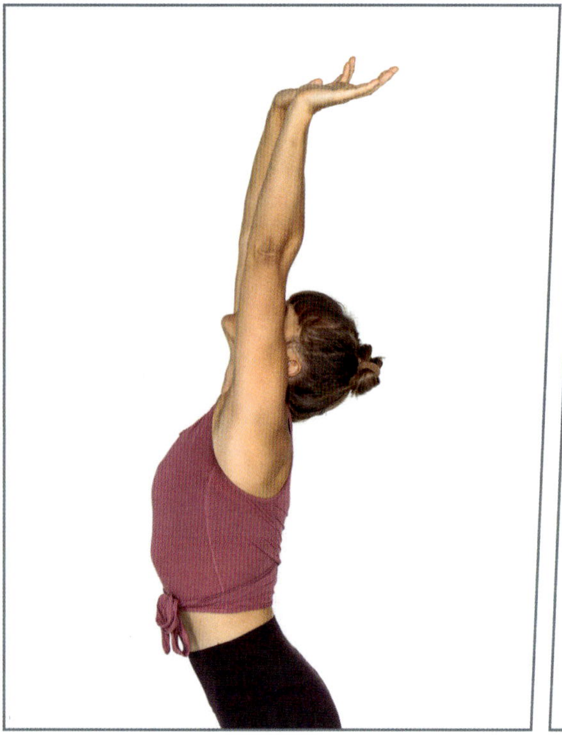

falsch

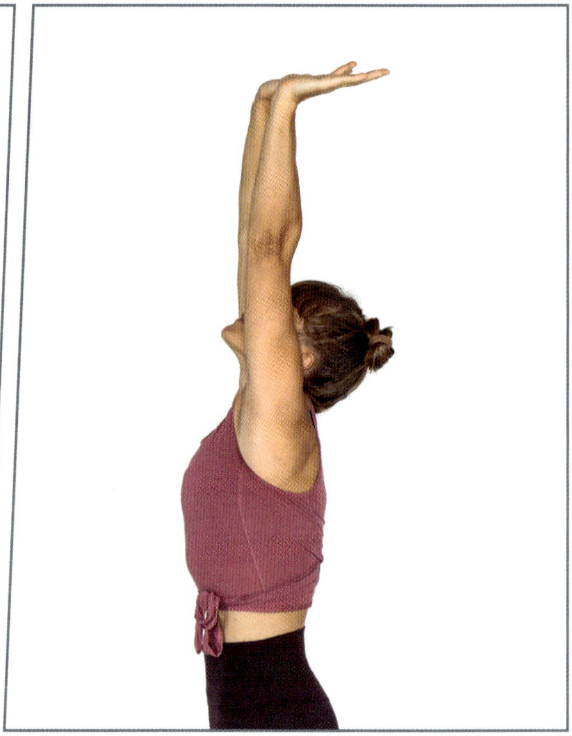

richtig

Finde weitere Tipps zur Integration der Rippen im Abschnitt Übungen zu »ATB – Alignment« ab Seite 126 oder beim Thema Arch, Hollow, Straight ab Seite 101.

Die Hüfte

Die wichtigsten strukturellen Körperteile zur Aufrichtung der Hüfte sind Kreuz- und Steißbein. Indem wir die Gesäß- und Bauchmuskulatur anspannen, schieben wir diese unter unser Becken, aktivieren unseren Beckenboden und schaffen Länge im unteren Rücken.

Wenn wir versäumen, unser Becken upside down aufzurichten, schiebt sich das Gesäß nach außen und wir sprechen von einem sogenannten »Sitzen« im Handstand. Da diese Hüfthaltung auch unsere Körpermitte destabilisiert, ist es wichtig, von Anfang an die korrekte Haltung zu üben.

Wir wollen also die Hüfte mit einer »Scoop-Bewegung« nach vorn schieben, um ihre Position in der Linie des gesamten Körpers im Handstand zu fixieren und unser Zentrum zu stabilisieren. Sobald wir dies tun, merken wir, wie sich automatisch auch unsere Rippen mehr integrieren. Strukturell betrachtet, schieben wir den unteren Rippenbogen und unsere Hüfte zueinander. Auf der muskulären Ebene »verkürzen wir unseren Bauch«.

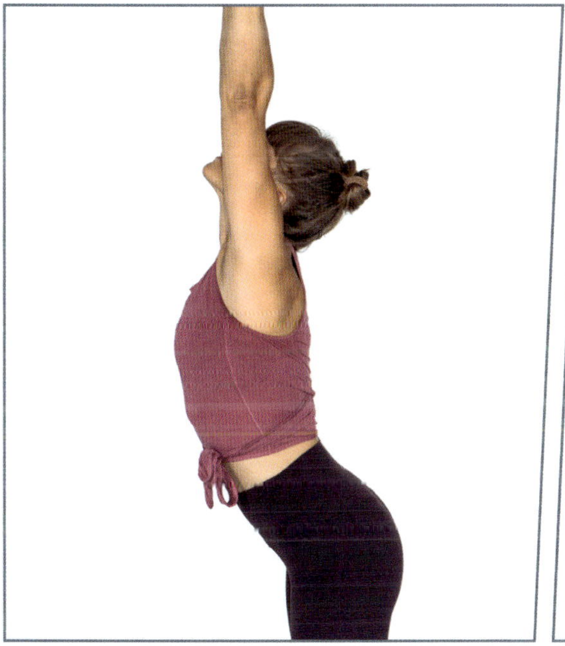

falsch

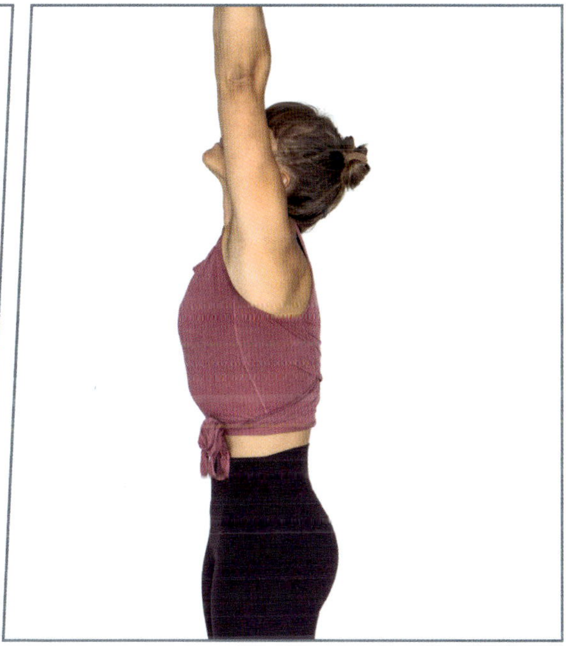

richtig

Beine und Füße

Nicht viele Menschen nutzen ihre Beine regelmäßig in ihrem Alltag. Gehen, Laufen, Springen, Balancieren, Fahrradfahren, Wandern, Joggen, Treppensteigen – wie oft nehmen wir stattdessen aus Bequemlichkeit die Rolltreppe, das Auto oder den Fahrstuhl? Gerade in der Stadt, wo diese bequemen Fortbewegungsmöglichkeiten fest etabliert sind, ist die Versuchung groß. Im Handstand gilt es, die Mittellinie des Körpers zu aktivieren, indem wir die Beine zueinanderziehen und dann über die Zehenspitzen der Füße aktiv nach oben strecken beziehungsweise in die Richtung, die wir für eine Beinvariation im Handstand einnehmen wollen. Man kann sich die Beine und Füße wie Pfeile vorstellen, die die Richtung im Handstand angeben. Wenn die Beine oder Füße nicht aktiviert sind, kann dies – was besonders zu Beginn der Handstandpraxis vorkommt – Orientierungslosigkeit im Körper verursachen. Aus diesem Grund lege ich viel Wert auf die Fußposition »point«, das heißt, der Fuß ist wie beim Ballett vollständig gestreckt. Dies hat also nicht in erster Linie ästhetische Gründe, sondern dient dazu, regelrecht die Richtung anzuzeigen. Die Kombination aus Beinen und Füßen wird so zu einer Einheit, einer potenziell geraden Linie.

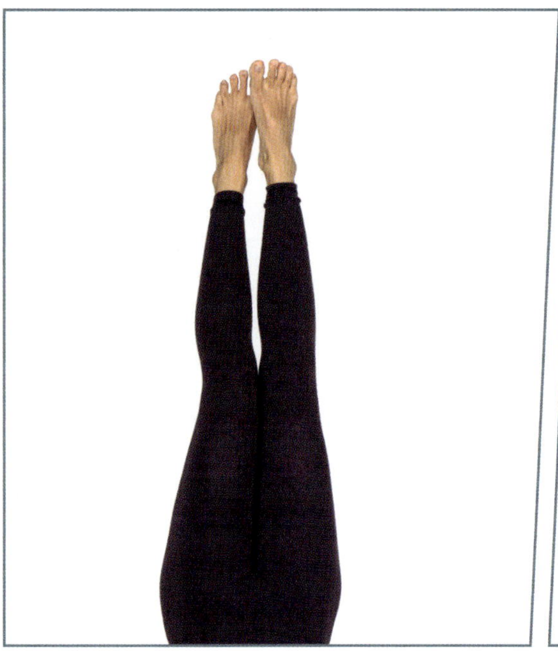

falsch

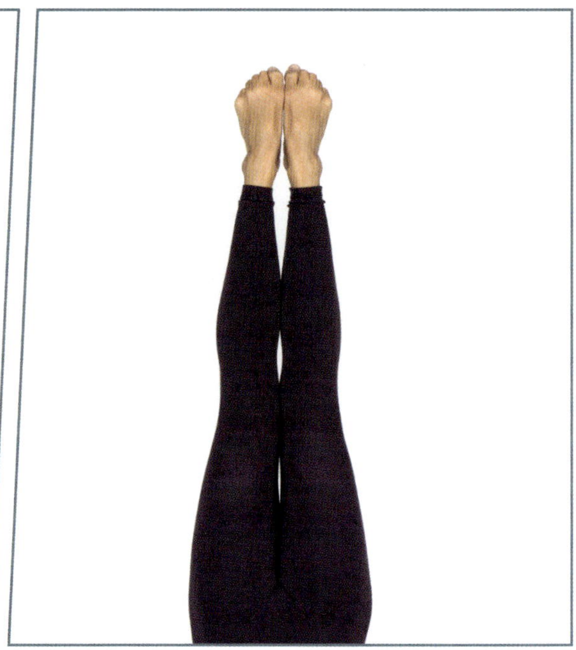

richtig

Arch, Hollow und Straight

Du hast sicher schon bemerkt, dass die Körpermitte und die Aufrichtung des Oberkörpers eine wesentliche Rolle im Handstand spielen. Der Bauch ist mit seinen Organen und dem verhältnismäßig großen Wasseranteil ein sehr weicher Teil unseres Körpers. Da wir im Handstand eine gesunde Grundspannung im gesamten Körper brauchen, um diesen zu halten, müssen wir lernen, unseren gesamten Oberkörper – und damit auch den Bauch – zu aktivieren und aufzurichten.

Wenn wir ohne Körperspannung aufrecht stehen, sinkt unser Bauch meistens ein wenig nach vorn, was die Rückbeuge im unteren Rücken ebenfalls intensiviert. Wenn wir immer in dieser Haltung stehen und sitzen, wird sich der untere Rücken schnell mit Schmerzen melden und es kann ein Hohlkreuz entstehen. Zur Stabilisierung des unteren Rückens nutzen wir unsere Bauch-, Hüft- und Gesäßmuskulatur. Sobald wir diese aktivieren, richtet sich der untere Rücken auf und wird gleichzeitig stabilisiert. Doch auch unsere Schultern sind an der Aufrichtung des Oberkörpers maßgeblich beteiligt. In der optimalen Handstandposition haben wir kein Arch oder Hollow, sondern eine gerade Linie: Das ist mit der Bezeichnung »Straight« gemeint. Den Unterschied kannst du spüren, wenn du im Stehen die Füße schließt, die Arme nach oben streckst und durch die folgenden drei Positionen gehst:

1. Stülpe deinen Bauch und deine Rippen bewusst nach außen (Arch) und spüre die Rückbeuge im unteren Rücken, aber auch die Öffnung in den Schultern.
2. Ziehe deinen Bauch und die unteren Rippenbögen nach innen Richtung Wirbelsäule und nimm wahr, wie sich der untere Rücken aufrichtet, deine Schultern sich jedoch in ihrem Winkel schließen (Hollow).
3. Ziehe nun die Bauchmuskeln und die unteren Rippenbögen nach innen und zueinander und schiebe die Arme nach hinten und oben, um die Schultern wieder zu öffnen. (Straight). Du musst dafür auch deine Rücken-, Gesäß- und Flankenmuskulatur aktivieren. Je nach Kraft, Mobilität und Flexibilität kommst du nun in eine mehr oder weniger gerade Linie von den Füßen bis zu den Fingerspitzen. Beobachte deinen Körper von der Seite vor dem Spiegel oder filme dich dabei.

Arch

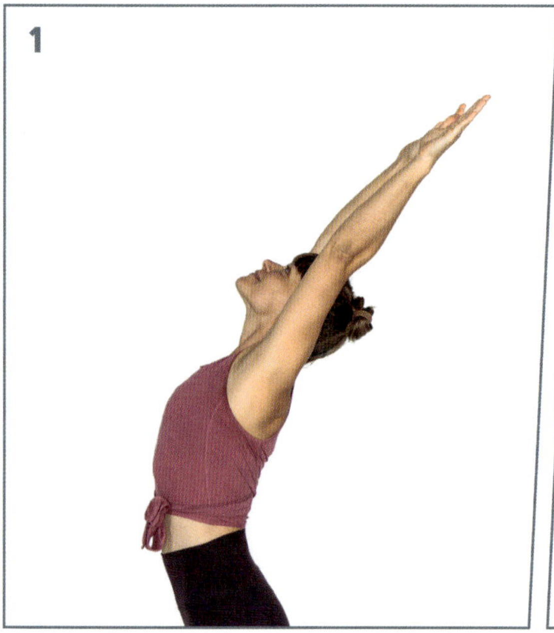

Hollow

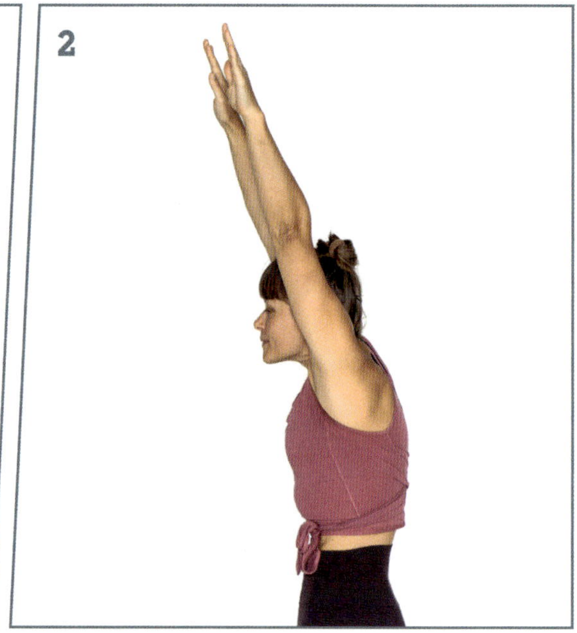

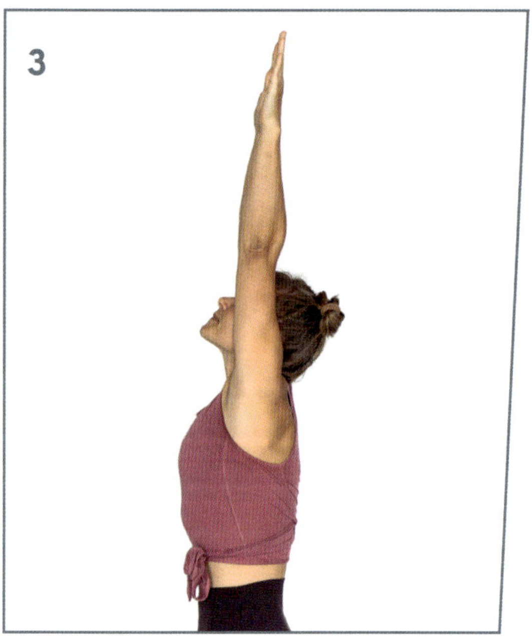

Straight

Die Handstand-Startposition

Bevor wir in den Handstand gehen, wollen wir die gerade Linie so gut wie möglich vorbereiten. Die Startposition ist dem »nach unten schauenden Hund« aus dem Yoga sehr ähnlich, nur dass die Schultern in diesem Fall über den Handgelenken sind und die Füße näher an den Händen stehen. Ein kleiner nach unten schauender Hund sozusagen. Wir nennen ihn in der Akrobatikszene gern auch den »Chihuahua«.

Die Startposition liegt darin begründet, dass wir im Handstand »die Knochen übereinanderstapeln« wollen: das sogenannte Bonestacking. Wenn die Schultern über den Handgelenken liegen, stehen die Armknochen bereits übereinander und die Linie, in die unser Körper kommen muss, ist damit vorgegeben. Das Fundament für den Handstand ist gelegt. Doch auch die Wirbel der Wirbelsäule werden als einzelne Knochen betrachtet, die wir übereinanderstapeln wollen. Deshalb runden wir den Rücken und ziehen die Rippen und den Bauchnabel Richtung Wirbelsäule, in einen den sogenannten Hollow Shape. Die Füße stehen relativ nah bei den Händen unterhalb der Hüfte, damit wir diese schneller über die Schultern heben können und sie weniger lang »reisen« muss, sobald wir nach oben in den Handstand gehen.

Übersicht der Handstand-Startpostion

- Die Hände sind schulterweit aufgesetzt, die Mittelfinger oder Zeigefinger parallel zueinander, die Finger sind gespreizt und die Fingerspitzen pressen sanft in den Boden.
- Die Arme sind gestreckt.
- Die Füße stehen direkt unter der Hüfte, nahe der Hände, hüftweit oder geschlossen aufgestellt.
- Der Blick geht zwischen die Mittelfinger.
- Die Rippen ziehen nach innen, um den Rücken zu runden.

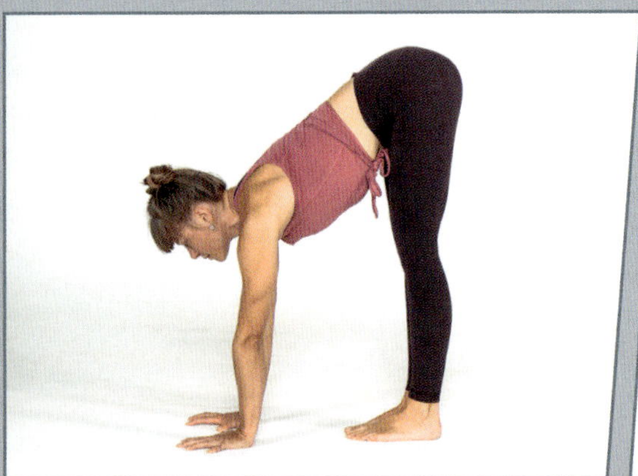

falsch

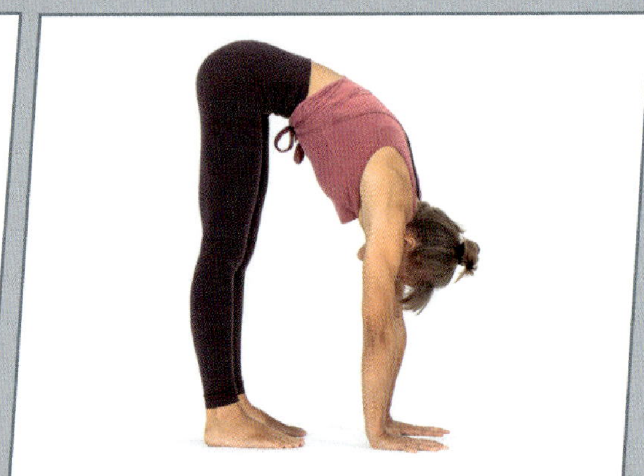

richtig

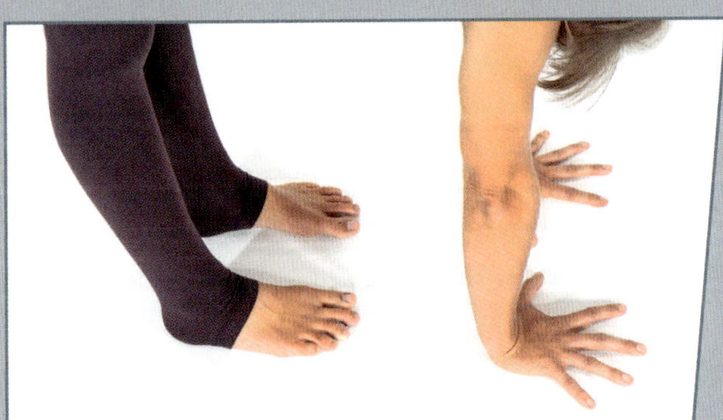

richtig

ERSTE SCHRITTE

Die Kunst der Hilfestellung

Wir brauchen ein großes Maß an Fingerspitzengefühl, um den »Sweet Point of Balance« bei uns und im Training mit einem Handstandbuddy bei unserem Partner wahrzunehmen und im richtigen Moment Raum zu geben, damit unser Partner ihn auch spürt. Hier ist unser Einfühlungsvermögen gefragt – Hilfestellung bei Umkehrhaltungen zu geben, ist oft sogar schwieriger, als die Umkehrhaltung selbst auszuführen. Wir müssen uns selbst immer fragen: Wann braucht unser Partner Raum und wann mehr Unterstützung?

Als diejenigen, die Hilfestellung geben – Spotter genannt – geben wir unserem Trainingspartner Sicherheit und schenken ihm dadurch Mut. Doch wir können auch die Handstandpraxis in einem ganzheitlicheren Spektrum erkennen und unsere Spotting Skills zu Coaching Skills erweitern. Achte bei einer Korrektur oder einem Feedback immer darauf, beim Fundament zu beginnen und dich dann nach oben zu arbeiten. Es macht zum Beispiel keinen Sinn, die Beine oder Füße deines Partners zu korrigieren, wenn die Hände nicht richtig platziert sind. Behalte bei diesem Feedback stets im Hinterkopf, dass das Gehirn nur eine bestimmte Menge an Informationen aufnehmen kann. Bei einem guten Feedback ist demnach weniger mehr. Um Informationen zu minimieren und ein positives Mindset bei deinem Partner zu unterstützen, fokussiere dich auf ein lösungsorientiertes Feedback. Statt also zu sagen, dass die Linie nicht gerade war, die Füße nicht gepointet und die Atmung zu flach, lade deinen Partner vielmehr ein, in der nächsten Runde tiefer zu atmen und den Körper mehr zu strecken. Ausgeprägte SpottingSkills machen dich zu einem beliebten Trainingspartner.

Wann braucht man einen Spotter?

Die folgenden Hinweise helfen dir, deine Wahrnehmung des Spotting zu schulen. So erkennst du, wann du mehr Unterstützung geben beziehungsweise mit beiden Händen halten solltest:

- Unser Partner weist uns zu Beginn darauf hin, dass er Angst hat, und bittet um »Hands-on-Support«.
- Die Atmung unseres Partners ist unterdrückt oder kommt stoßweise.
- Die Arme zittern.
- Die Körpermitte verliert an Spannung und sinkt ein.
- Die Beine ziehen nicht mehr zur Körperachse und bewegen sich unkontrolliert.
- Wenn weder Ausrichtung noch Festigkeit im Handstand gegeben sind, solltest du deinen Trainingspartner mit beiden Händen unbedingt an der Hüfte oder an den Oberschenkeln halten.

Wenn du Hilfestellung gibst, macht es einen großen Unterschied, wie du deinen Trainingspartner hältst: Wer zum Beispiel den Übenden mit den Armen oder dem eigenen Körper hält, lässt wenig bis gar keine Eigenbalance des Handstand Übenden zu, wer mit den Händen und Fingerspitzen arbeitet, bei dem ist die Sensorik wesentlich subtiler.

Wenn wir zu viel halten, sprechen wir von »Overspotting«. Damit ist der Fall gemeint, wenn der Spotter mehr Angst hat als die Person in der Umkehrhaltung selbst.

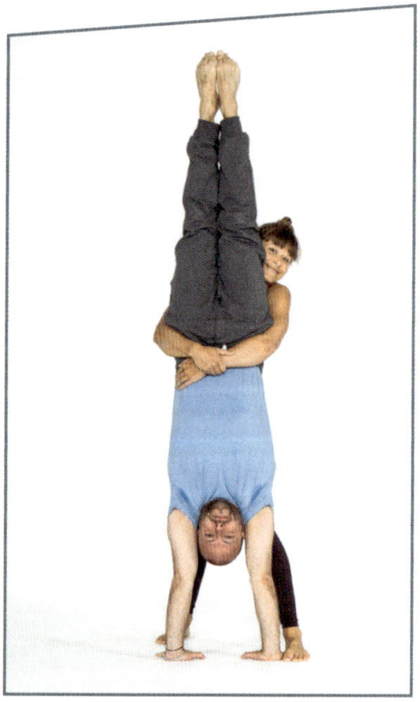

Overspotting

Hier siehst du drei unterschiedliche Level von korrektem Spotting:

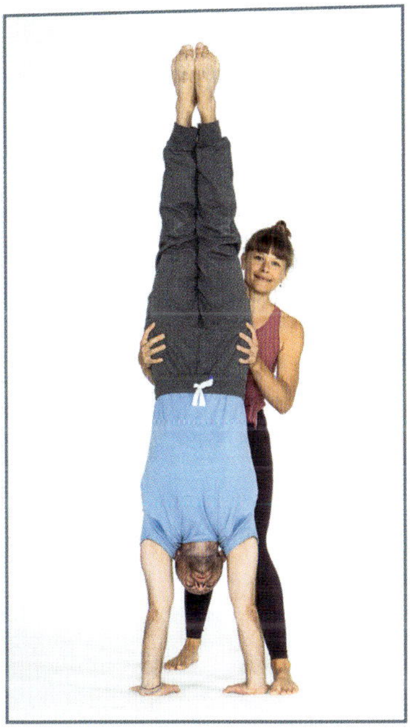

Level 1

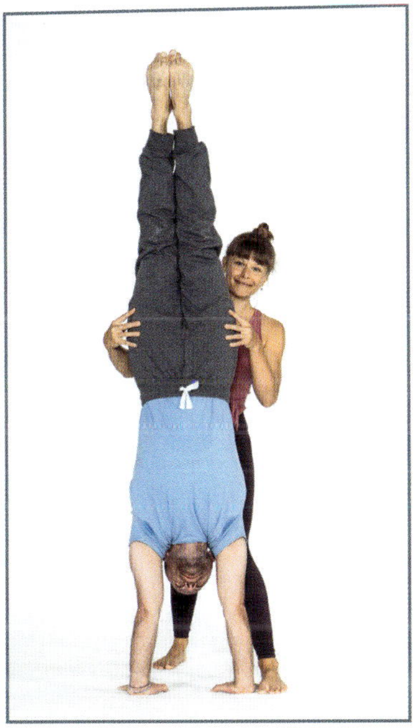

Level 2

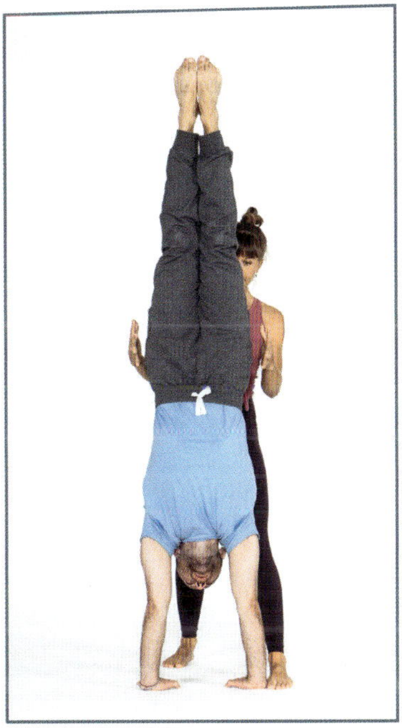

Level 3

Level 1: Beide Hände halten die Hüfte. Dies ist angebracht, sollte die Person das erste Mal upside down gehen, Angst haben und/oder sich noch nicht so stark in den Armen fühlen.

Level 2: Die Person fühlt sich upside down bereits sicherer und beginnt nach der eigenen Balance zu suchen, kann sie jedoch noch nicht zu 100 Prozent allein halten. In diesem Fall unterstützen wir nur noch mit den Fingerspitzen, um diese »Suche« zu erleichtern.

Level 3: Unser Partner kann bereits einige Sekunden frei im Handstand stehen. Wir halten in diesem Fall die Hände auf Hüfthöhe, aber ein paar Zentimeter vom Körper entfernt, um Freiraum zu geben, sodass wir jederzeit greifen und die Person an der Hüfte festhalten können, sollte die Balance wieder verloren gehen. Wir reden hier von einem »Hot Potato Spotting«. Damit ist gemeint, dass wir die Hüfte oder die Oberschenkel (je nach Größenunterschied) unseres Partners mit unseren Händen wie eine heiße Kartoffel fassen – wir wollen sie weder zu lange in der Hand lassen noch sie fallen lassen.

Die richtige Platzierung der Hilfestellung

Wie auf den Fotos zu sehen, spotte ich zu 99 Prozent von hinten, da dies auch die gefühlte Gefahrenzone der übenden Person ist. Gleichzeitig gewährleisten wir den Raum für unseren Partner, um sicher in die Umkehrhaltung hinein-, aber auch wieder aus ihr herauszukommen, wenn er oder sie diese nicht mehr halten kann. Zudem vermeide ich damit, dass die Person upside down beim Nach-unten-Kommen auf mich fällt. Doch auch die Position hinter dem Übenden birgt eine gewisse »Gefahr« für den Spotter, da es schon einmal vorkommen kann, dass ein hochkickender Fuß unseren Kopf oder unsere Nase »berührt«.

Sei immer auf der Hut und halte deinen Kopf leicht schräg weg aus der Bahn des heraufschwingenden Beins, wenn dein Partner die ersten Male einen Handstand wagt.

Sei geduldig mit deinem Spotter! So wichtig es ist, als Hilfestellung ganz wach und vorsichtig zu sein, damit dein »Handständler« sich sicher genug fühlt, so komplex ist diese Rolle auch. Sei also achtsam mit deinem Feedback, wenn du vom Handstand herunterkommst und praktiziere eine wertschätzende Kommunikation. Geduld hilft in beiden Rollen, da beide »aufregend« sein können.

Die Wahl des Spotters

Bei der Wahl des Spotters sind sowohl das Gewicht als auch das Größenverhältnis maßgeblich. Es macht keinen Sinn, wenn eine kleine Person einer wesentlich größeren und/oder schwereren Person Hilfestellung gibt. Die Sicherheit sowohl für die Person upside down als auch für den Spotter ist dann nicht mehr gewährleistet. Ab einem gewissen Erfahrungsgrad – wenn die Person im Handstand stabiler steht und auch der Hilfestellende Erfahrung hat – spielt ein Größenunterschied beim Spotten keine so große Rolle mehr.

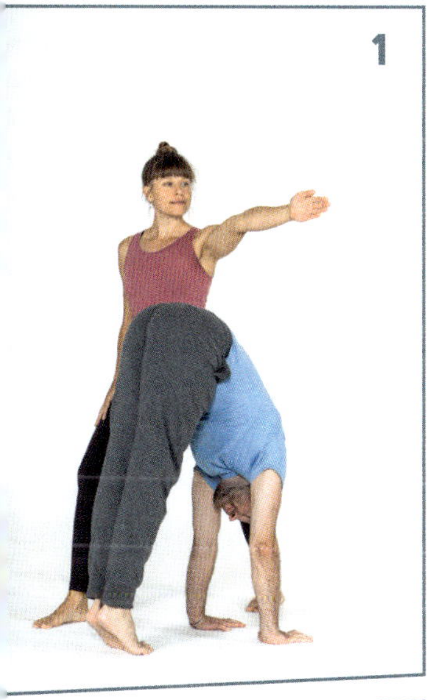

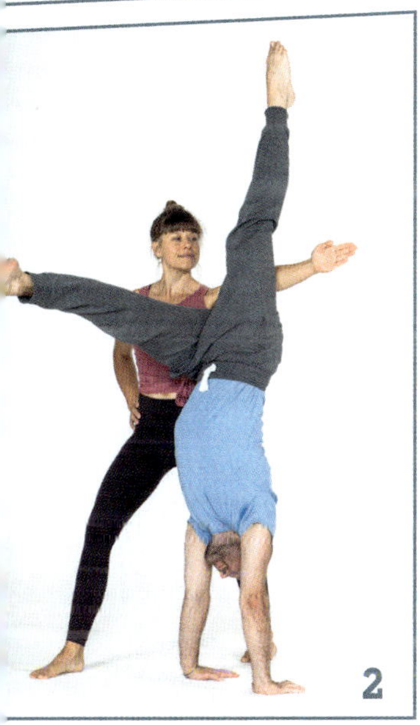

SPOTTING L-HOPS UND KICK SWITCHES A

Da diese Übungen für die Solopraxis gedacht sind, möchten wir hier nur ein sogenanntes »Safety Net« – ein Sicherheitsnetz – anbieten. Als Spotter hältst du den Handstand Übenden nicht fest und es geht auch nicht darum, ihm in die Balance zu helfen. Dadurch ist diese Übung jedoch nur angemessen, wenn der Praktizierende bereit sein wenig Erfahrung hat.

Wiederholungen: 1–3 Mal pro Seite

1. Der Handstand Übende kommt in die Handstand-Startposition (siehe Seite 103 und 104). Der Spotter steht im kleinen Ausfallschritt auf der gegenüberliegenden Seite von dem Bein, das der Übende gleich nach oben kickt. Der Spotter streckt seinen dem Partner näheren Arm auf dessen Schulterhöhe aus, sodass der Arm über ihm ist.
2. Wenn der Handstand Übende nun mit dem Bein nach oben kickt, bildet dieser ausgestreckte Arm eine Barriere, die dem Übenden eine Wand ersetzt. Er gibt ihm gleichzeitig eine sensorische Referenz, damit der Handstand Übende weiß, wo sich die Handstandlinie befindet.

Achte bei dieser dynamischen Übung als Spotter verstärkt darauf, dass der Fuß oder das Bein des Übenden dir nicht mit Schwung im Gesicht landet.

HILFESTELLUNGPRAXIS: DER SCISSOR LIFT A

Diese Partnerübung ist die sicherste Methode, um in den Kopf-, Unterarm- oder Handstand zu kommen. Ich empfehle sie insbesondere für Beginner, die zuvor noch nie Umkehrhaltungen oder einen Handstand praktiziert haben. Auch bei der ATB-Praxis ist der Scissor Lift sehr hilfreich, um die korrekte Linie zu finden.

Er setzt sich aus vier Schritten zusammen:

1. Die Hände parallel zueinander schulterbreit auf dem Boden platzieren. Ein Bein anheben. Der Spotter steht seitlich hinter den Füßen des Übenden und hält das Fußgelenk des gehobenen Beins von unten und über der eigenen Schulter beziehungsweise der Handstand Übende legt seinen Fußrücken auf die gegenüberliegende Schulter des hinter ihm stehenden Spotters.
2. Der Handstand Übende drückt mit dem Fuß in die Hand beziehungsweise auf die Schulter des Spotters nach unten, um das freie Bein vertikal nach oben zu heben, während er die Hüfte über die Schultern bringt.
3. Der Spotter streckt den Arm. Damit kommt das nunmehr untere Bein des Übenden weiter nach oben.
4. Der Handstand Übende bringt beide Füße zueinander und der Spotter stellt sich nun auf die Seite des Rückens des Übenden und hält die Beine oder die Hüfte des Übenden fest.

- Übe den Scissor Lift auch in den anderen Umkehrhaltungen wie im Kopf- und Unterarmstand.
- Halte als Hilfestellung immer das dir zugewandte Bein, da du es ansonsten abbekommst, sobald dein Partner das Bein hebt!
- Probiere die Übung mit unterschiedlichen Menschen/Körpern aus, um sie technisch zu verfeinern. Jeder Körper hat eine andere Art und Weise, sich zu bewegen. Passe dich dieser an!
- Bewege dich langsam sowohl als Spotter als auch im Handstand. Denke immer daran, dass du mit einem anderen Mensch zusammenarbeitest!

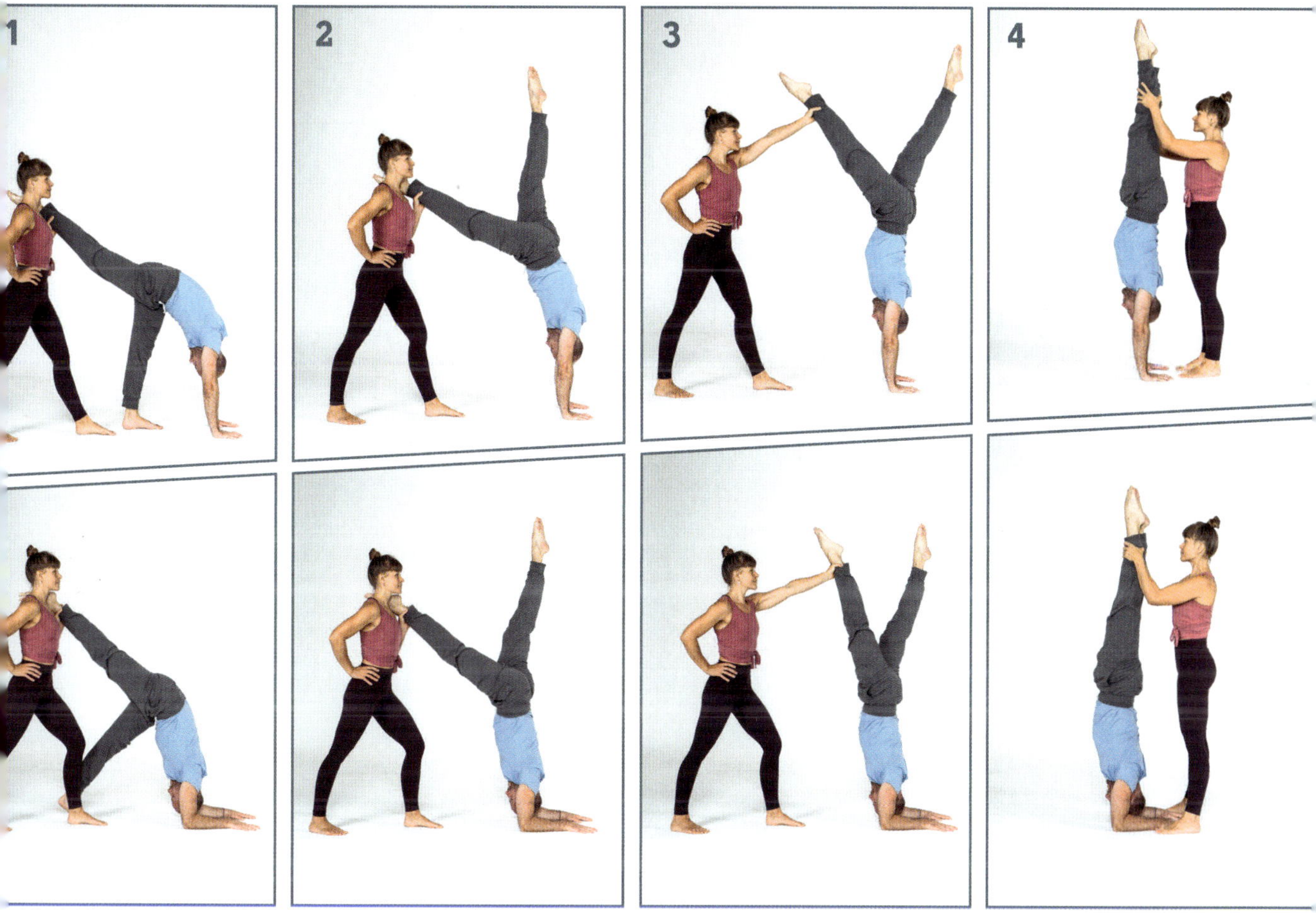
1
2
3
4

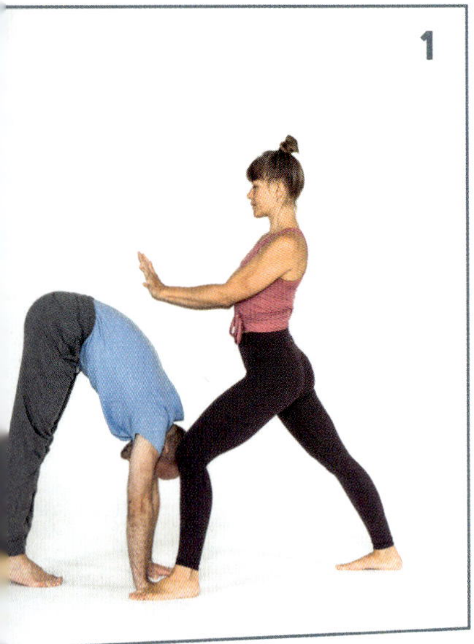

1

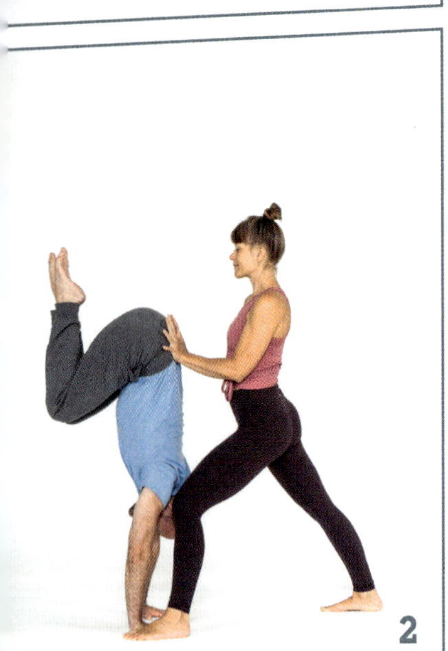

2

SPOTTING TUCK JUMPS A

Bei der Hilfestellung für die Tuck Jumps möchten wir mit unseren Händen nicht halten, sondern lediglich eine »Grenze« geben, damit die Person upside down weiß, wohin sie mit ihrer Hüfte gehen muss.

Wiederholungen: 3–5 Mal

1. Dein Partner kommt in die Handstand-Startposition (siehe Seite 103 und 104). Als Spotter kommst du nun in einen kleinen Ausfallschritt, dein vorderes Fußgewölbe steht außen neben der Hand beziehungsweise über dem kleinen Finger deines Partners. Beuge das vordere Knie, bis es direkt an der Schulter deines Partners ist. Falls dessen Schulter im Handstand nach vorn kollabiert, kannst du sie mit deinem Knie stützen. Bringe deine Hände über die Schulter deines Partners auf die Höhe seines Kreuzbeins.
2. Gib deinem Partner ein Signal, dass du bereit bist. Dein Partner stößt sich mit den Füßen vom Boden ab und versucht, sein Kreuzbein an deine Hände zu bringen.

Erinnerung: Widerstehe dem Drang, die Hüfte deines Partners auffangen oder halten zu wollen, denn das Balancieren ist nicht der Sinn der Übung.

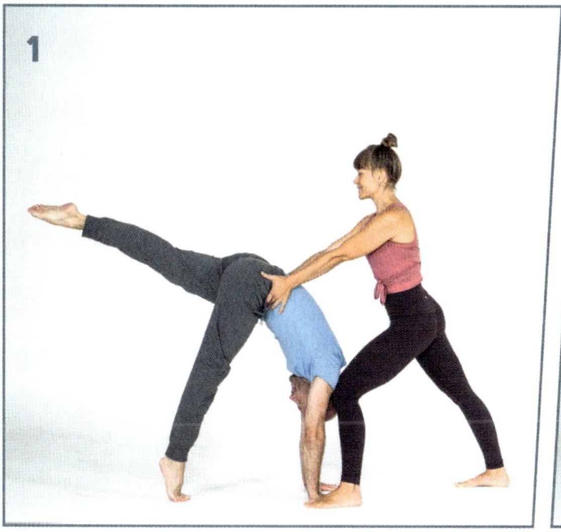

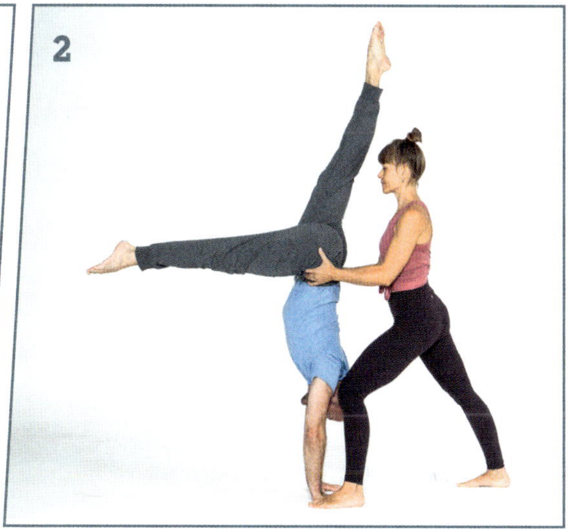

SPOTTING JUMPS UND KICK-UPS A

Hier handelt es sich um ein sogenanntes »Hands-on Spotting«, da wir unseren Partner in den Handstand begleiten und dann dort halten.

Wiederholungen: 3 Mal pro Seite

1. Dein Partner kommt in die Handstand-Startposition (siehe Seite 103 und 104). Als Spotter kommst du in einen kleinen Ausfallschritt, dein vorderes Fußgewölbe steht außen neben der Hand beziehungsweise über dem kleinen Finger deines Partners. Beuge das vordere Knie, bis es direkt an der Schulter deines Partners ist. Falls sich dessen Schulter zu weit nach vorn bewegt, kannst du sie mit deinem Knie stützen. Halte deinen Partner rechts und links mit den Händen sanft um die Hüftknochen. Wir sprechen hier vom »Seat Belt« (Sicherheitsgurt).
2. Folge der Bewegung deines Partners beim Nach oben Kicken des Beins mit deinen Händen und achte darauf, nicht vom Fuß oder Bein am Kopf getroffen zu werden. Gleichzeitig gleichst du ein Zuviel an Schwung aus, indem du die Hüfte über den Schultern ausbremst, oder ein Zuwenig an Schwung, indem du die Hüfte leicht nach hinten ziehst, bis sie über den Schultern steht.

Sicheres Fallen

Wenn wir in den Handstand kicken, ist es wichtig zu wissen, wie wir korrekt fallen, falls wir die Balance nicht halten können. Ein klassischer Fehler ist das unkontrollierte Fallen nach hinten in die Brücke, das leicht die Handgelenke, Schultern oder den Rücken verletzen kann. Sobald der Handstand solide und auch die Brücke in den Schultern und im Rücken offen und stabil genug ist, kann der Drop-back vom Handstand in die Brücke ein reizvoller Übergang sein. Ich empfehle diesen jedoch nicht für Anfänger. Wir lernen, eine Schwäche in unserer Körpermitte zuzulassen, die wir ja im Gegenteil stark und integriert halten wollen.

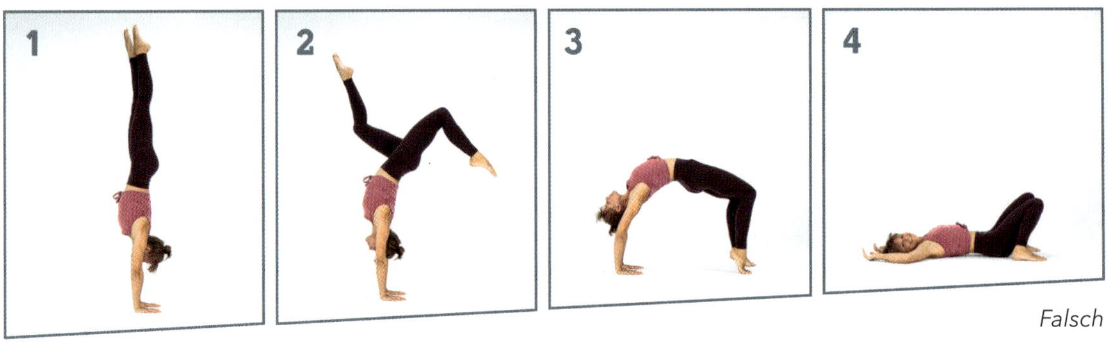

Falsch

Stattdessen sollte der klassische Ausstieg geübt werden, der auch als »Bailout« bezeichnet wird. Es lohnt sich, diesen zu Beginn mit einem Spotter zu üben. Da der Bailout einem halben Radschlag ähnelt, empfehle ich, Radschlagen auf beiden Seiten zur Vorbereitung der Körpermechanik zu üben.

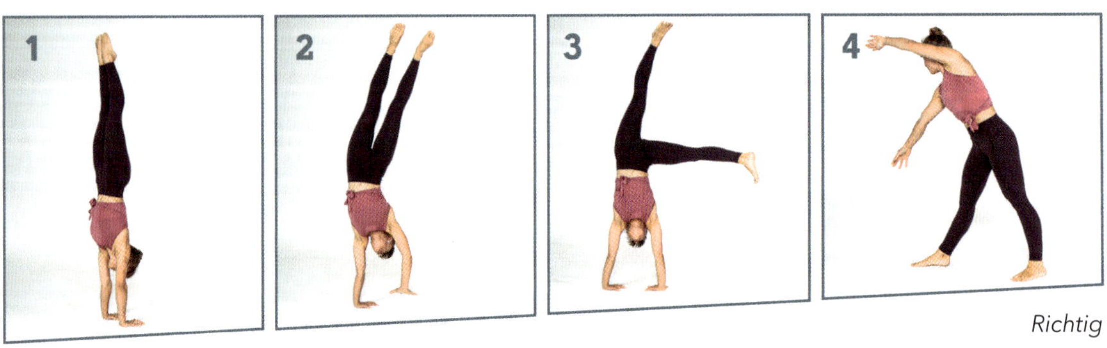

Richtig

Übungen an der Wand

Die jeweilige Ausrichtung vom Körper zur Wand hat immer Vor- und Nachteile. Generell gibt uns die Wand Sicherheit und kann bei einigen Übungen einen Spotter ersetzen. Zudem ist die Wand gerade. Wir können uns an ihr orientieren, wenn wir unsere Ausrichtung im Handstand üben.

Rücken zur Wand vs. Bauch zur Wand

Rücken zur Wand

Pro: Wir können wunderbar das Hochkicken üben und einige tolle Balanceübungen praktizieren.

Kontra: Da die Füße nicht wie eigentlich gewünscht nur nach oben streben, sondern nach hinten, Richtung Wand, stehen wir immer in einer mehr oder weniger stark gekrümmten »Banane«, das heißt: in einer Rückbeuge. Rücken zur Wand ist demnach keine ideale Haltung für Alignment Drills. Auch die Handgelenke werden in dieser Haltung leicht überdehnt.

Bauch zur Wand

Pro: Es ist zu Beginn für viele Menschen einfacher, da man mit den Füßen verhältnismäßig bequem an der Wand hochlaufen kann. Diese Position eignet sich mehr für Alignment Drills. Da meiner Erfahrung nach der »Banana Shape« im Handstand am aufwendigsten zu korrigieren ist, empfehle ich insbesondere für »Long Holds«, den Handstand mit dem Bauch zur Wand zu üben. Der leicht flachere Winkel in den Handgelenken nimmt zudem ein wenig Druck aus ihnen heraus.

Kontra: Je mehr du den Winkel zur Wand verringerst, desto gerader wird deine Handstandlinie, gleichzeitig wird jedoch das kontrollierte Herauskommen aus dem Handstand erschwert. Das heißt: Je näher du mit deinen Händen an die Wand herangehst, desto schwerer wird es, den Handstand zu halten. Aus diesem Grund macht »Bauch zur Wand« vielen Angst. Und diese Angst ist berechtigt.

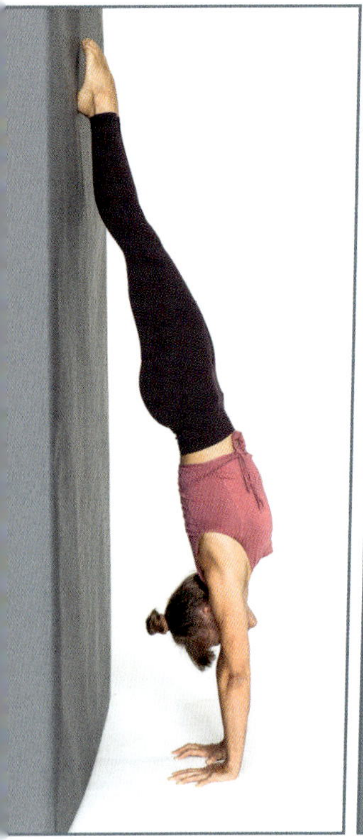

Rücken zur Wand

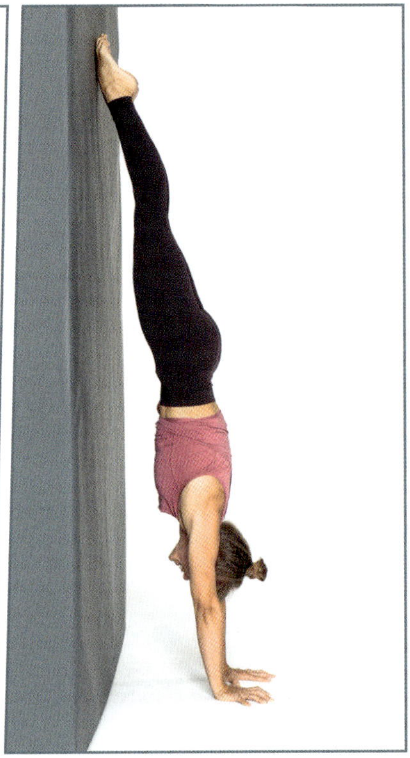

Bauch zur Wand

Wenn du dich also beim dynamischen Hochkicken an der Wand noch nicht wohlfühlst, drehe deinen Bauch zur Wand und gehe mit den Füßen nach oben, und zwar nur so weit, wie du dich sicher fühlst, um den Handstand hier einige Sekunden lang zu halten. Achte darauf, dass keine Rückbeuge entsteht. Idealerweise sollte dein Oberkörper so gerade wie möglich sein. Je entspannter du atmest, desto länger kannst du in dieser Position bleiben.

Man kann mit den Füßen an der Wand hochlaufen oder – wenn genug Platz ist – mit einem halben Rad hoch- und wieder runterkommen.

Tipps zum Training an der Wand

- Achte darauf, dass du genug Platz hast, keine Nägel aus der Wand schauen und die Wand glatt ist, damit du deine Füße nicht verletzt.
- Berechne beim Halten mit Bauch zur Wand immer einen kleinen energetischen Puffer, damit du kontrolliert aus dem Handstand kommen kannst, ohne zu kollabieren.
- Laufe nur dann mit deinen Händen ganz an die Wand heran, wenn du genug Erfahrung oder einen geübten Spotter an deiner Seite hast!
- Zu Alignment Drills mit Bauch zur Wand findest du mehr im Abschnitt zu »ATB – Alignment« auf Seite 135.

L-SHAPE MIT DEM BAUCH ZUR WAND A

Über den L-Shape bekommst du ein gutes Gefühl dafür, allein im Handstand zu stehen. Diese Übung eignet sich auch wunderbar dafür, die nötige Muskulatur und somit Stabilität in den Schultern und im oberen Rücken aufzubauen.

Dauer: 10 Sekunden halten pro Seite

1. Stelle dich mit einer Beinlänge Abstand mit dem Rücken vor eine Wand. Setze deine Hände schulterweit auf den Boden, die Mittel- oder Zeigefinger parallel zueinander. Deine Finger zeigen von der Wand weg. Laufe mit den Füßen so weit an der Wand nach oben, bis deine Füße auf Hüfthöhe sind. Die Bringe die Schultern über die Handgelenke. Integriere deinen unteren Rippenbogen und ziehe den Bauchnabel Richtung Wirbelsäule. Hebe ein Bein gestreckt nach oben an. Schau kurz zu deinem oberen Fuß und stelle sicher, dass du ihn sehen kannst. Dann bildet dein Körper eine gerade Linie von den Händen bis zum oberen Fuß.
2. Richte den Blick dann wieder nach unten zwischen die Daumen oder Zeigefinger. Presse deine Fingerspitzen konsequent in den Boden. So spürst du eine »Bremse« nach hinten und sicherst dich ab..
3. Wenn du dich sicher fühlst, löse die Ferse von der Wand, sodass nur noch die Zehenspitzen die Wand berühren. Vielleicht kannst du sogar für einen kurzen Moment den ganzen Fuß von der Wand lösen und balancieren.
4. Komme zur Seite mit einem Bailout aus der Position, solltest du die Balance verlieren. Optional kannst du diese Übung auch mit einem Spotter praktizieren. Übe beide Seiten.

L-SHAPE MIT BEIDEN BEINEN AN DER WAND M

Wir bauen hier auf dem L-Shape mit einem Bein an der Wand auf. Diese Übung hier ist schwerer zu halten. Praktiziere sie nur, wenn sich der L-Shape mit einem Bein an der Wand sicher und solide anfühlt. Der Trainingseffekt liegt in der Stärkung der Schulter- und oberen Rückenmuskulatur sowie in dem Finden der Schulterausrichtung, wie wir sie für den Handstand brauchen. Die Schultern sollten über den Handgelenken sein, demnach weder zu offen/vor den Handgelenken auf der Bauchseite noch zu weit geschlossen/hinter den Handgelenken zur Rückseite hin. Überprüfe die korrekte Ausrichtung, indem du dich von der Seite mit deinem Handy filmst.

Wiederholungen: 2–3 Runden à 5–10 Sekunden

1. Stelle dich mit einer Beinlänge Abstand mit dem Rücken vor eine Wand. Setze deine Hände schulterweit auf den Boden, die Mittel- oder Zeigefinger parallel zueinander. Deine Finger zeigen von der Wand weg. Laufe mit den Füßen so weit an der Wand nach oben, bis deine Füße auf Hüfthöhe sind. Bringe die Schultern über die Handgelenke. Integriere deinen unteren Rippenbogen und ziehe den Bauchnabel Richtung Wirbelsäule. Lasse zu Beginn deine Beine leicht gebeugt. Sobald du dich sicher und stabil fühlst, strecke die Beine vorsichtig, während die Schultern über den Handgelenken bleiben. Deine Beine und dein Oberkörper bilden nun einen rechten Winkel. Schaue nach unten zwischen die Zeigefinger, um dich zu orientieren und sicher zu fühlen.
2. Bringe den Blick an die Wand oder zum Bauchnabel, um den Rücken weiter zu strecken und die Schultern mehr zu öffnen.

- Wenn deine Schultern sich von der Wand weg bewegen, halte dagegen beziehungsweise öffne deine Achselhöhlen Richtung Wand, bis die Schultern wieder über den Handgelenken landen.
- Achte darauf, deine Rippen Richtung Wirbelsäule zu ziehen und nicht in eine Rückbeuge zu kommen.
- Spüre die Linie von deinen Händen am Boden bis nach oben zu deinen Sitzbeinhöckern. Schiebe die Hände aktiv in den Boden, um diese Ausrichtung zu unterstützen.
- Komme jederzeit aus der Haltung, wenn du merkst, das die Kraft in deinen Schultern nachlässt, und praktiziere sie bei Bedarf mit einem Spotter, der hinter dir steht und mit seinen Knien oder Oberschenkeln eine Barriere für deine Schultern anbietet.

Ausdauer

Da wir es normalerweise nicht gewohnt sind, auf den Händen zu stehen, ist es wichtig, Ausdauer zu entwickeln. Es geht bei dieser Übung nicht primär um eine perfekte Linie oder die Balance, sondern darum, dass der Körper sich an den Handstand gewöhnt und wir uns immer sicherer fühlen, das Gewicht unseres Körpers auf unseren Händen zu tragen.

Übe zu Beginn sogenannte Long Holds mit dem Bauch zur Wand, an der Wand oder mit einem Spotter im Raum. Sobald du den Handstand frei halten kannst, setze dir ein Ziel, wie lange du im Handstand bleiben möchtest, und halte 10, 20, 30 bis zu 60 Sekunden lang.

Eine forderndere Variante des Ausdauertrainings ist der sogenannte »Maxout«. Der Maxout unterscheidet sich vom Long Hold insofern, als wir hier so lange stehen bleiben, wie wir können. Finde dein Maxout heraus. Kämpfe ein wenig, aber überschreite nur die Grenzen deines Geistes und nicht die deines Körpers.

AUSDAUER AUF ZWEI HÄNDEN A

Dauer: 10–30 Sekunden

Komme wie auf Seite 117 beschrieben in einen Handstand mit dem Bauch zur Wand in einem für dich sicheren Abstand. Bleibe 10–30 Sekunden darin. Wiederhole das bis zu drei Sätze pro Training. Achte auf eine korrekte Ausrichtung und atme so ruhig und gleichmäßig wie möglich.

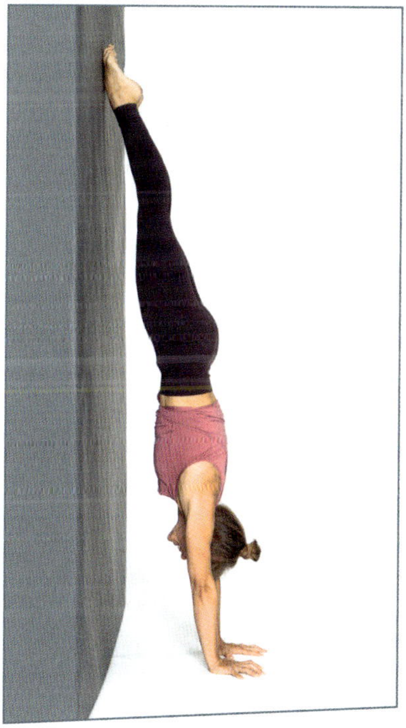

Soloübungen

Da wir nicht immer einen Partner oder eine Wand zur Verfügung haben, zeige ich dir hier die ersten Schritte, wie du auch allein trainieren kannst und du Schritt für Schritt lernst, einen Handstand im freien Raum zu halten.

Die L-Form

Der L-Handstand ist einer der einfachsten und somit der ersten Wege, allein in den Handstand zu kommen. Das vordere Bein bleibt circa in einem 90-Grad-Winkel zum Oberkörper und gibt dir dadurch Sicherheit und Kontrolle, während das obere Bein aktiv nach oben in die Handstandlinie zieht (siehe Seite 117).

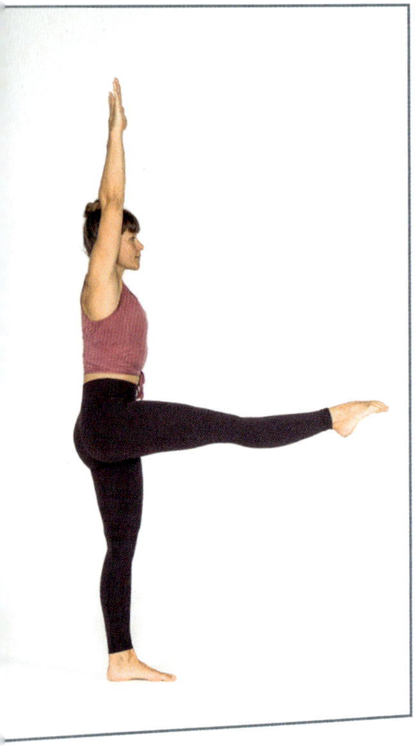

DIE L-FORM IM STAND A

Dauer: Jede Seite 10 Sekunden

Nimm zu Beginn die L-Form auf einem Fuß stehend ein und verinnerliche die Körperhaltung, ohne upside down zu sein.

L-Hops und Kick Switches

Das Springen fällt am Anfang vielen Praktizierenden schwer. Es muss also geübt werden. Um nicht immer auf eine Wand oder einen Spotter angewiesen zu sein, kannst du jederzeit den sogenannten L-Hop und Kick Switch üben.

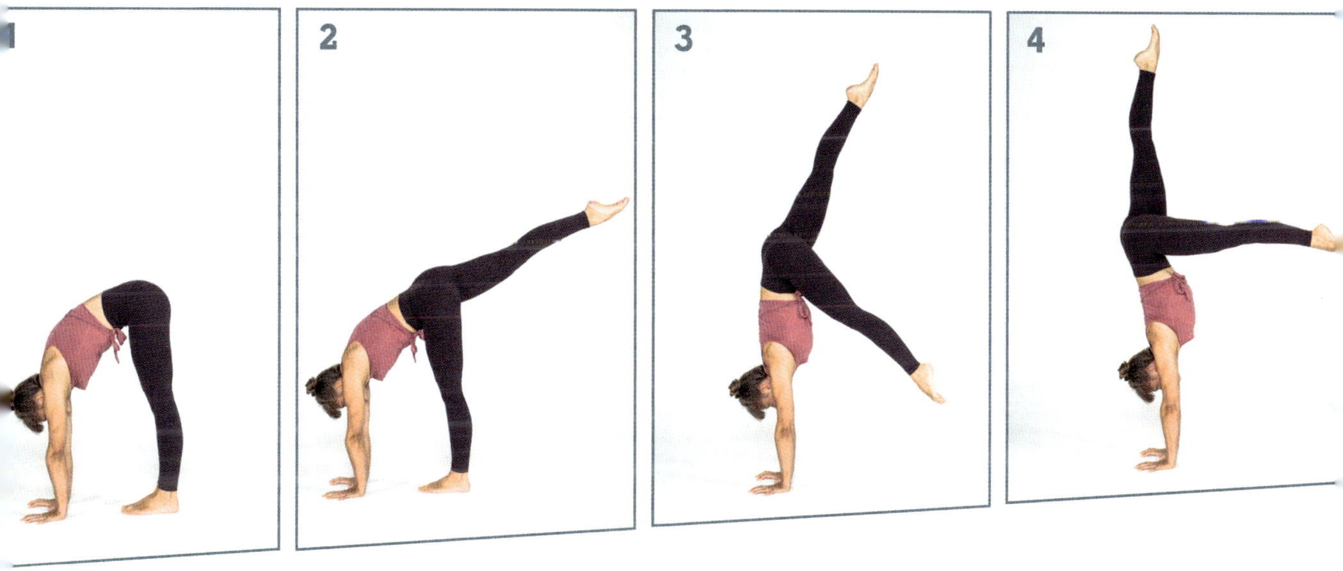

L-HOP A

Wiederholungen: 3 L-Hops auf jeder Seite

1. Komme in die Handstand-Startposition (siehe Seite 103 und 104).
2. Hebe ein Bein so gestreckt wie möglich an.
3. Springe mit dem unteren Bein vom Boden ab, während du mit dem oberen Bein und gepointetem Fuß aktiv nach oben ziehst.
4. Springe nur so weit nach oben, wie du dich sicher fühlst. Es kann zu Beginn ein kleiner Mini-Hop sein. Taste dich heran!

KICK SWITCHES M

Sobald du dich sicherer fühlst und du bereits für 1–2 Sekunden in der Luft bleibst, kannst du zum Kick Switch übergehen. Dieser funktioniert genau wie ein L-Hop, nur dass du deine Füße in der Luft wechselst. Du kickst also mit dem rechten Bein nach oben, landest aber mit dem linken.

Wiederholungen: 3 Runden auf jeder Seite

1. Komme in die Handstand-Startposition (siehe Seite 103 und 104).
2. Hebe ein Bein so gestreckt wie möglich an.
3. Springe mit dem unteren Bein vom Boden ab, während du mit dem oberen Bein und gepointetem Fuß aktiv nach oben ziehst.
4.–6. Sobald du deinen »sicheren« obersten Punkt erreicht hast, wechsle die Beine wie eine Schere.

Im Idealfall bist du im vollen Handstand, dein Körper also in einer Linie und die Beine genau über deiner Hüfte, wenn du die Beine wechselst. Zu Beginn kannst du die Beine jedoch tiefer lassen, sodass sie weiter vor deinem Körper bleiben.

Hole dir Hilfestellung für den Kick Switch und den L-Hop. Steht jemand neben dir und unterstützt dich, traust du dich vielleicht gleich, etwas höher zu springen beziehungsweise dich weiter nach oben zu kicken. Für eine korrekte und sichere Hilfestellung lies auf Seite 109 nach.

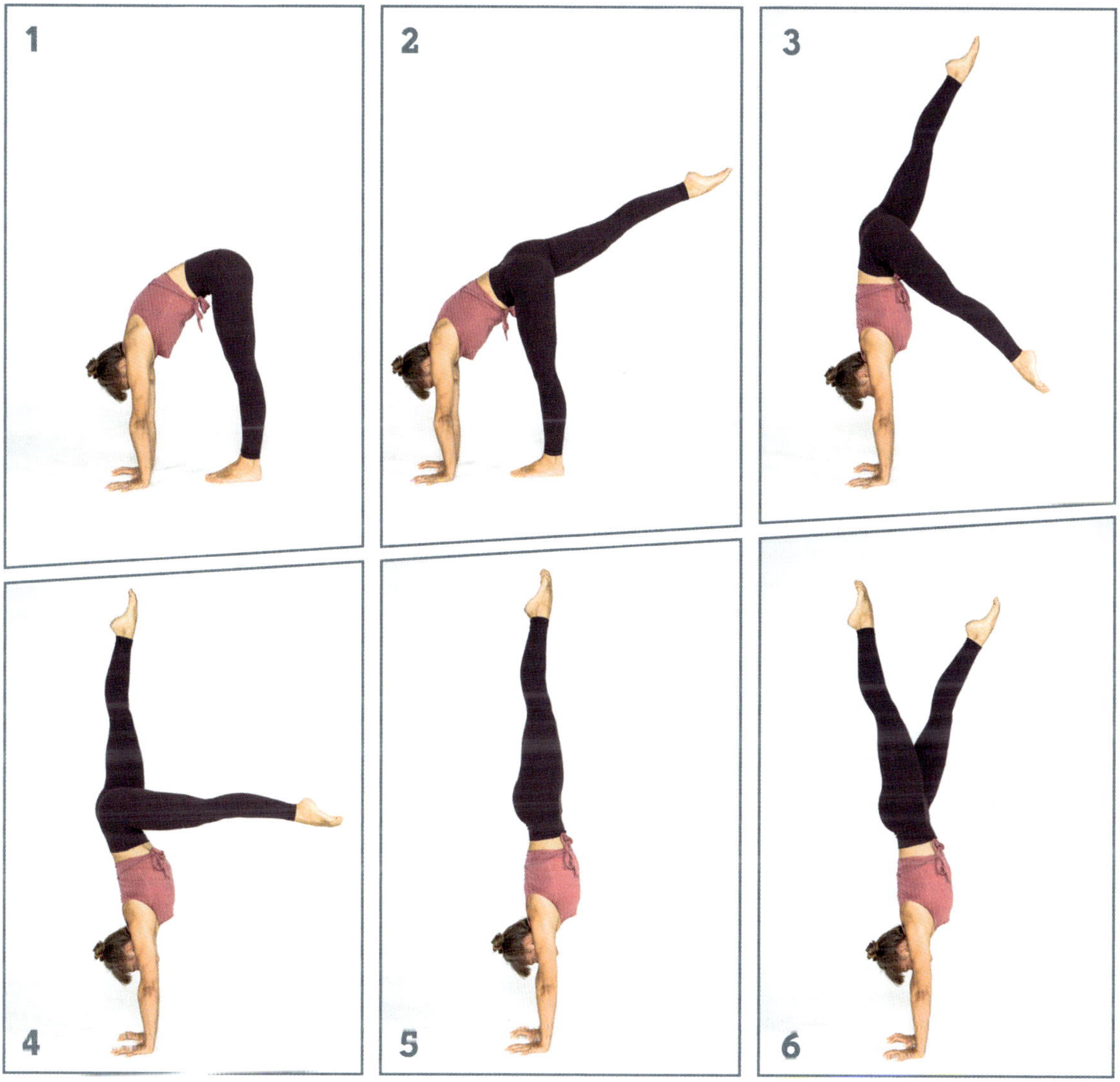
1
2
3
4
5
6

TUCK JUMP A M F

Es gibt eine Vielzahl an Beinvariationen, die meistens auch als Entry (»Eingang« in den Handstand) genutzt werden können. Eine dieser Formen ist der sogenannte Tuck. Er sieht aus wie ein kleines Päckchen, mit den Knien am Brustkorb und den Fersen nah am Gesäß. Auch wenn der Tuck vielen zu Beginn ein wenig schwerer fällt, vom Lerneffekt her hat er viele Vorteile. Trainiere ihn von Anfang an. Der Tuck lehrt unseren Körper die Rundung der Wirbelsäule, durch die wir wesentlich kontrollierter in den Handstand gelangen.

Wiederholungen: 5–10 Mal

1. Komme in die Handstand-Startposition (siehe Seite 103 und 104).
2. Atme ein und springe mit der Ausatmung mit einem kleinen Hops nach oben, während die Schultern über deinen Handgelenken bleiben. Bringe mit dem Sprung die Knie Richtung Brustkorb und die Fersen Richtung Gesäß. Lasse deine Wirbelsäule so rund wie möglich. Presse deine Knie und Füße aneinander, um ein sensorisches Feedback zu deiner Mittellinie zu erhalten und kompakt und stabil zu bleiben. Der Blick bleibt zwischen den Zeigefingern auf dem Boden.

Da der eine einen flexibleren Körper als ein anderer Mensch hat, sieht das Ergebnis unterschiedlich aus. Versuche im Tuck Jump den Rücken so gut wie möglich zu runden und einen Arch, eine Rückbeuge, zu vermeiden.

Achte darauf, dass deine Schultern sich beim Nach-oben-Springen nicht nach vorne schieben, sondern über deinen Handgelenken bleiben!

1

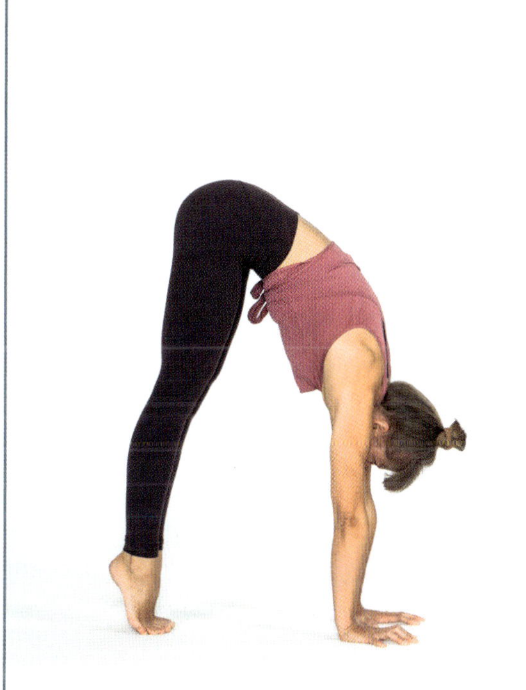

2

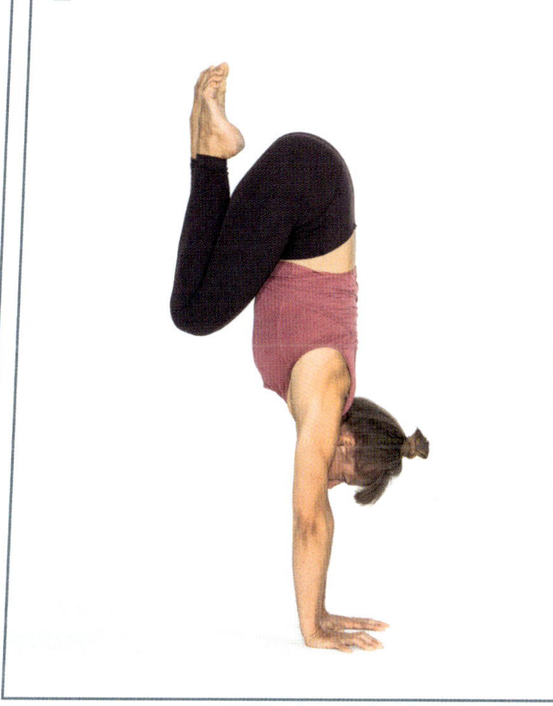

Es geht hier nicht darum, in den Handstand zu springen, sondern die Wirbelsäule zu runden und nur so weit nach oben zu kommen, wie du diese Rundung beibehalten kannst, ohne in eine Rückbeuge zu kommen. Jeder Zentimeter an Entfernung vom Boden zählt und bringt dich deinem Ziel, kontrolliert in den Handstand zu »rollen«, ein wenig näher!

Damit du dich traust, etwas höher zu springen, empfehle ich dir, den Tuck Jump auch mit Hilfestellung zu trainieren. Zur Hilfestellung findest du mehr auf den Seiten 105 bis 113.

DIE HANDSTANDFORMEL »ATB«

Der häufigste Fehler zu Beginn der Handstandpraxis ist das Hochkicken mit dem Ziel, sofort oben stehen zu bleiben. Meistens führt dies zu einem krummen »Banana Shape«. Wir sollten also nicht nach den Sternen greifen, wenn wir den Berg noch nicht erklommen haben. Finde zuerst die korrekte Ausrichtung, setze deine Muskeln gezielt ein und aktiviere dann erst deine Balance. Dein Körper wird es dir danken! Das Balancieren eines geraden, stabilen Stockes ist viel einfacher als das Balancieren einer gekochten Nudel. Den Prozess der »Stockwerdung« im Handstand kürzen wir mit ATB ab: Alignment (Ausrichtung), Tightness (Festigkeit) und Balance. Diese Formel geht auf Jason Nemer, den Begründer von Acro-Yoga International, zurück und wird seitdem weltweit und mit viel Erfolg von Handstandliebhabern praktiziert.

Alignment – Ausrichtung

Wir beziehen uns hier auf das Kapitel »Der korrekte Aufbau des geraden Handstands«, in dem wir all die Abschnitte des Körpers betrachtet haben, die wir ausrichten, um unsere Knochen übereinanderzustapeln. Doch wozu tun wir das? Ganz einfach: Weil es Kraft spart. Gern kannst du probieren, für eine längere Zeit mit den Füßen weit auseinander zu stehen oder die Füße ganz zu schließen. Im Vergleich wirst du im hüftbreiten Stand wesentlich kraftsparender und somit länger stehen bleiben können. Dasselbe gilt für den Handstand. Unsere Knochen sind enorm stabil und können viel Gewicht aushalten. In der Regel gilt: Je besser unsere Knochen übereinander ausgerichtet sind, desto weniger Muskelkraft brauchen wir, um den Handstand zu halten. Auch ist die gerade Linie wesentlich freundlicher zu unseren Handgelenken, Schultern und zum unteren Rücken.

Alignment – Tightness – Balance

Die ATB-Formel lässt sich mit einem Hausbau vergleichen. Bevor wir das Dach oben aufsetzen, brauchen wir zuerst ein solides Fundament und eine durchdachte Struktur.

- Schritt 1: **A** wie Alignment, Ausrichtung. Wir tarieren die Pfosten aus, auf denen das Haus stehen soll. Im Handstand entsprechen die Pfosten den Knochen, die übereinandergestapelt werden. Wir sprechen auch von »Bonestacking«.
- Schritt 2: **T** wie Tightness, Festigkeit. Beim Hausbau entsteht Festigkeit durch Beton, mit dem wir die Pfosten an ihrer austarierten Position fixieren. Im Körper definiert die Muskelaktivierung unsere Festigkeit und Stabilität.
- Schritt 3: **B** wie Balance. Unser Haus ist ausgerichtet und fixiert und damit bereit für das Dach. Wenn sich die Pfosten als nicht gerade aufgestellt entpuppen und der Beton bröselig ist, wird das Haus zusammenfallen, das Dach fällt herunter. Im Handstand steht symbolisch für das Dach die Balance. Wir heben den Blick, um unseren Gleichgewichtssinn über die Augen zu aktivieren, und spüren unsere Hände und Finger, die uns upside down halten.

ATB-Übungen sollten vorzugsweise mit einem Partner geübt werden.

Wichtig: Zu Beginn können die einzelnen »Baustellen«, an die es im Handstand zu denken gilt, sprich die korrekte Ausrichtung von Händen, Schultern, Rippen und so weiter, den Geist leicht überfordern, zumal das Upside-down-Gehen sowieso schon aufregend genug ist. Gehe Schritt für Schritt vor, manchmal ist weniger mehr! Wenn ich dir eine Sache empfehle, auf die du immer achten solltest, ist es die Extension: die Streckung nach oben. Dein Körper wächst dadurch automatisch »in die Linie«, da deine Muskeln ihn aufrichten und dein individuelles Maximum an aktiver Flexibilität aktivieren. Du wirst durch das Aufrichten stabiler, da du dich selbst am Boden fixierst und gleichzeitig weniger an das Fallen, sondern stattdessen »nach oben« denkst. Wenn du also im Handstand bist, gilt: Mit den Händen den Boden wegschieben und den Körper bis zu den Zehenspitzen strecken! Dasselbe gilt für den Spotter. Wenn du einmal nicht weißt, welches Feedback du deinem Handstandbuddy geben sollst, kannst du immer: »Mehr Streckung«, »Push« oder »Schieb dich raus« sagen. Zur praktischen Unterstützung hebe Oberschenkel oder Waden an, während du dich an der Achse des Handstand Übenden orientierst.

Tightness – Festigkeit

Unsere Muskelkraft hält unseren Körper, zusammen mit anderen Funktionen, im Gleichgewicht. Sie ist die Antwort auf die Schwerkraft und stellt somit eine Balance von Druck durch Gewicht, ausgelöst durch Muskelaktivierung und Gegendruck, dar. An dieser Stelle möchte ich gern das erste und dritte Gesetz der Physik hinzuziehen, wie von Isaac Newton definiert.

Erstes Newton'sches Gesetz: »Ein Körper verharrt im Zustand der Ruhe oder der gleichförmig geradlinigen Bewegung, sofern er nicht durch einwirkende Kräfte zur Änderung seines Zustands gezwungen wird.«

Drittes Newton'sches Gesetz: »Kräfte treten immer paarweise auf. Übt ein Körper A auf einen anderen Körper B eine Kraft aus (actio), so wirkt eine gleich große, aber entgegengerichtete Kraft von Körper B auf Körper A (reactio).«

Druck erzeugt Gegendruck. Angewandt auf die Muskelkraft im Handstand, bedeutet dies, dass wir in den Boden pressen, um stabil und unbewegt nach oben wachsen zu können. Dies ist für unseren Körper übrigens ein ganz normaler physikalischer Ablauf, den wir alltäglich auf den Füßen stehend praktizieren. Da wir diesen jedoch gewohnt sind, nehmen wir ihn nicht mehr bewusst wahr.

Deutlicher wird es, sobald du einen Fuß (oder eine Hand im Handstand) heben möchtest. Du musst dafür mit dem anderen Fuß (der anderen Hand) einen Gegendruck erzeugen, indem du dich mit dem Fuß vom Boden abstößt. Das Drücken in den Boden ist die eine muskuläre Richtung im Handstand. Die zweite geht Richtung Mittellinie unseres Körpers, indem wir die Beine zueinanderziehen.

Balance – Gleichgewicht und die Kopfposition im Handstand

Unser Gleichgewichtssinn sorgt dafür, dass wir eine Körperhaltung fixieren und den Bezug unseres Körpers zum Raum optimal erkennen. Diese vielschichtige Wahrnehmung der Gravitation hat ihr Zentrum im Innenohr und Kleinhirn. Aufgenommen werden die Raum und Position betreffenden Informationen primär über unser visuelles System, das diese Lageorientierung an die Arm- und Beinmuskulatur weitergibt. Doch auch unser Tastsinn und die Tiefensensibilität sind maßgeblich an einem Balanceakt des Körpers beteiligt. Hilfreich beim Balancieren sind zudem:

- Die Muskulatur im Allgemeinen und die Gesäßmuskeln im Besonderen, vor allem bei vertikalen Bewegungen.

- Das Gehör, das durch die Wahrnehmung von Luftgeräuschen den Abstand zu Objekten schätzt.

- Die taktile Wahrnehmung, die durch Luft- und Eigenbewegungen die Position des Körpers über die Haut aufnimmt.

Im letzten Schritt unserer Handstandformel, der Balance, kommen wir immer wieder zur Ausrichtung und Festigkeit zurück, sofern diese verloren gehen. Versuche nicht, dem Haus ein Dach aufzusetzen, obwohl die Pfosten ihre Ausrichtung verloren haben oder der Beton bröckelt.

Falsch

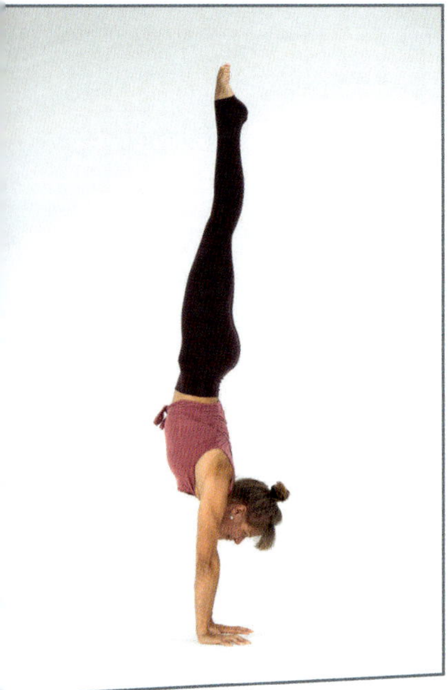

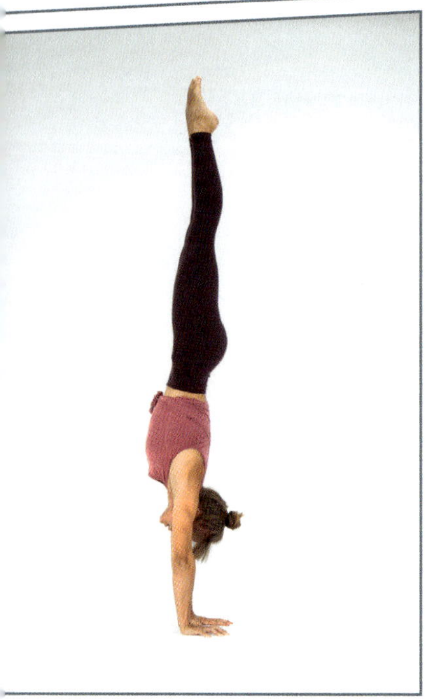

Richtig

Im Gegensatz zu Alignment und Tightness heben wir beim Balancieren den Blick, um einen Fokuspunkt mit unseren Augen auf dem Boden zu finden, circa in der Mitte zwischen den Zeigefingern und/oder Daumen. Sobald wir mit den Augen hinter die Finger schauen, verlieren wir schnell unsere Linie, da die Halswirbelsäule den Rest der Wirbelsäule in eine Rückbeuge (Lordose) zieht und sich die Schultern automatisch in ihrem Winkel schließen.

Das Kopfheben geschieht selbstverständlich, ohne die Integration der Rippen in unseren Oberkörper zu verlieren. Wenn du sie verloren hast, bring einfach den Kopf zurück in eine neutrale Position, integriere deine Rippen neu in einen Hollow Shape – Rippen und Bauchnabel Richtung Wirbelsäule, siehe Seite 103 – und dann hebe den Kopf erneut leicht an. Man kann auch Balance finden, ohne nach unten zu schauen, aber für die meisten Menschen – insbesondere am Anfang – ist es viel einfacher, einen Fokuspunkt zu haben, da das vestibuläre System unseres Körpers mit unseren Augen verbunden ist. Wenn du mehr Übung hast, kannst du versuchen, den Kopf neutral zu halten oder sogar mit geschlossenen Augen zu balancieren – ein toller Trainingsimpuls im Handstand.

Der zweite physische Aspekt der Balance sind die Finger. So wie eine Katze mit ihren Krallen balanciert, brauchen wir unsere zehn Finger, um den Handstand frei zu halten. Deshalb auch die intensive Beschäftigung mit den Händen, deren Stärkung und Ausrichtung. Die Fingerspitzen wirken wie Bremsen und verhindern ein Fallen nach hinten, sofern der Körper das Alignment und die muskuläre Integrität beibehält.

Eine fortgeschritten ausgeprägte Handmuskulatur kann zudem durch eine kleine Scoop-Bewegung die Bauchseite absichern. Je nach Bewegungserfahrung mag es jedoch ein paar Jahre dauern, bis sich diese Muskulatur in der Hand entwickelt.

Die Haltung und Aktivierung der Hand ist mit einem guten Schuh vergleichbar. Wer schon mal in High Heels gelaufen ist, weiß, wovon ich rede. Gerade zu Beginn wollen wir demnach eher »Birkenstock-Schuhe« tragen. Finde hierzu mehr Informationen in dem Kapitel über die Handposition ab Seite 93.

Es gibt auch die Möglichkeit, dass wir mit anderen Körperteilen balancieren als den Händen, wie zum Beispiel mit unseren Schultern, der Hüfte oder den Beinen. Das Ganze kommt dann einer Schifffahrt mit starkem Seegang gleich. Sprich, es ist relativ unkontrolliert und stört die muskuläre Integration der Handstandlinie. Zudem macht es ein Spotting riskant für die Hilfestellung, da der Spotter damit rechnen muss, einen Fuß oder einen anderen Körperteil abzubekommen.

Der Körper folgt dem Geist. Wenn du beim Balancieren ans Fallen denkst, fallst du eher, als wenn du dich auf das Stehenbleiben fokussierst.

Mit Augenbinde

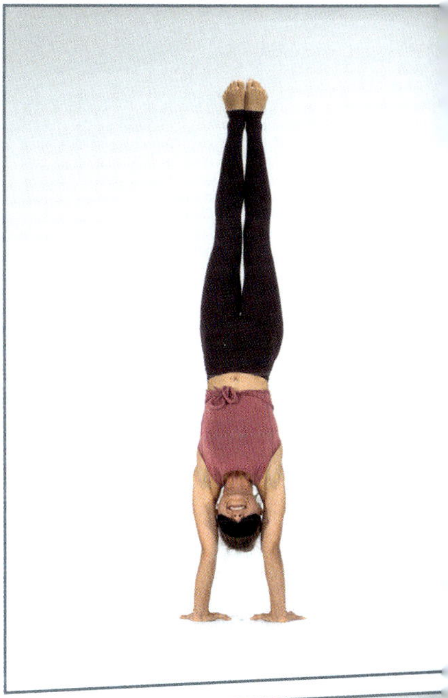

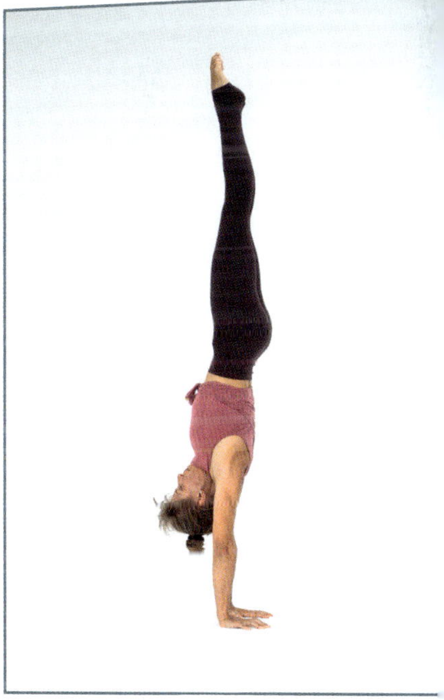

Head In

ÜBUNGEN ZUR AUSRICHTUNG NACH ATB

Es ist Zeit, die ATB-Regeln umzusetzen. Damit kommst du dem perfekt ausgerichteten Handstand wieder ein Stück näher.

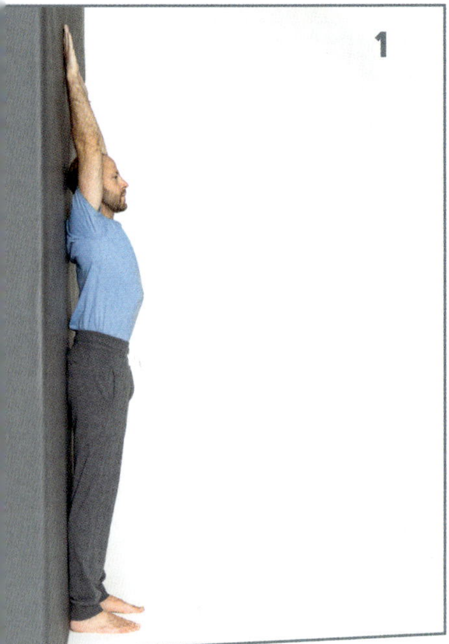

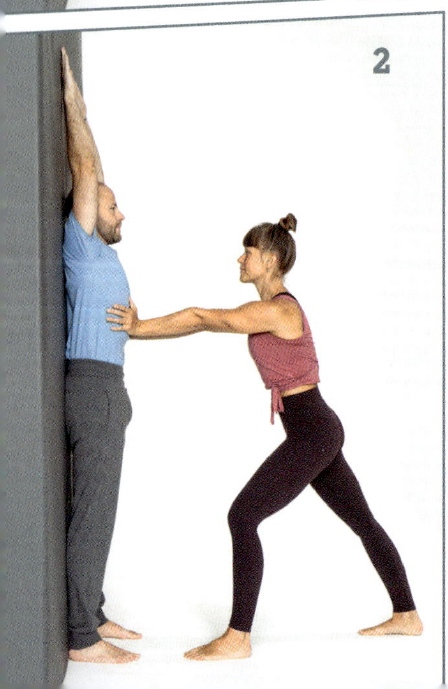

ALIGNMENT DRILL AN DER WAND A

Diese Übung lässt dich spüren, was es bedeutet, seine Rippen in den Torso zu integrieren, während du die Schultern öffnest und das Steißbein aufstellst. Die Übung ist allein oder als Partnerübung durchführbar.

Wiederholungen: 1–3 Mal

1. Stelle dich mit dem Rücken an eine Wand, die Fersen berühren die Wand. Presse deinen gesamten Körper, insbesondere aber deinen unteren Rücken an die Wand. Aus anatomischen Gründen werden hier nicht alle mit dem unteren Rücken die Wand berühren. Atme ein und bringe mit der Ausatmung beide Arme entlang der Ohren nach oben und berühre die Wand, wenn möglich mit deinen Handrücken, ohne den Abstand deines unteren Rückens zur Wand zu vergrößern. Lasse deine Beine gestreckt.
2. Dein Partner kann dir nun helfen, indem er die Hände achtsam, mit den Fingern nach außen, auf deinen unteren Rippenbogen legt und diesen sanft Richtung Wand schiebt. Presse derweil weiterhin die Handrücken an die Wand und strecke die Arme und Hände nach oben zur Decke in deine Handstandlinie.

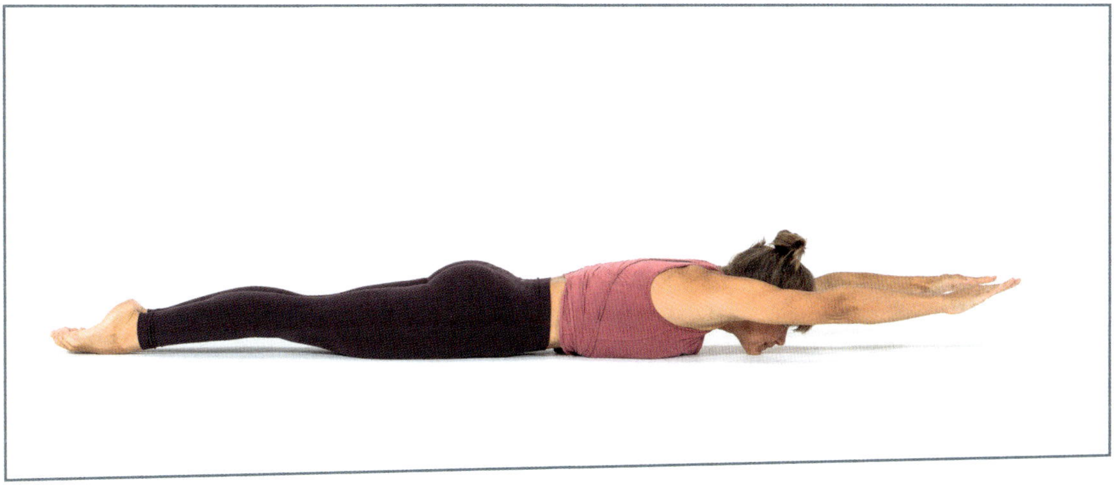

ALIGNMENT DRILL AUF DEM BODEN A

Wiederholungen: 1–3 Runden für jeweils 10 Sekunden

Lege dich mit den Armen entlang der Ohren nach vorn ausgestreckt auf den Bauch. Die Handflächen zeigen nach unten. Bringe die gestreckten Beine zusammen und stelle dein Kinn auf dem Boden auf. Atem ein und schiebe dein Steißbein Richtung Boden, während du deinen unteren Rippenbogen Richtung Wirbelsäule ziehst. Lasse die Fußrücken dabei am Boden. Wenn dir all dies gelingt, hebe die schulterweit geöffneten Arme leicht vom Boden ab und schiebe sie in die Handstandlinie nach vorn.

Filme dich von der Seite, um deine Ausrichtung in einer Linie zu checken. Oder mache die Übung mit einem Partner und ihr gebt euch gegenseitiges Feedback zu eurem Alignment.

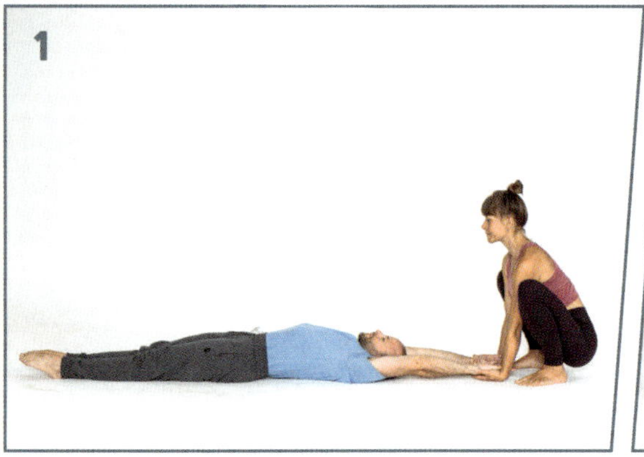

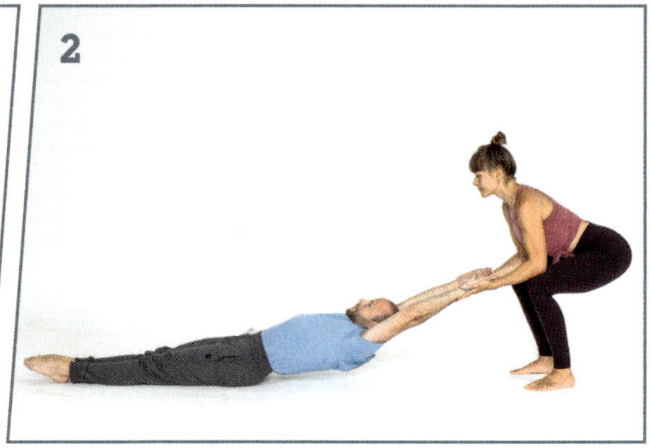

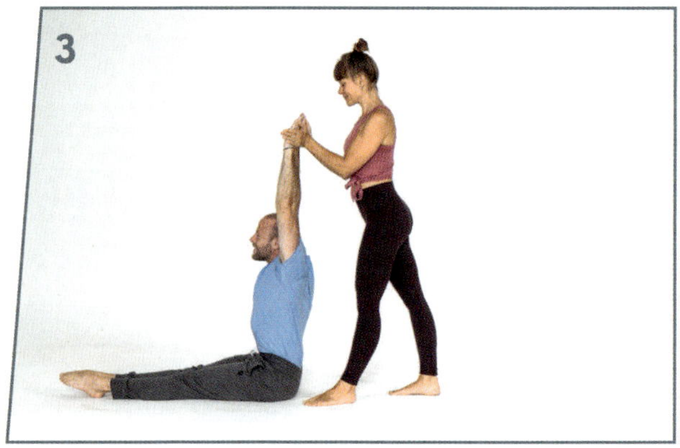

ALIGNMENT DRILL FÜR DIE SCHULTERLINIE M

Dauer: 1–3 Mal

1. Dein Partner liegt mit geschlossenen Beinen auf dem Rücken und streckt die Arme schulterweit nach hinten über den Kopf. Die Handrücken berühren den Boden. Bringe als Spotter deine Hände unter die Handrücken des Übenden. Deine Handflächen zeigen dabei nach oben. Bitte deinen Partner, mit seinen Händen nach unten zu drücken und außerdem die Arme aktiv nach hinten in deine Richtung zu schieben.
2. Atme ein und hebe mit der Ausatmung nun die Arme und den Oberkörper deines Partners nach oben.
3. Dein Partner behält die Linie von den Händen bis zur Hüfte bei und beugt sich nur in der Hüfte, um sich aufzusetzen.

Das Ziel ist es, trotz der Bewegung den Winkel in den Schultern nicht zu schließen und somit die Handstandlinie so gerade wie möglich zu halten.

ALIGNMENT DRILL: BAUCH ZUR WAND MIT SPOTTER M

Die Übungen zur Ausrichtung mit dem Bauch an der Wand sind keine Anfängerübungen. Du wirst schnell wahrnehmen, dass es sich unheimlich anfühlt, mit den Händen komplett an die Wand heranzulaufen. Vertraue dieser Angst. Es ist wesentlich schwerer, aus dieser Haltung kontrolliert herauszukommen, und bedarf immer einer gewissen Restenergie, um noch die paar Schritte wieder von der Wand wegzulaufen. Deshalb übe diesen Drill zunächst mit einem Spotter.

Wiederholungen: 1–2 Runden à 5–10 Sekunden

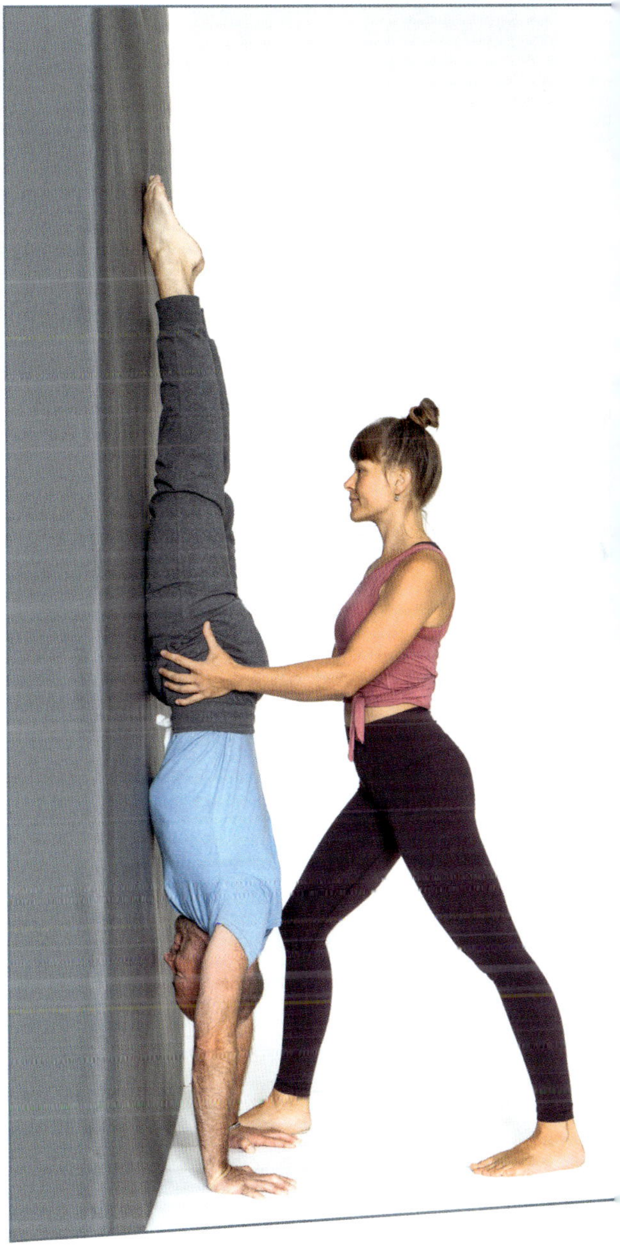

Dein Partner kommt in die Handstand-Startposition, sein Bauch zeigt zur Wand. Er läuft mit den Füßen an der Wand hoch und mit den Händen bis circa 5 Zentimeter an die Wand heran. Du hältst währenddessen seine Hüfte und schiebst sie bei Bedarf ein wenig nach oben, um ihm das Körpergewicht ein Stück weit abzunehmen. Lasse deine Hände an der Hüfte und helfe deinem Partner aus der Position heraus, sollte die Kraft nachlassen. Nimm ihm auch hier ein wenig Gewicht ab. In der Position selbst kannst du deinem Partner Feedback zu seiner Linie geben. Die Idee ist, den kompletten Körper an die Wand heranzubringen.

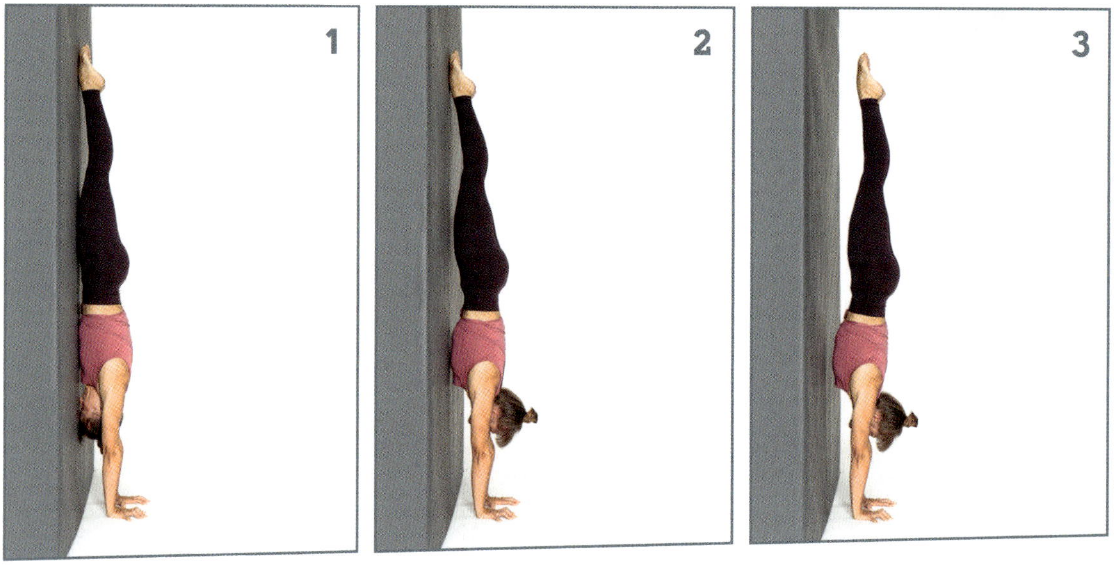

ALIGNMENT DRILL: BAUCH ZUR WAND OHNE SPOTTER F

Wir können diesen Drill auch als fortgeschrittene Ausrichtungstechnik verwenden. Ich teile den Drill gern in drei aufeinander aufbauende Schritte auf. Bitte praktiziere den dritten und vierten Schritt nur dann ohne Spotter, wenn du deinen Handstand bereits frei und solide für mindestens 30 Sekunden halten kannst.

Wiederholungen: 1–3 Runden à 10–30 Sekunden

1. Komme in die Handstand-Startposition, dein Bauch zeigt zur Wand. Laufe mit den Füßen an der Wand hoch und mit den Händen bis circa 5 Zentimeter an die Wand heran. Bringe deinen gesamten Körper, inklusive der Nasenspitze, an die Wand heran.
2. Schließe die Füße und lasse nur noch die Fußrücken an der Wand. Löse den Rest deines Körpers in einer geraden Linie von der Wand weg. Schaue dabei zwischen deine Zeigefinger auf den Boden.
3. Flexe einen Fuß, um ein wenig Abstand zur Wand zu gewinnen. Löse dann beide Füße, wieder gepointet, nebeneinander von der Wand und balanciere in einer geraden Linie vor der Wand. Schaue dabei nach unten. Der nächste fortgeschrittene Schritt ist, diese Balance mit dem Blick zur Wand und mit einem geraden Nacken zu halten.

Übungen zur Festigkeit

Deine Körperachse ist dein Zentrum. Fühle diese Mittellinie, an der sich alles im Handstand ausrichtet. Das Skelett allein ist relativ lose und die knöcherne Struktur ist kaum miteinander verbunden. Sobald wir die Knochen übereinandergestapelt haben, sind es die Muskeln, die unseren Körper kompakt halten. Die Idee ist, die Beine und Gesäßhälften zusammenzuziehen, was automatisch den Beckenboden und somit das Körperzentrum aktiviert. Hier findest du ein paar Übungen, die uns diese Aktion im Körper spüren lassen. Ich beschreibe die Partnerübungen jeweils aus der Spotter-Perspektive.

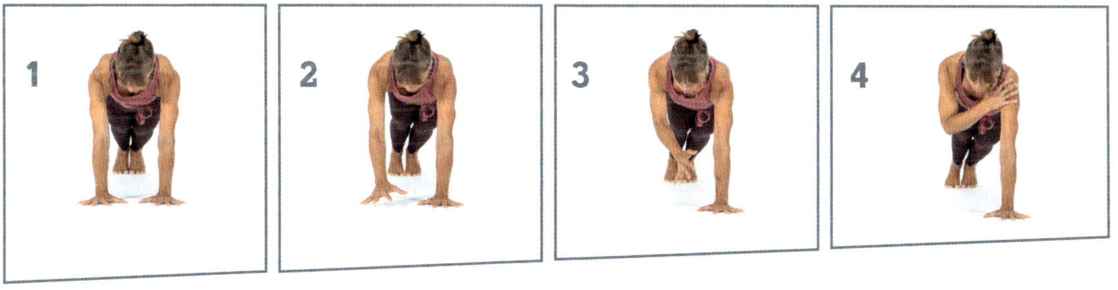

SHOULDER TAPS A

Wiederholungen: 5 Mal pro Seite

1. Komm in die Liegestützposition mit gestreckten Armen, die Schultern über den Handgelenken, die Füße schließen und auf den Zehen aufstellen. Ziehe deine Rippen Richtung Wirbelsäule und presse die Arme in den Boden und deine Beine aneinander.
2. Verlagere das Gewicht leicht auf die linke Hand.
3. Löse die rechte Hand vom Boden.
4. Tippe mit der rechten Hand gegen die linke Schulter. Bringe sie dann gleich wieder zum Boden und wechsle fließend Stütz- und Spielhand.

Lasse deine Hüfte stabil und nimm deinen Körper als solide Einheit wahr.

1
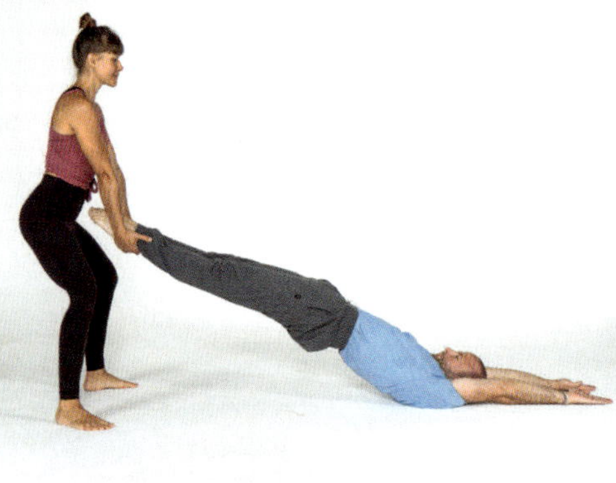

2
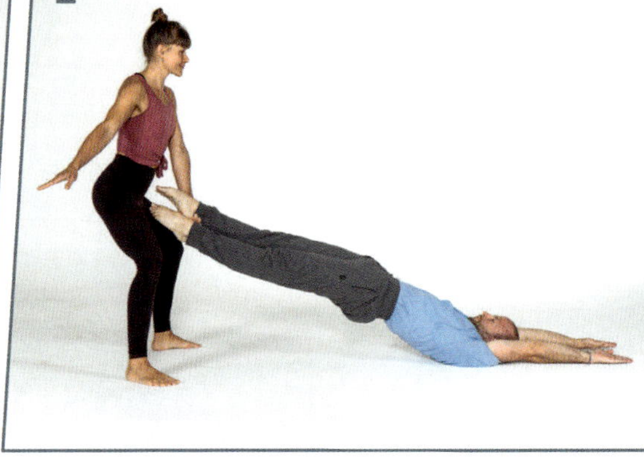

SUPINE TIGHTNESS DRILL A

Um die Mechanik eines Tightness Drills sowohl als Spotter wie auch als Praktizierender zu verstehen, beginnen wir mit einer einfachen Übung, bei der sich der Partner noch nicht in einer Umkehrhaltung befindet.

Wiederholungen: 1–2 Runden à 10–12 Sekunden

1. Dein Partner liegt auf dem Rücken und streckt die Arme schulterbreit entlang der Ohren nach hinten, die Handrücken berühren wenn möglich den Boden. Er hebt beide Beine gestreckt im 45-Grad-Winkel an. Stelle dich mittig hinter seine Füße und komme mit einem geraden Rücken und mehr als schulterbreit geöffneten Füßen in einen Squat. Greife beide Beine deines Trainingspartners am Fußgelenk. Dann hebt dein Partner das Gesäß vom Boden weg und kommt so in einen leichten Arch.
2. Dein Trainingspartner zieht beide Beine aktiv zusammen, um die Körpermitte zu aktivieren. Als Spotter lässt du nun im Wechsel immer ein Bein los, während der Trainierende die Beine weiterhin zueinander zieht und auch das Becken nach oben schiebt. Idealerweise lösen sich die Beine nicht oder nur minimal voneinander.

Übungen zur Festigkeit in einer Umkehrhaltung

Wir praktizieren alle zuvor genannten Aspekte zur Festigkeit nun in einer Umkehrhaltung und fügen kleine Bewegungen als Herausforderung hinzu.

1

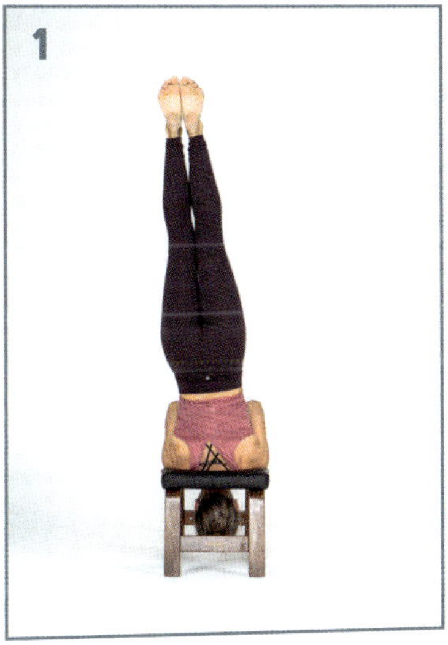

2

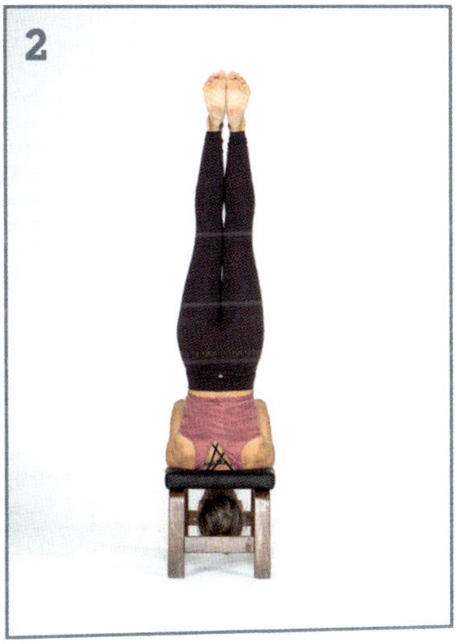

3

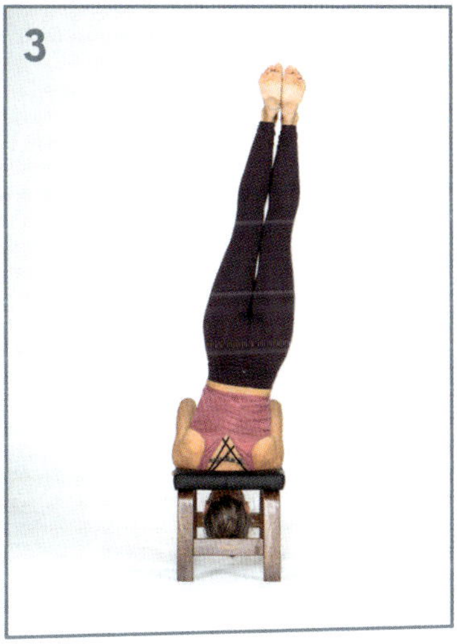

TIGHTNESS DRILL SOLO IM FEETUP A

Upside down kann man die muskuläre Spannung zu Beginn sehr gut im FeetUp trainieren. Ich empfehle diese Übung bewusst im FeetUp und nicht im Kopfstand, da sonst das Von-Seite-zu-Seite-Lehnen für die meisten ein Problem werden könnte und zu Verletzungen führen kann.

Wiederholungen: 1–3 Runden á 3 Mal von Seite zu Seite lehnen.

1. Komme in die Umkehrhaltung im FeetUp und strecke die Beine gerade nach oben. Entspanne deinen Nacken. Presse nun die gestreckten Beine mit gepointeten Füßen aneinander und schiebe die Füße nach oben in die Handstandlinie.
2. Bleibe in dieser geraden Linie, wenn du deine Beine sanft von einer Seite …
3. … zur anderen Seite bewegst.

TIGHTNESS DRILL SOLO IM HANDSTAND F

Der Solo Tightness Drill im Handstand ist sinnvoll für alle, die den Handstand bereits 10 Sekunden halten können und einen verlässlichen Bailout haben. Dann bedeutet er eine wunderbare Übung, um die muskuläre Spannung im Handstand zu halten, auch wenn es einmal »windig« wird.

Wiederholungen: 1–3 Runden á 3 Mal von Seite zu Seite lehnen.

1. Komme in den geraden Handstand.
2. Bleibe in einer geraden Linie, wenn du deine Beine ein paar wenige Zentimeter – von einer Seite …
3. … zur anderen Seite bewegst. Komme dabei immer wieder zur Mitte (Straight) zurück.

Lehne dich nur um ein paar Zentimeter zur Seite. Bitte erinnere dich, dass der FeetUp nicht für größere Gewichtsverlagerungen zur Seite ausgelegt ist. Und auch im Handstand ist es nur ein leichtes Bewegen von Seite zu Seite. Gehe deshalb nur so weit, dass du die Stabilität in der Körpermitte und in den Beinen beibehalten kannst.

Achte darauf, deine Hüfte nicht zu drehen, sondern nach vorne ausgerichtet zu halten.

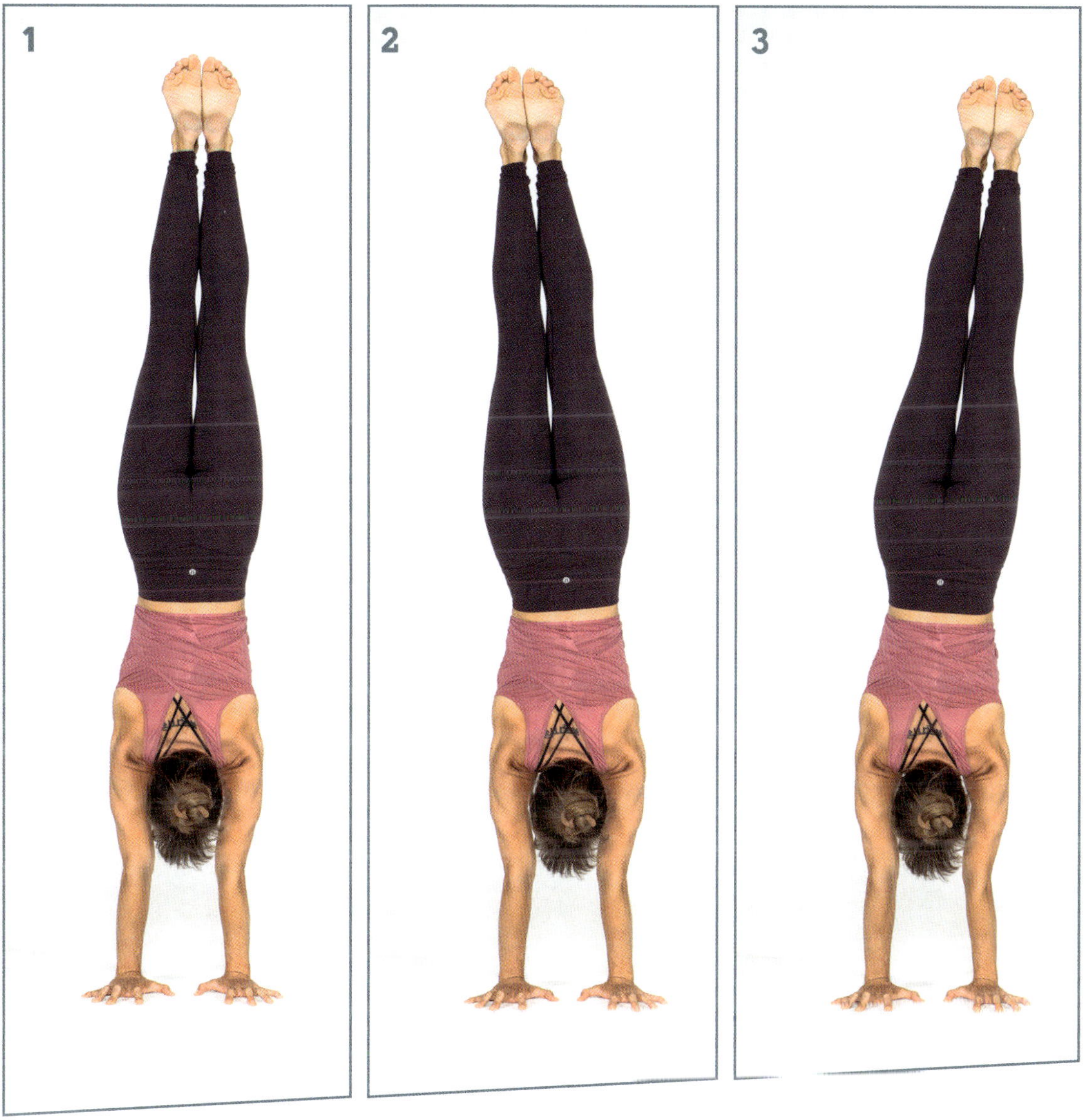
1
2
3

TIGHTNESS DRILL IN EINER UMKEHRHALTUNG: BEINE AUSEINANDERZIEHEN A M

Um die Festigkeit für deinen Partner im Handstand spürbar zu machen, transferieren wir dieselbe Körpermechanik wie im Supine Tightness Drill auf eine Umkehrhaltung.

Wiederholungen: Ziehe je nach Kraft deines Partners 1–3 Mal kurz an den Beinen

1. Dein Partner kommt in den Handstand oder in eine andere Umkehrhaltung. Du stehst hinter ihm. Ziehe deinen Trainingspartner als Spotter an den Beinen sanft nach oben, um das Alignment korrekt aufzubauen.
2. Ziehe dann die Beine deines Partners an den Unterschenkeln achtsam auseinander. Dein Partner hält seinerseits dagegen.

Generell gilt auch hier: Bevor du den Tightness Drill im Handstand übst, probiere ihn in einer einfacheren Umkehrhaltung wie zum Beispiel im Kopfstand, im Unterarmstand oder auf dem FeetUp.

In den ersten beiden Schritten – Alignment und Tightness – halte bitte den Kopf neutral, da es so viel einfacher ist, eine gerade Linie zu finden und eine Rückbeuge (Arch) im Rücken zu vermeiden. Konzentriere dich in der ersten Runde nur auf die Ausrichtung und die Festigkeit, noch nicht auf die Balance.

1

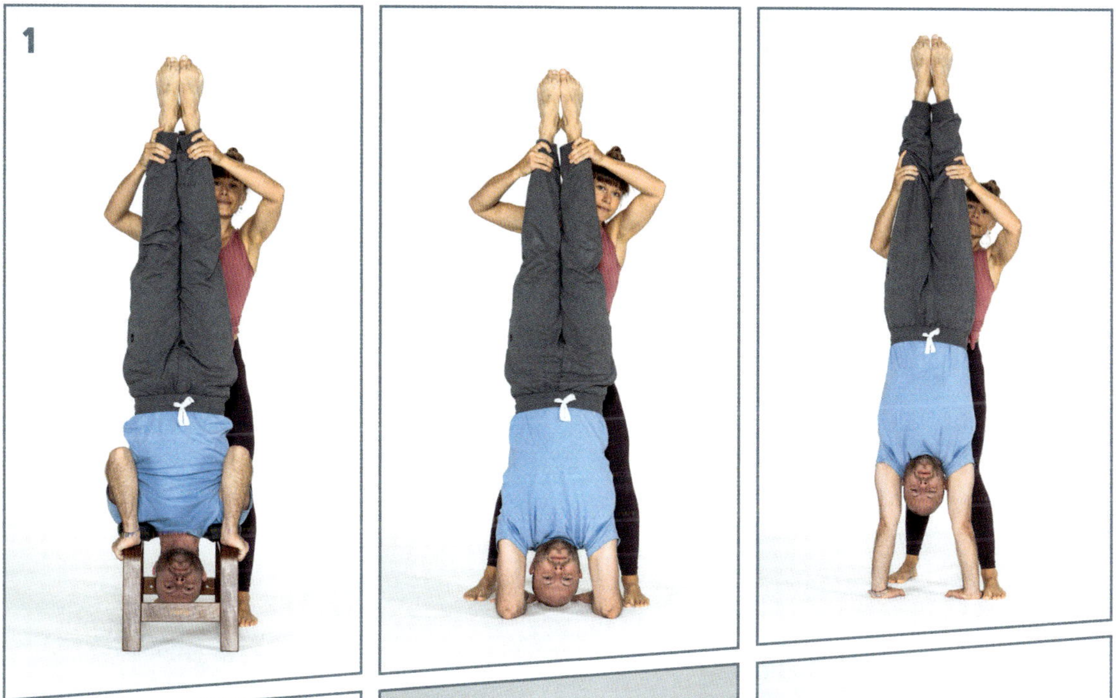

2

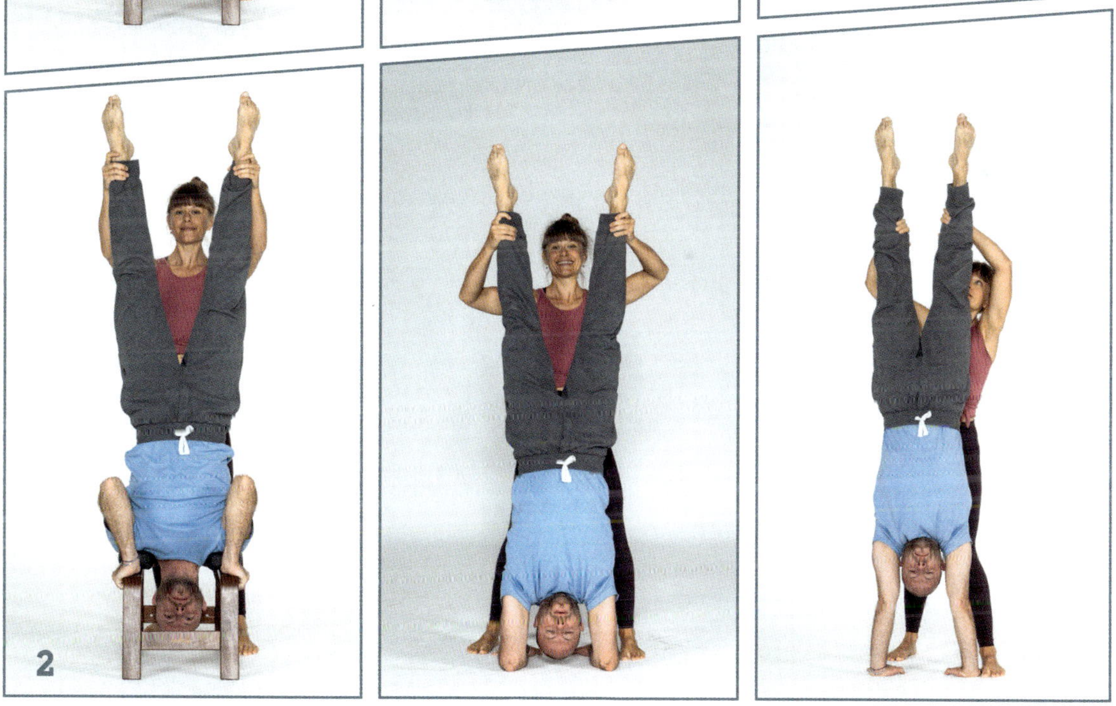

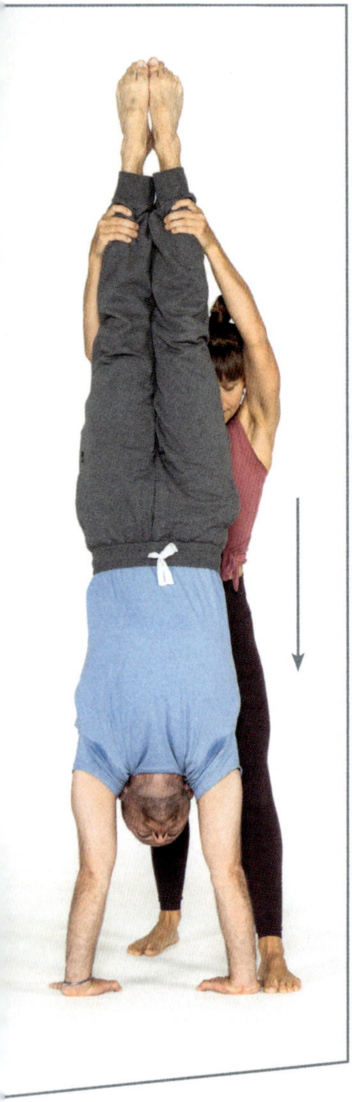

TIGHTNESS DRILL: NACH UNTEN DRÜCKEN F

In Anlehnung an Newtons drittes physikalisches Gesetz (siehe Seite 128) möchte ich einen weiteren Tightness Drill mit euch teilen. Hier gibst du als Spotter Druck in die Handstandlinie deines Partners, damit er dagegenhalten kann – Druck erzeugt Gegendruck. Diese Übung eignet sich nur, wenn du schon sehr gerade im Handstand stehen kannst, dein Rücken und deine Gelenke gesund sind und deine Körpermitte stabil bleibt. Dann ist diese Übung sehr effektiv, auch um etwaige Schwachstellen aufzuzeigen. Du wirst sogleich merken, wo der Druck ankommt beziehungsweise wo dein Körper eventuell leicht einsinkt wie zum Beispiel in den Ellenbogen, den Schultern oder der Körpermitte.

Wiederholungen: 2–3 Mal

1. Dein Partner kommt in den Handstand, du stehst als Spotter hinter ihm. Ziehe deinen Trainingspartner an den Beinen sanft nach oben, um ihn die Extension zu unterstützen.
2. Folge dann mit dem leichteren Tightness Drill, indem du die Beine auseinanderziehst, während dein Partner die Beine zusammenpresst.
3. Wenn dein Partner immer noch kerzengerade im Handstand steht und noch Kraft hat, halte die Beine an den Unterschenkeln fest und drücke ihn nach unten Richtung Boden. Dein Partner im Handstand hält dagegen und schiebt sich aus den Schultern nach oben heraus.

Ein Tightness Drill ist immer anstrengend. Sei deshalb effektiv und präzise in der Durchführung.

Dieser Drill eignet sich nicht gut für andere Umkehrhaltungen, da der Druck nach unten im Kopfstand zum Beispiel kontraproduktiv für die Halswirbelsäule ist. Der FeetUp eignet sich jedoch gut, sobald eine starke Körpermitte vorhanden ist.

Übungen zur Balance

Balance entsteht durch eine Harmonie von Festigkeit und Entspannung. Wenn du also stabil im Handstand stehst, fange an zu singen! Oder rezitiere dein Lieblingsgedicht. Das wird dir helfen, dich zu entspannen und zu atmen – denn nur wer atmet, bleibt auch stehen.

Das Schöne beim Balancetraining ist, dass du es auch in den Alltag einbauen kannst. Alles, was dein dein Gleichgewichtssystem stimuliert, unterstützt dich wiederum darin, deine Balance im Handstand besser zu fühlen. Balanciere auf den Bordsteinen oder stelle dich beim Telefonieren für ein paar Minuten jeweils auf ein Bein. Die Standhaltungen und Armbalancen im Yoga kann ich zudem wärmstens empfehlen.

Hier nun ein paar meiner liebsten Balanceübungen für den Handstand.

Kopfhaltungen

Um die unterschiedlichen Effekte der Kopfpositionen kennen- und fühlen zu lernen, empfehle ich dir, in einer einfacheren Umkehrhaltung zu beginnen und im Handstand mit einem Spotter zu üben.

IM FEETUP A

Die Umkehrhaltung ist im FeetUp sehr leicht zu halten. Er eignet sich deshalb wunderbar, um die unterschiedlichen Kopfpositionen zu üben und ein Gefühl dafür zu entwickeln.

Dauer: Jede Position 2–3 Atemzüge halten

1. **Kopf im Nacken, Nacken gerade, Kinn zum Brustkorb:** Diese Haltung benennt die gängige Kopfposition im Handstand und Unterarmstand, wobei der Kopf gehoben wird, um auf den Boden zu schauen. Wir brauchen diesen visuellen Fokus zu Beginn der Praxis, um die Balance und Raumorientierung upside down zu finden. Achte darauf, den Kopf nicht zu weit nach hinten zu ziehen, da dies deine Wirbelsäule in eine Rückbeuge (»Banana Shape«) bringt.
2. **Nacken gerade:** Auf dem FeetUp ist dies die empfohlene Kopfhaltung, da wir den Blick nicht auf den Boden richten müssen, um zu balancieren wie beim Handstand. Zudem kann man so leichter eine gerade Linie finden. Außerdem ist es wesentlich angenehmer für die Nackenmuskulatur, wenn diese entspannt bleiben kann.
3. **Kinn am Brustkorb:** Dies ist die fortgeschrittenste Kopfhaltung im Handstand und kann deshalb sehr gut erst einmal im FeetUp geübt werden. Ziehe dafür dein Kinn an die Brust heran und bringe den Blick Richtung Bauchnabel oder Füße.

Halte jede Kopfposition für 2 bis 3 Atemzüge statisch, um hineinzuspüren. Übe dann ein paar fließende Übergänge von »Kopf im Nacken« über »Nacken gerade« zu »Kinn am Brustkorb« und zurück.

1

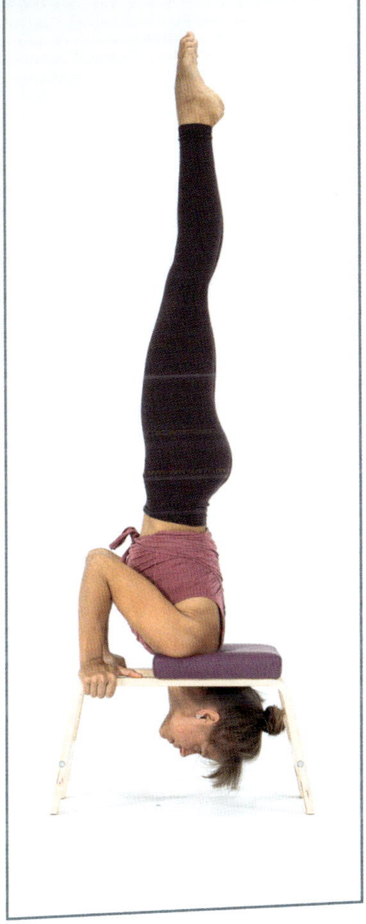

2

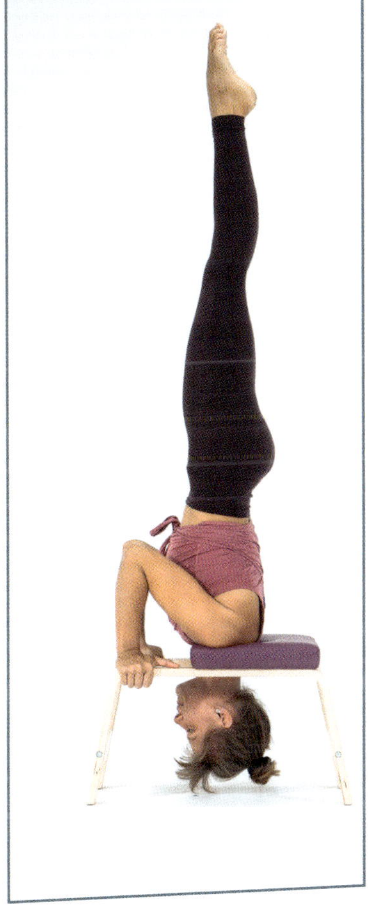

3

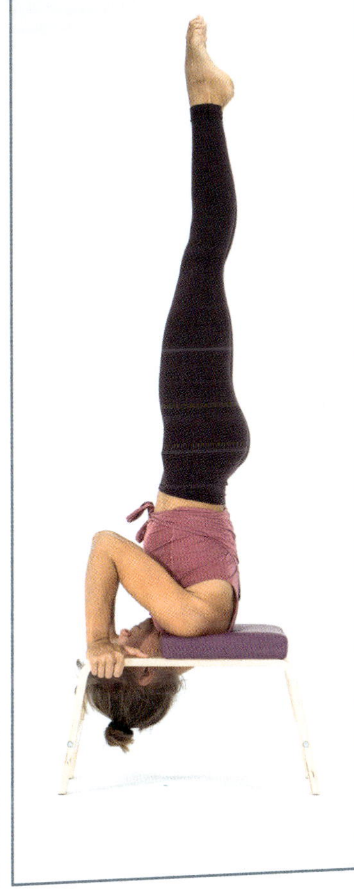

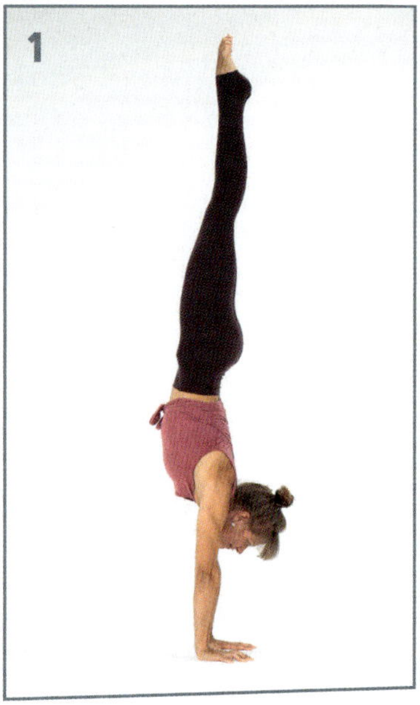

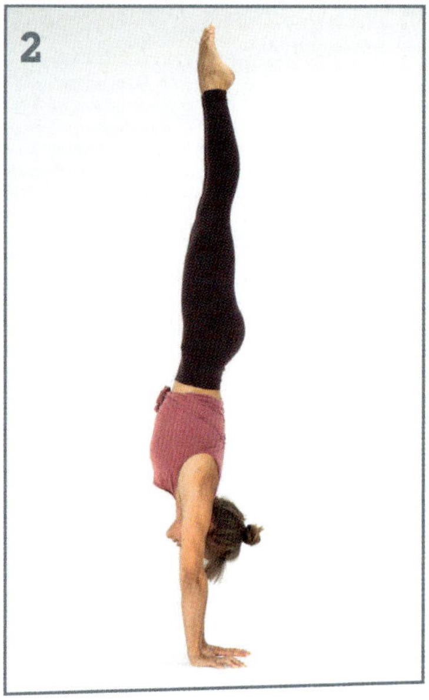

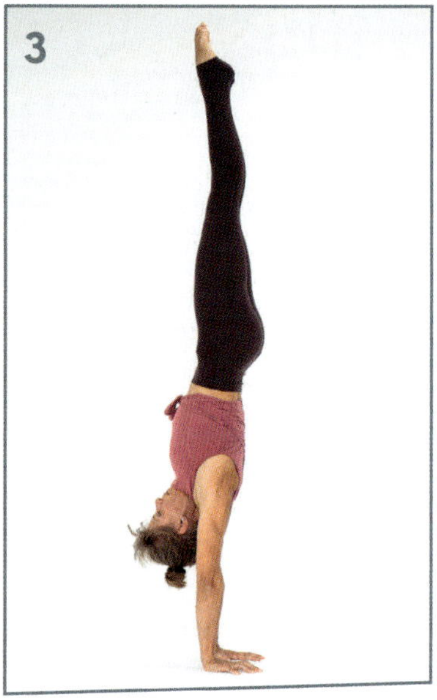

IM HANDSTAND MIT ODER OHNE SPOTTER M F

Komme in einen Handstand und probiere hier die verschiedenen Kopfhaltungen aus. Da die Veränderung der Kopfposition im Handstand auch den visuellen Fokus verändert, empfehle ich, dies zu Beginn mit einem Spotter zu praktizieren. Wenn du dich dann sicher fühlst, übe allein.

Dauer: Jeweils 1-3 Runden statisch 1-2 Atemzüge halten, dann im fließenden Übergang 2–3 Mal wechseln

1. **Kopf im Nacken:** Hebe deinen Kopf und richte den Blick zwischen die Daumen oder Zeigefinger. Achte darauf, nicht hinter die Finger zu schauen, da dies deine Wirbelsäule in eine Rückbeuge (»Banana Shape«) zieht.
2. **Nacken gerade:** Du lässt dafür den Kopf entspannt nach unten hängen und schaust dabei an die dir gegenüberliegende Wand oder auf einen Punkt auf dem Boden weiter von dir entfernt, ohne den Kopf dabei zu heben.
3. **Kinn am Brustkorb:** Dies ist die fortgeschrittenste Kopfhaltung im Handstand, da sie durch den fehlenden visuellen Fokus am schwersten zu balancieren ist. Ziehe für diese Haltung dein Kinn an die Brust heran und bringe den Blick Richtung Bauchnabel oder Füße.

Kinn am Brustkorb

Bisher habe ich immer wieder einmal eine Anmerkung zur Kopfposition im Handstand gemacht. Generell gilt, dass, sobald die Balance in einer Position stabil ist, du dich zusätzlich herausfordern kannst, indem du das Kinn zum Brustkorb nimmst. Das gilt vor allem für die fortgeschrittenen Variationen wie Straight, Straddle, Tuck und Seven (siehe das Kapitel »Handstandformen« ab Seite 161). Hierfür ist die Anweisung »Head in« gebräuchlich. Ich empfehle dir, zuerst statisch zu üben, zum Beispiel in einer Handstandvariation wie Tuck, Straight oder Straddle. Gern kannst du auch für zusätzlichen Support sorgen und an der Wand üben.

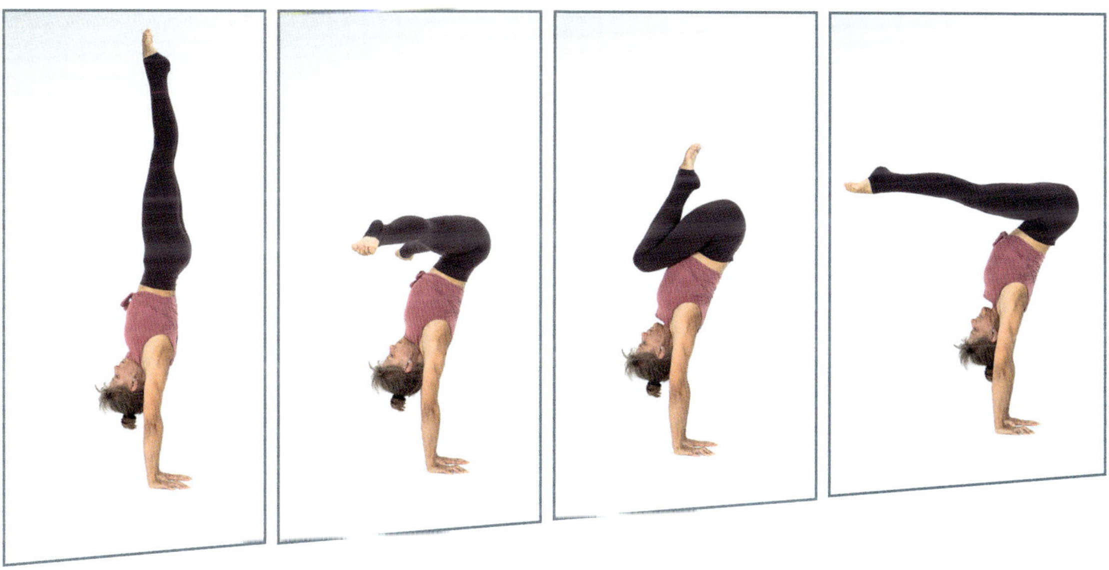

Sind deine Schultern (noch) nicht so flexibel, empfehle ich dir, den Nacken im Handstand gerade zu lassen oder das Kinn zum Brustkorb zu bringen, da so die Schulteröffnung leichterfällt.

Übungen mit Augenbinde

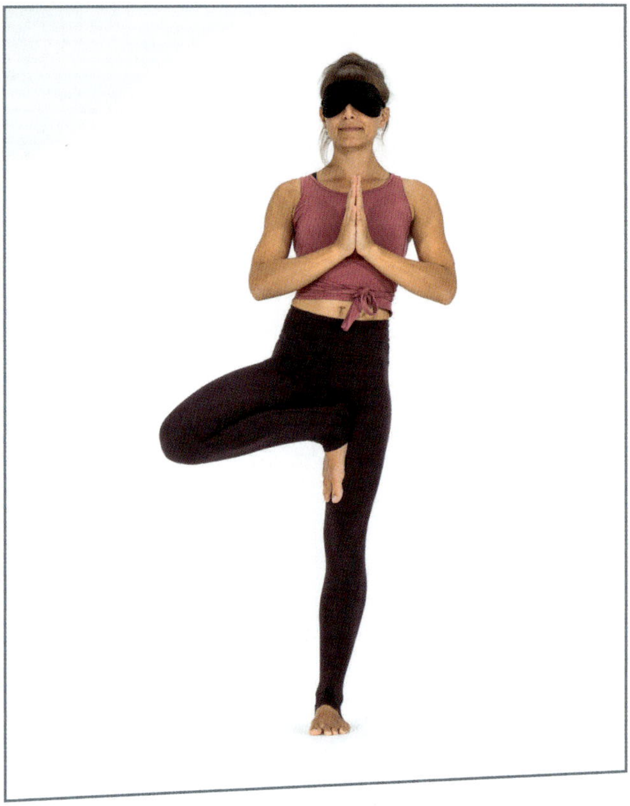

BAUM A

Dauer: Pro Seite 3–5 tiefe Atemzüge

Komme in einen aufrechten, hüftbreiten Stand. Verlagere das Gewicht auf ein Bein und hebe das andere gebeugt nach oben. Platziere den Fuß an der Innenseite deines Standbeines. Bringe die Hände vor dem Brustkorb aneinander. Schließe die Augen und versuche, die Balance zu halten. Nutze für einen intensiveren Effekt eine Augenbinde.

HANDSTAND MIT AUGENBINDE F

Eine fortgeschrittene Balanceübung ist das Balancieren im Handstand oder in einer anderen Umkehrhaltung mit geschlossenen Augen oder einer Augenbinde. Übe zunächst mit einem Spotter.

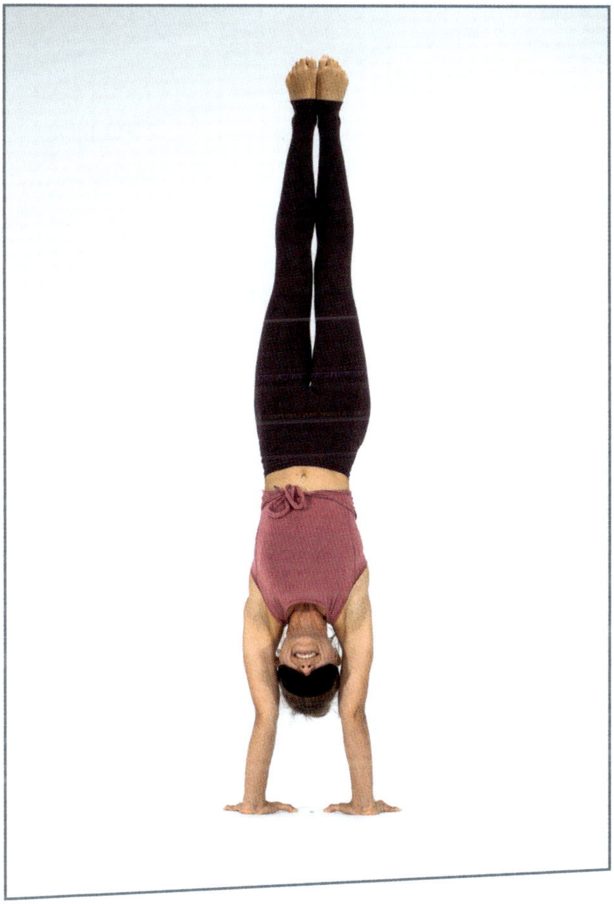

Dauer: So lange halten wie möglich.

Setze deine Augenbinde auf und komme über die Handstand-Startposition mit deinem präferierten Entry in den Handstand. Atme ruhig und versuche, den Handstand so lange wie möglich »blind« zu halten.

Dein Körper wird sich mit der Zeit an das Wegfallen der visuellen Kontrolle gewöhnen und eine verschärfte sinnliche Wahrnehmung und somit ein tiefes Lernerlebnis in Sachen Balance erfahren.

Armbalancen

DIE KRÄHE A M F

Diese Armbalance eignet sich sehr gut, um herauszufinden, wie du deine Hände richtig platzierst, sodass du deine Balance steuern kannst. Der Grund, warum wir in der Krähe nicht nach vorne kippen, sind unsere zehn Finger, die wie eine Bremse in den Boden pressen. Genau diese Aktion transferieren wir später auf den Handstand, um oben zu bleiben. Der Schwierigkeitsgrad dieser Übung ist abhängig vom Level der Kraft, Ausdauer und Balance. In der Regel gilt: Je mehr die Arme gestreckt sind und je höher die Hüfte liegt, desto schwieriger wird die Krähe und desto näher liegt die Übung am Handstand.

Wiederholung: 1–3 Runden à 3–5 langsame Atemzüge

1. M F Komme in eine tiefe Hocke und platziere die Hände mit gespreizten Fingern, die Mittel- oder Zeigefinger parallel zueinander, schulterweit auf dem Boden. Strecke die Arme, schiebe die Schultern weiter nach vorn, maximal bis über die Fingerspitzen, und lege die Knie auf den Trizeps, also auf die Oberarmrückseiten unterhalb deiner Achselhöhle. Komme auf die Zehenspitzen und verlagere den Schwerpunkt deiner Körpermitte zwischen die Hände. Presse dabei die Fingerspitzen aktiv in den Boden. Hebe vorerst einen Fuß vom Boden ab, dann den anderen und schließlich, wenn es sich ausbalanciert anfühlt, beide zugleich. Bringe die großen Zehen aneinander, damit du die Achse deines Körpers spüren kannst. Strecke die Arme so weit wie möglich und ziehe deine Hüfte nach oben. Der muskuläre Fokus liegt im Core.
2. A Für eine einfachere Variante der Krähe drehst du die Finger leicht zueinander, damit die Ellenbogen gebeugt im 45-Grad-Winkel nach außen zeigen. Hier ist es leichter, die Knie oder Schienbeine auf den Oberarmen abzulegen. Außerdem bist du näher am Boden, sodass du vielleicht weniger Angst vor dem Vornüberkippen hast.

1

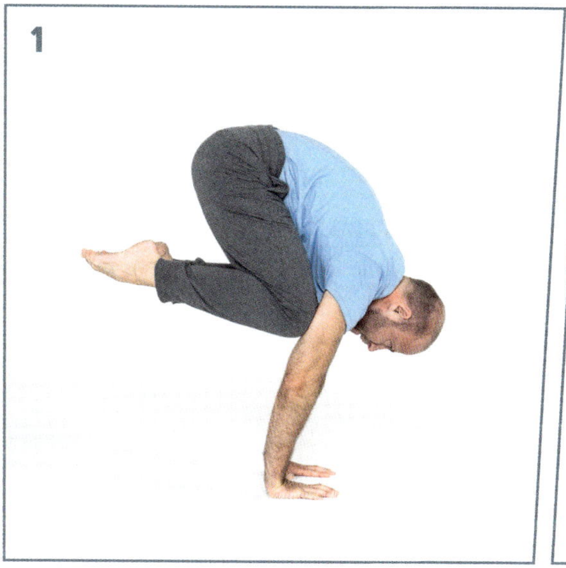

2

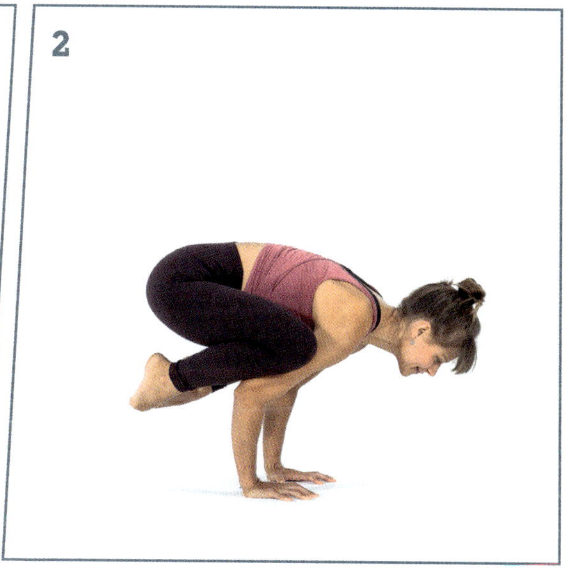

Die natürliche Angst in der Krähe ist, nach vorne zu kippen und auf dem Kopf oder der Nase zu landen. Lege dir deshalb gern ein dickes Kissen als »Airbag« vor deine Hände.

Wenn du mit einem Spotter trainierst, kann dieser sich vor dich hocken, seine Hände unter deine Schultern bringen und dich so bei Bedarf auffangen und dich sanft an den Schultern wieder nach hinten auf die Füße schieben.

Übungen im Handstand an der Wand

MINI-SPLIT A

Du kannst dich in dieser sowie in den folgenden Balancehaltungen an der Wand wunderbar von einem Spotter unterstützen lassen.

Wiederholungen: 1–3 Runden

1. Komme in die Handstand-Startposition mit circa 20 Zentimetern Abstand und dem Rücken zur Wand. Kicke dich an der Wand in den Handstand hoch. Das Bein, mit dem du hochgekickt bist, kommt mit der Ferse an die Wand, das andere Bein bleibt in einem Mini-Split ein Stück vor dem Körper.
2. Richte die Hüfte gerade nach vorne aus, strecke die Arme und presse die Hände nach unten in den Boden und ziehe den Bauchnabel Richtung Wirbelsäule. Richte den Blick zwischen die Zeigefinger.
3. Atme ein und presse mit der Ausatmung die Fingerspitzen in den Boden. Löse die Ferse des hinteren Fußes von der Wand. Entweder findest du den »Sweet Spot of Balance« und bleibst für einen Moment frei stehen, oder du landest wieder mit deinen Füßen auf dem Boden.

Egal, ob du die Balance halten kannst oder gleich wieder auf den Füßen landest – der Trainingseffekt ist eingetreten, mit dem Ziel, deine Fingerspitzen zu aktivieren und für das Balancieren im Handstand vorzubereiten.

Wenn du diese Übung beherrschst und du dich weiter fordern möchtest, vergrößere den Abstand graduell in der Startposition zur Wand und komme statt in den Mini-Split in den Medium oder Full Split. Erschrecke nicht, wenn du beim Nach-oben-Kommen durch den größeren Abstand länger auf die Wand warten musst. Dein Fuß landet in jedem Fall an der Wand.

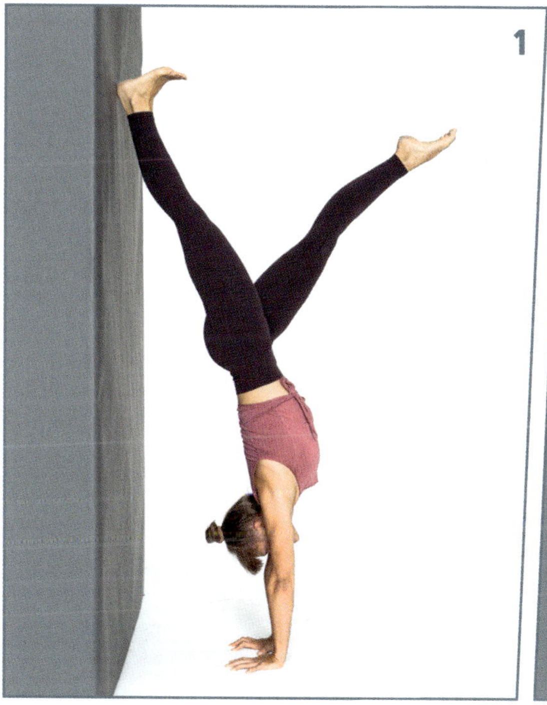
1

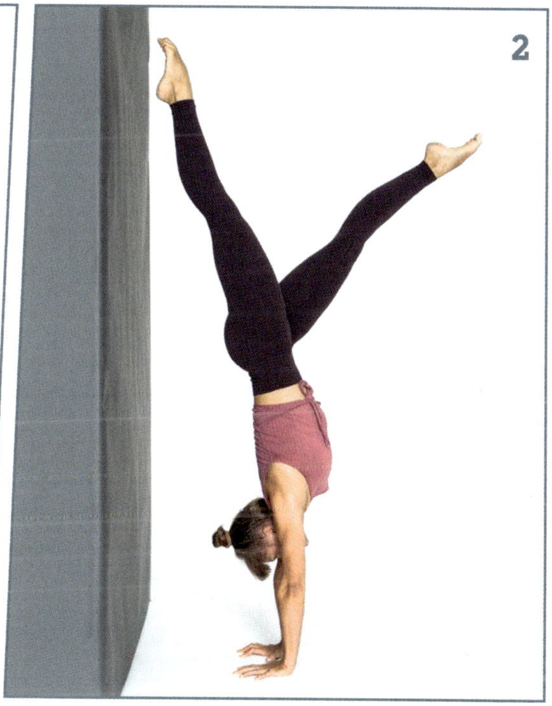
2

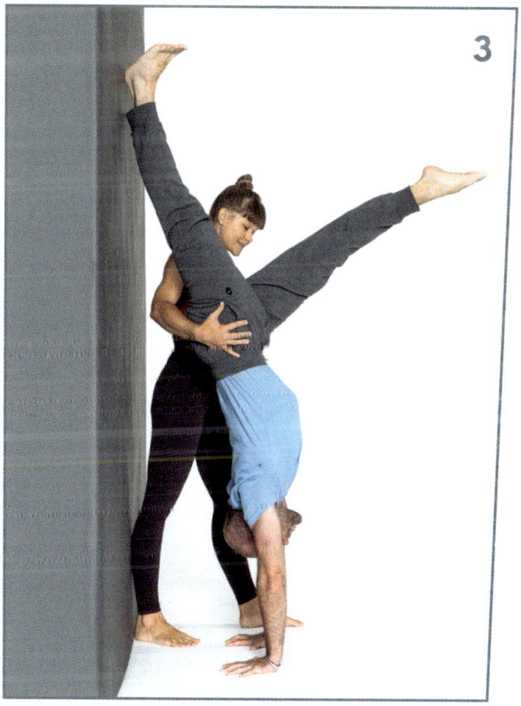
3

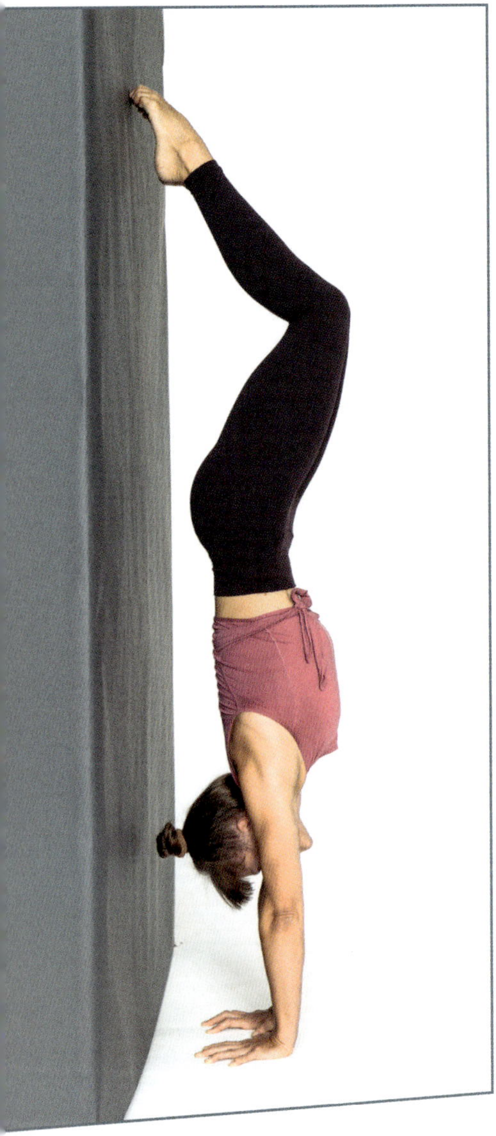

MINI-TUCK A

Wiederholungen: 1–3 Runden

Komme in die Handstand-Startposition mit circa 10 Zentimetern Abstand und dem Rücken zur Wand. Schaue zwischen deine Zeigefinger auf den Boden. Kicke ein Bein oder springe mit beiden Beinen gleichzeitig im Tuck an der Wand in den Handstand. Strecke die geschlossenen Beine nach oben aus und pointe die Zehen. Atme ein und beuge mit der Ausatmung die Beine leicht an, bis nur noch die Zehenspitzen die Wand berühren. Entspanne dabei den Bauch und das Gesäß. Atme ein und presse mit der Ausatmung die Fingerspitzen in den Boden. Löse die Füße von der Wand. Entweder findest du den »Sweet Spot of Balance« und bleibst für einen Moment frei stehen, oder du landest mit deinen Füßen auf dem Boden.

Egal, ob du die Balance halten kannst oder gleich wieder auf den Füßen landest – der Trainingseffekt ist eingetreten: Du aktivierst deine Fingerspitzen und bereitest deinen Körper für das Balancieren im Handstand vor.

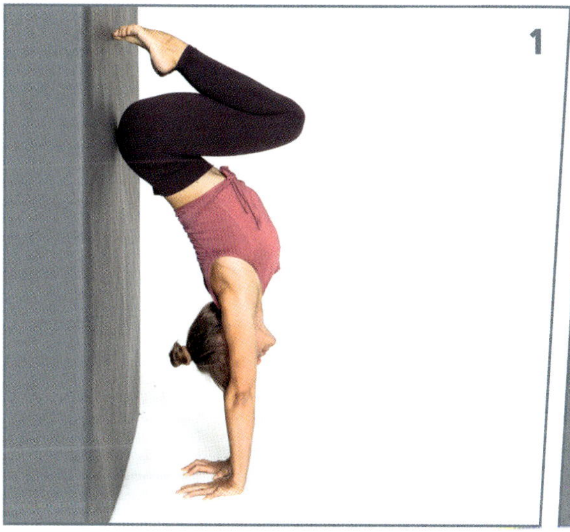

1

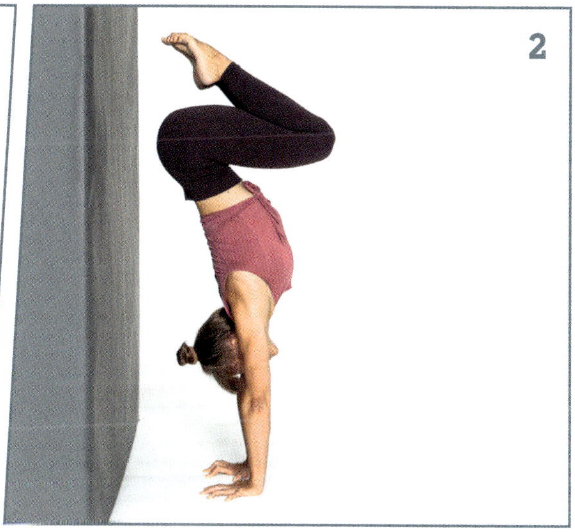

2

MEDIUM TUCK M

Wiederholungen: 1–3 Runden

1. Komme in die Handstand-Startposition mit circa 15 Zentimetern Abstand und dem Rücken zur Wand. Schaue zwischen deine Zeigefinger auf den Boden. Komme in den Handstand an der Wand. Atme ein und beuge mit der Ausatmung die Beine, bis die Oberschenkel – wenn möglich – parallel zum Boden sind. Schließe die Beine und pointe die Füße, die Zehenspitzen berühren die Wand.
2. Atme ein und presse mit der Ausatmung die Fingerspitzen in den Boden. Löse die Zehen minimal von der Wand. Entweder findest du den »Sweet Spot of Balance« und bleibst für einen Moment frei stehen, oder du landest mit deinen Füßen auf dem Boden.

Wenn der Tuck neu ist für dich, lasse die Beine an der Wand erst einmal gestreckt, wenn du in den Handstand kommst, und beuge dann deine Beine. Sobald deine Schultern beim Tuck stabil über den Handgelenken bleiben, kannst du direkt mit dem Tuck Jump nach oben in den Handstand kommen.

MEDIUM SPLIT TO DOUBLE STAG M

Wiederholungen: 1–3 Runden

1. Komme in die Handstand-Startposition mit 30 bis 50 Zentimetern Abstand und dem Rücken zur Wand. Schaue zwischen deine Zeigefinger auf den Boden. Kicke dich an der Wand in den Handstand hoch. Das Bein, mit dem du hochkickst, kommt mit der Ferse an die Wand, das andere Bein bleibt in einem Medium Split vor dem Körper. Richte die Hüfte gerade nach vorne aus, presse die Arme nach unten in den Boden und ziehe den Bauchnabel Richtung Wirbelsäule. Du schaust immer noch zwischen den Zeigefingern auf den Boden.
2. Beuge nun beide Beine in einen Double Stag deiner Wahl und pointe beide Füße. Dein hinterer Fuß berührt nun mit den Zehenspitzen die Wand statt mit der Ferse. Atme ein und presse mit der Ausatmung die Fingerspitzen in den Boden. Löse den Fuß des hinteren Beines von der Wand. Entweder findest du den »Sweet Spot of Balance« und du bleibst für einen Moment frei stehen, oder du landest mit den Füßen auf dem Boden.

Variante: Mini-Split to Double Stag: Statt zuerst in den Medium Split zu gehen, komme in einem Mini-Split nach oben in den Handstand. Dafür brauchst du nur 10 Zentimeter Abstand zur Wand, wenn du zu Beginn deine Hände platzierst.

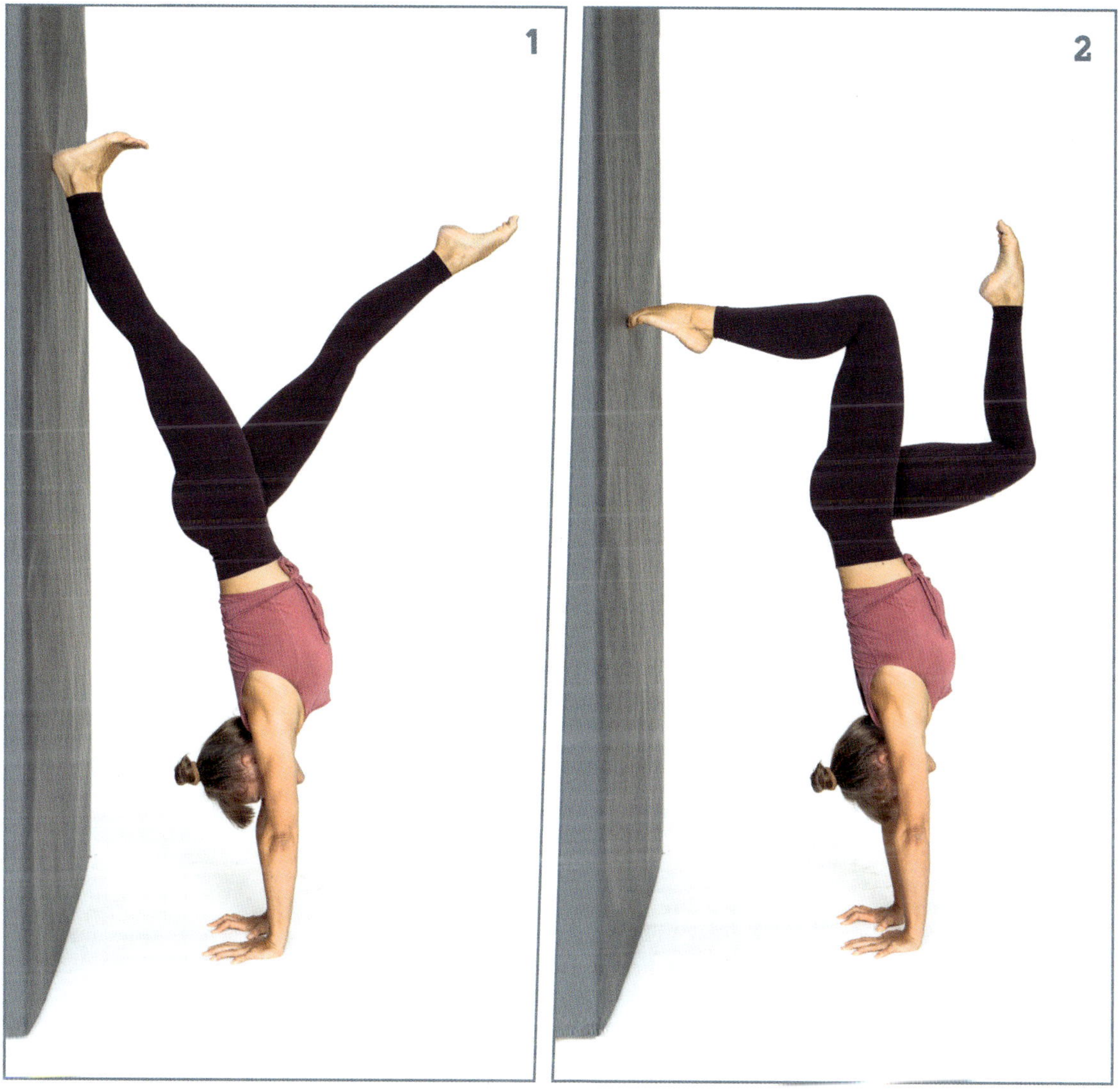

ATB-Tipps auf einen Blick

Sobald du die einzelnen Schritte von ATB – Alignment, Tightness und Balance – verstanden hast, gehst du weiter und übst die besprochenen Positionen frei im Unterarm- oder im Handstand. Bitte denke daran, den Kopf neutral zu halten, so erreichst du das bestmögliche Alignment.

1. Alignment: Der Spotter zieht die Beine des Handstand Übenden nach oben, dieser richtet sich aktiv auf.
2. Tightness: Der Spotter zieht die Beine des Handstand Übenden sanft auseinander und drückt nach unten, der Handständler hält dagegen und stabilisiert per Muskelkraft.
3. Balance: Der Spotter hält mit den Händen oder Fingern die Hüfte oder die Oberschenkel und praktiziert das sogenannte »Hot Potato Spotting«. Der Handstand Übende richtet den Blick zwischen die Zeigefinger, behält seine Aufrichtung anhand der Mittellinie seines Körpers, setzt alle für die Aufrichtung notwendigen Muskeln ein (siehe Seite 107) und balanciert sich über den Druck mit den Händen und Fingerspitzen aus.

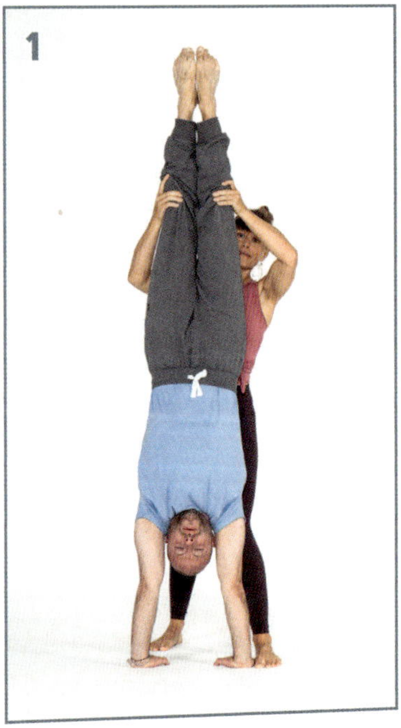
1

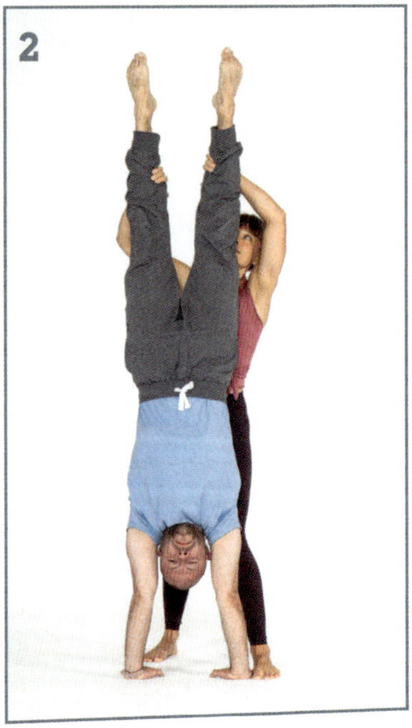
2

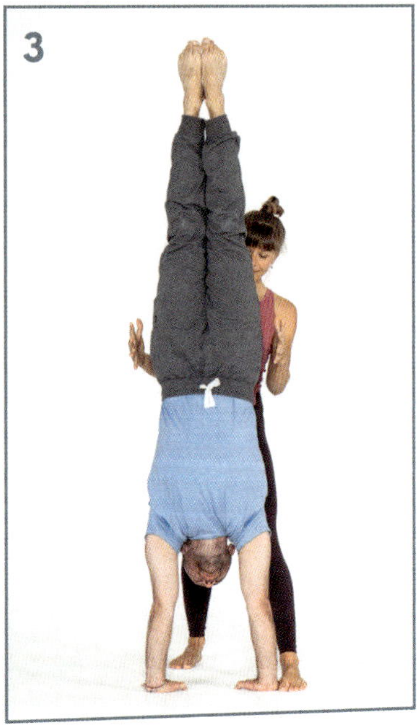
3

HANDSTANDFORMEN

Sobald du das Fundament beherrschst, sprich deinen Handstand etwa 10 Sekunden halten kannst, dürfen die »Spiele« beginnen ... Wie kannst du deine Beine bewegen, ohne aus dem Gleichgewicht zu kommen? Bei Beinvariationen im Handstand sind der Kreativität keine Grenzen gesetzt. Wichtig zu beachten ist, dass jede Position bei jedem Übenden anders aussehen kann, da sie stark von der individuellen Kraft und Flexibilität des Handstand Praktizierenden abhängt – und kein Körper gleicht dem anderen. Sei gerade am Anfang nicht zu streng und probiere die Positionen, so gut es dir gelingt. Mit regelmäßigem Training kannst du die einzelnen Positionen perfektionieren.

Generell gilt, dass die Technik meist gleich bleibt, egal, welche Handstandvariante du praktizierst. Im Straddle, im Tuck und in anderen Variationen schiebst du immer die Hände und Arme in den Boden und bringst die Schultern zu den Ohren, um eine starke Basis zu kreieren. Von dort aus können die Beine und die Hüfte dann frei in der Luft agieren. Auch das Steißbein muss aufgestellt bleiben, vor allem sobald wir die Hüfte innerhalb einer Variation nach hinten schieben, wie zum Beispiel im Full Straddle, um die Integration der Körpermitte beizubehalten. Sobald wir jedoch fortgeschrittenere Variationen praktizieren, wie zum Beispiel eine Rückbeuge im Handstand, heben sich einige der Techniken des gerade nach oben ausgerichteten Handstands auf. Nehmen wir den Skorpion-Handstand. Dort schiebt sich das Steißbein beispielsweise in die andere Richtung, um die Rückbeuge zu vertiefen.

Ich empfehle dir, jede Beinvariation erst einmal in einer einfacheren Umkehrhaltung zu praktizieren, damit du dich ganz auf die Form selbst fokussieren kannst.

Lasse in allen Beinvariationen die Füße gepointet. Das hilft dabei, die Richtung zu spüren, die Beinmuskulatur zu aktivieren und die komplette Ästhetik der Form zu kultivieren.

Hier eine Auswahl der Handstand-Klassiker samt Beispiel in einer weiteren Umkehrhaltung:

Straight

Die Position »Straight« ist das Fundament einer jeden Umkehrhaltung. Ich empfehle, immer in Straight zu beginnen und aufzuhören. So fühlt sich die gerade Linie irgendwann wie dein »Handstand als Zuhause« an. Er wird zu der Haltung, in die du immer wieder zurückkehren kannst, wird zu deiner neutralen Basis. Außerdem eignet sich die gerade Linie, um die vielen Korrekturen und Techniken anzuwenden, die du danach auch in den unterschiedlichen Handstandformen brauchst.

Um ein Straight einzunehmen, praktiziere alle Schritte, die du im Kapitel »Der korrekte Aufbau des geraden Handstands« unter »Straight« und unter »ATB – Alignment« beschrieben findest.

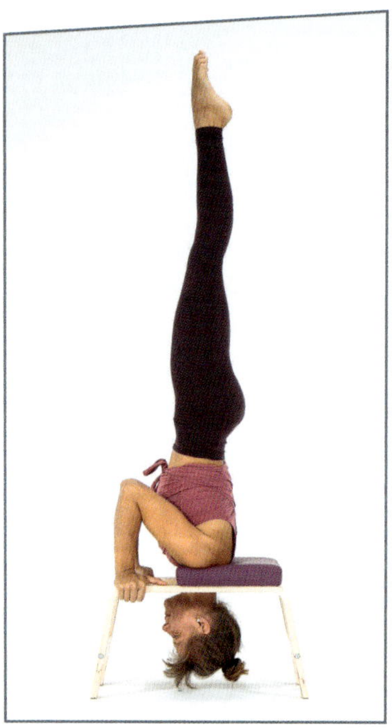

Mit dem FeetUp

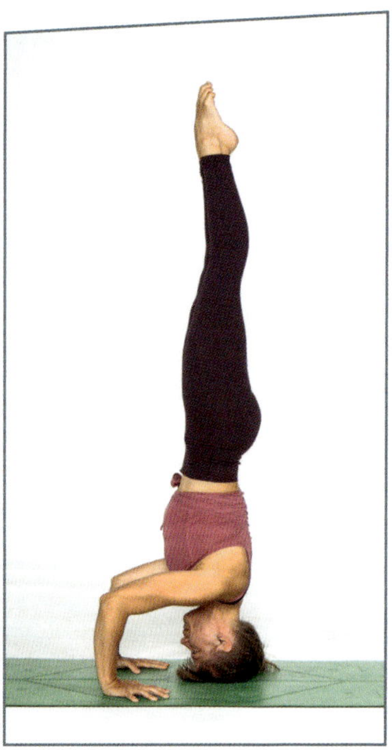

Im Kopfstand

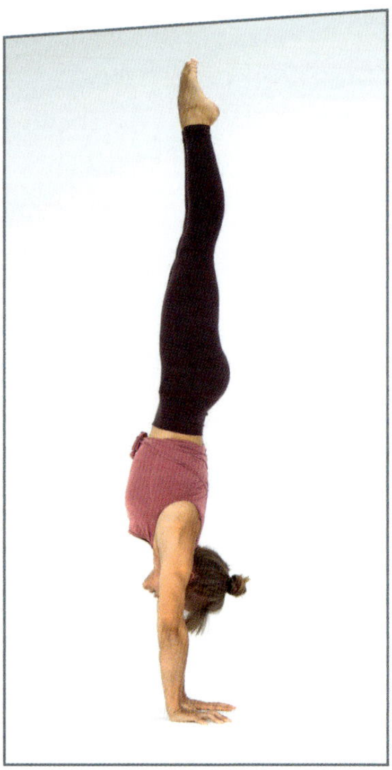

Im Handstand

Bei einigen Körpern wird die Linie erst komplett gerade, wenn das Kinn zum Brustkorb gebracht wird. Die Anweisung lautet: »Head in« (siehe dazu auch Seite 149).

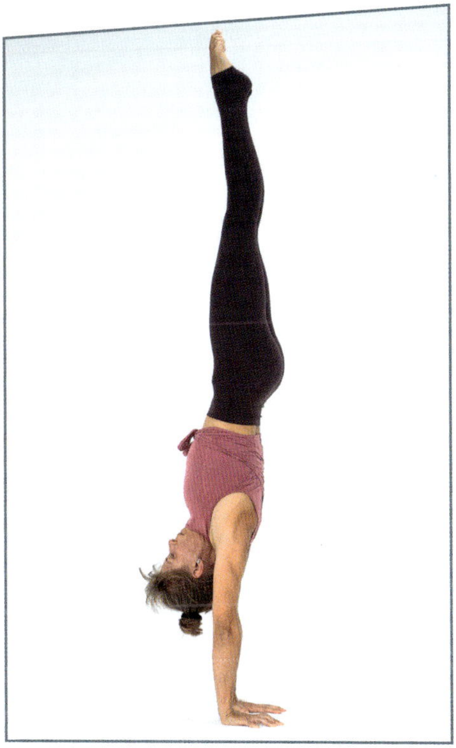

Head in

Fortgeschrittene Handpositionen

Sobald du den geraden Handstand meisterst, kannst du mit unterschiedlichen Handpositionen spielen.

Schulterweite Handposition: Das ist der Handstand-Klassiker – genau so, wie du ihn im Straight (siehe Seite 162) aufbaust.

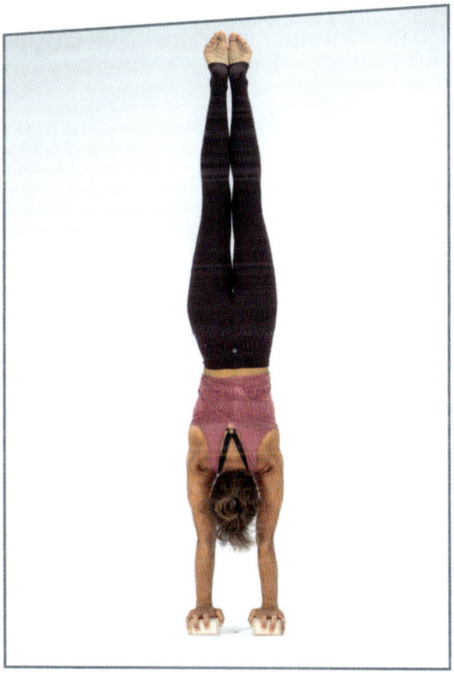

Schulterweite Handposition

Enge Handposition

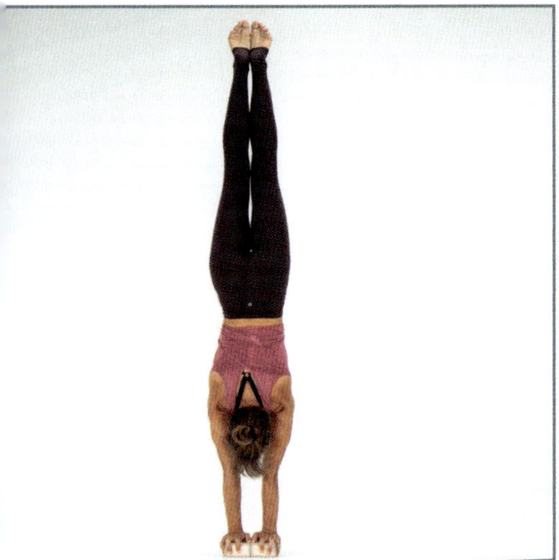

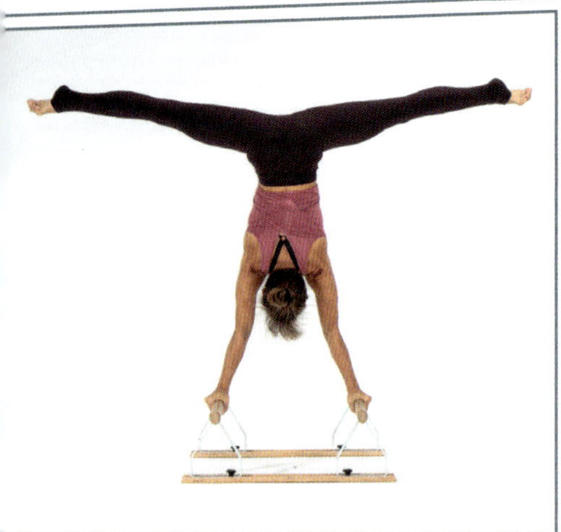

Weite Handposition

Enge Handposition: Platziere deine Hände auf dem Boden oder auf Cubes so weit aneinander wie möglich, sodass du weiterhin deine Finger spreizen kannst. Idealerweise berühren sich die Daumen in dieser Position. Schaue auch hier zwischen die Zeigefinger. Wenn du Cubes nutzt, schaue zur hinteren Linie der Cubes. Strecke die Arme komplett durch und beachte alle Techniken des geraden, stabilen Handstandes auch in dieser Handposition.

Achte bei dieser ungewohnten Handhaltung verstärkt auf deine Handgelenke. Praktiziere sie mit einem Spotter, wenn sich deine Handgelenke fragil anfühlen, und komme aus der Haltung, wenn du Schmerzen verspürst.

Weite Handposition: Die weite Handposition eignet sowohl beim Üben auf dem Boden als auch auf Parallettes. Da durch den veränderten Winkel in den Handgelenken und Schultern in dieser Haltung die Finger nach außen gedreht werden müssen, ist es schwerer, den Handstand hier mit den Händen auszubalancieren, da wir die Finger nicht als Bremsen in den Boden pressen können. Mein Favorit sind in dieser Variante die Parallettes, da die Griffe die optimale Rotation der Gelenke in dieser Position unterstützen und zusätzlichen Halt geben.

Probiere sowohl die enge als auch die weite Handposition vorerst im Push-up, um den unterschiedlichen Winkel in den Handgelenken und Schultern kennenzulernen, bevor du mit dem gesamten Gewicht im Handstand auf deine Hände kommst.

Straddle

Der Straddle fällt am Anfang den meisten Menschen relativ einfach, da durch die geöffneten Beine der Schwerpunkt des Körpers tiefer liegt und so die Balance leichter zu finden ist. Um die nötige Flexibilität zu erreichen, dehne dich im »Pancake« (siehe Seite 81) und im »Frog« (siehe Seite 86) am Boden. Je nach Flexibilität fällt dein Straddle mehr oder weniger weit aus. Da im Mini- und Medium Straddle der Winkel von Bein und Hüfte geöffnet bleibt, eignen sich diese Varianten gut für den einarmigen Handstand oder für andere Handstandübungen, die eine gerade Linie erfordern. Im Full Straddle befinden sich die Füße, je nach Flexibilität, auf der Bauchseite leicht vor dem Körper. Hier findest du ein paar Fotos als Anregung, welche Möglichkeiten es im Straddle gibt.

Mini-Straddle

Hier sind die Beine nur leicht zur Seite geöffnet. Die Form sieht aus wie ein kleines V.

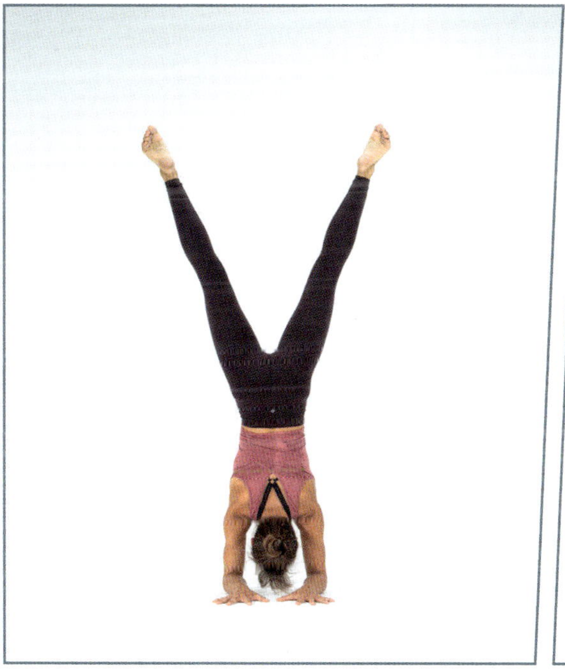

Im Unterarmstand

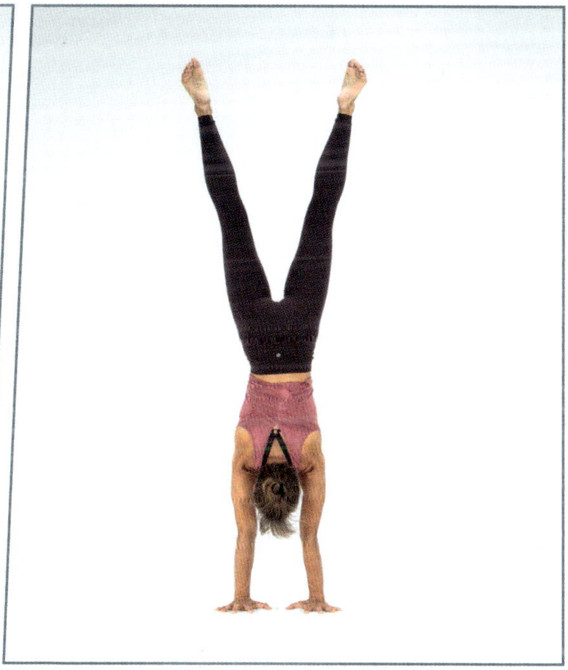

Im Handstand

Medium Straddle

Öffne die Beine so weit wie möglich, ohne die Beine in der Hüfte zu beugen.

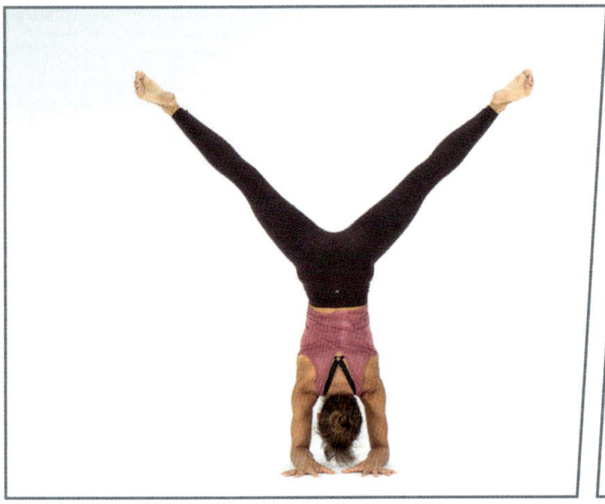

Im Unterarmstand

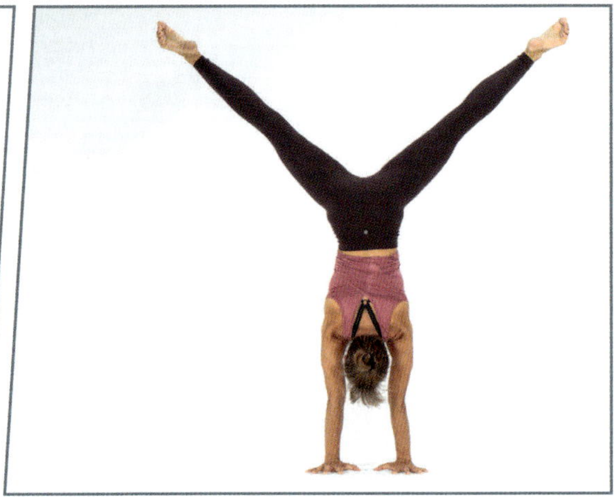

Im Handstand

Full Straddle

Gehe in das Maximum der Flexibilität, sodass ein Winkel an Hüfte und Beinen entsteht, die Füße ziehen leicht nach vorn. Man spricht hier auch von einem Pike Straddle.

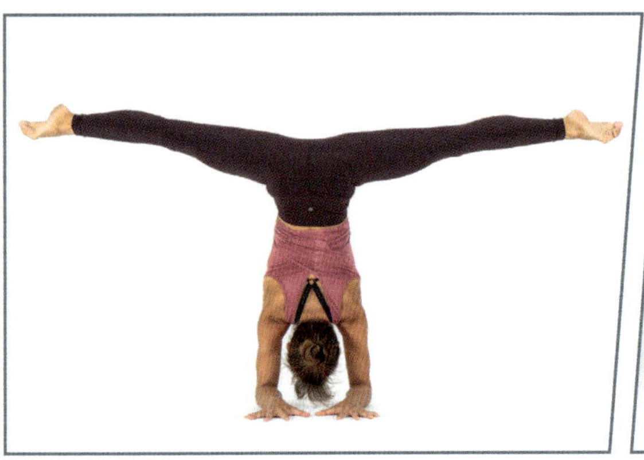

Im Unterarmstand

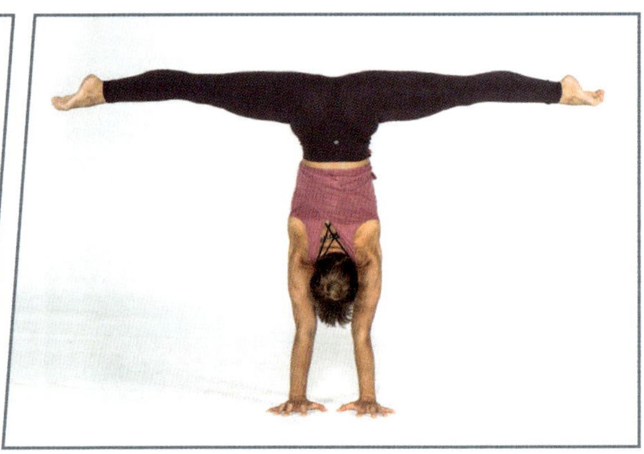

Im Handstand

Half Straddle

Nur ein Bein wird zur Seite geöffnet. Das andere Bein bleibt gestreckt im Straddle.

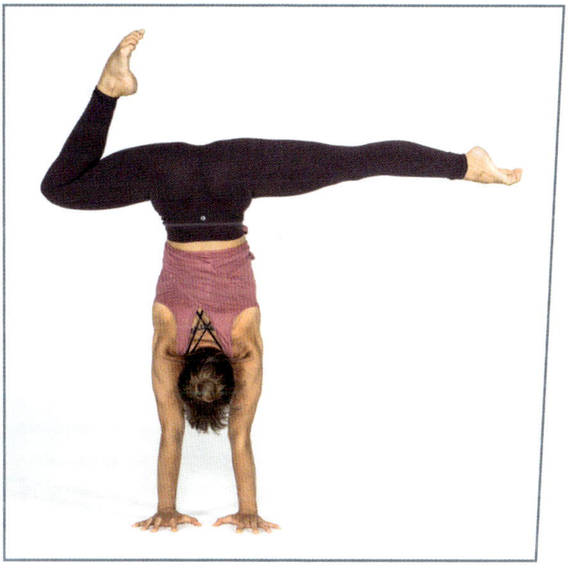

Im Handstand

Tipps für den Straddle

- Es hilft, wenn du dir vorstellst, wie du – insbesondere im Full Straddle – deine Füße in die Raumecken zielst.
- Erinnere dich in allen Straddle-Variationen immer wieder daran, die Füße zu pointen und die Beine zu aktivieren. Dadurch erhältst du viel Stabilität und bist korrekter im Alignment. Für eine saubere Form behalte beide Füße auf derselben Linie.
- Da im Straddle die Tendenz, in eine Rückbeuge zu kommen, am größten ist, denke verstärkt daran, das Steißbein zur Körpermitte zu schieben und den Bauchnabel Richtung Wirbelsäule zu ziehen, um den unteren Rücken so gerade und die Körpermitte so stabil wie möglich zu halten.

Tuck

Im Tuck befinden sich die Beine in einem Päckchen vor dem Körper, weshalb die Schulter- und die Rückenmuskulatur dieses Gewicht ausgleichen müssen. Auch die aktive Flexibilität in Schultern, Beinen und Hüften wird hier entscheiden, wie tief du die Knie an den Körper heranziehen kannst. Zu Beginn, wenn sich die Muskulatur noch im Aufbau befindet, ist der Tuck deshalb für viele Menschen schwieriger, weil die Angst aufkommen kann dass die Schultern nach vorn kollabieren. Es geht also darum, die entsprechenden Muskeln zu trainieren, damit du sicher in den Tuck springen kannst. Hier findest du einige Variationen des Tuck.

Mini-Tuck

Schließe die Beine und beuge die Knie in einem 45-Grad-Winkel. Die Füße bleiben dabei über der Hüfte.

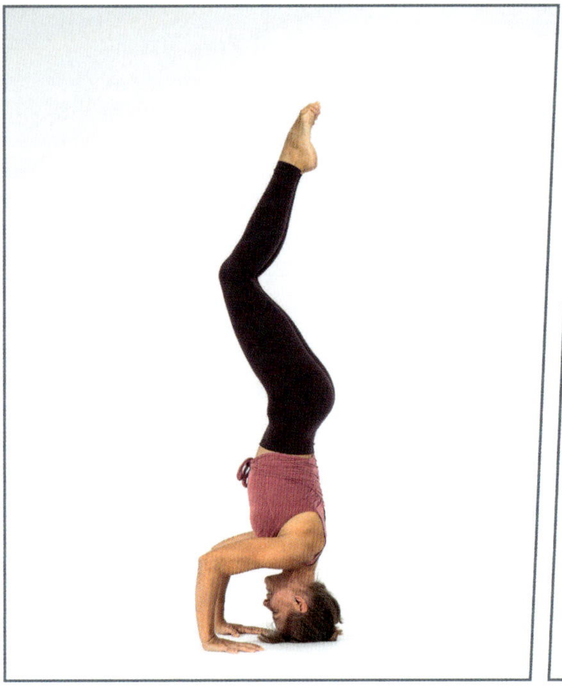

Im Kopfstand

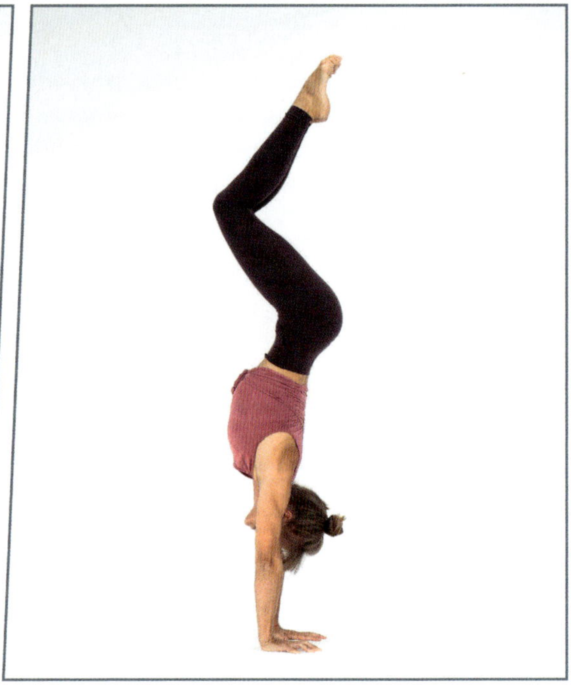

Im Handstand

Medium Tuck

Die Knie kommen auf Hüfthöhe, bis die Oberschenkel in einem 90-Grad-Winkel zum Oberkörper ausgerichtet sind. Die Fersen streben Richtung Gesäß. Die Hüfte schiebt hier leicht nach hinten.

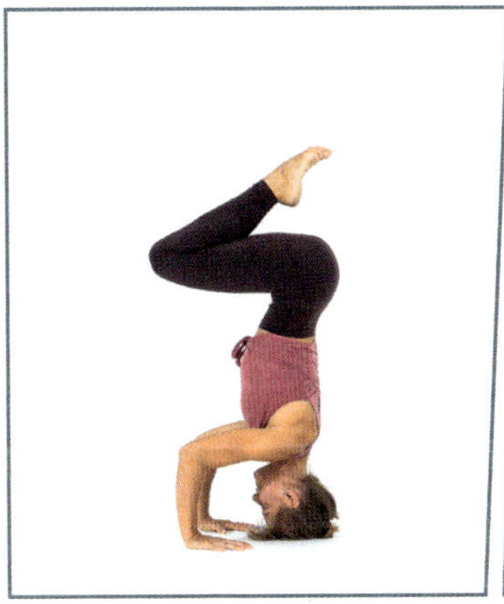

Im Kopfstand

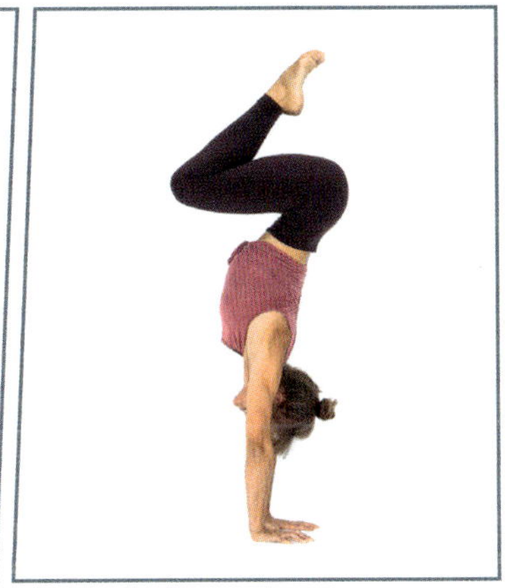

Im Handstand

Full Tuck

Ziehe die Knie zum Brustkorb und die Fersen Richtung Hüfte. Die Oberschenkel liegen auf dem Bauch auf und werden aktiv zum Oberkörper hingezogen, um die Position kompakt und stabil zu halten. Die Schienbeine sind parallel zur Rückenlinie.

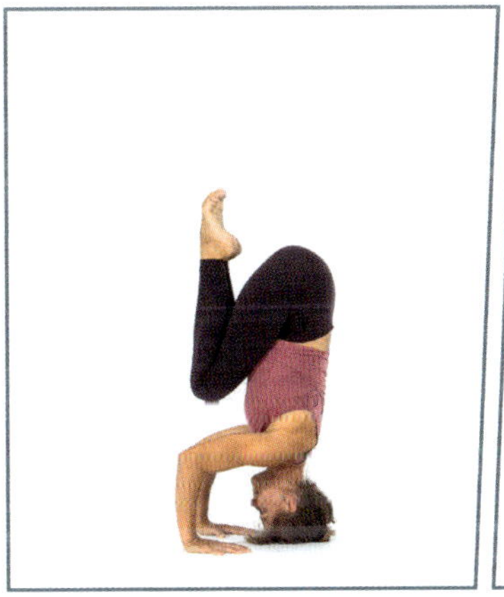

Im Kopfstand

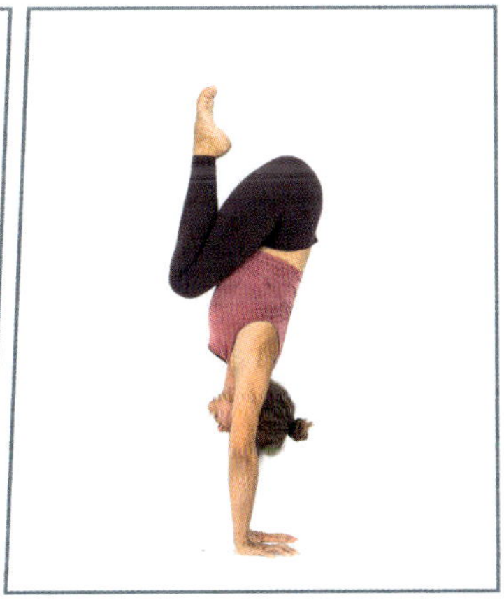

Im Handstand

Presse die Füße und Beine aneinander, um kompakt und stabil zu bleiben!

Pike

Im Pike sind die Beine gestreckt und geschlossen, weshalb der physikalische Hebel am längsten und die Position für die meisten Menschen am schwierigsten ist. Es bedarf sowohl einer stabilen Schulter- und oberen Rückenmuskulatur als auch einer ausgeprägten Flexibilität im Rücken und in der kompletten Körperrückseite, um diesem Hebel standzuhalten. Hier findest du wieder ein paar Variationen in der Pike-Haltung.

Mini-Pike

Strecke die Beine und ziehe sie dann geschlossen und mit gepointeten Zehen in einem 45-Grad-Winkel zum Körper.

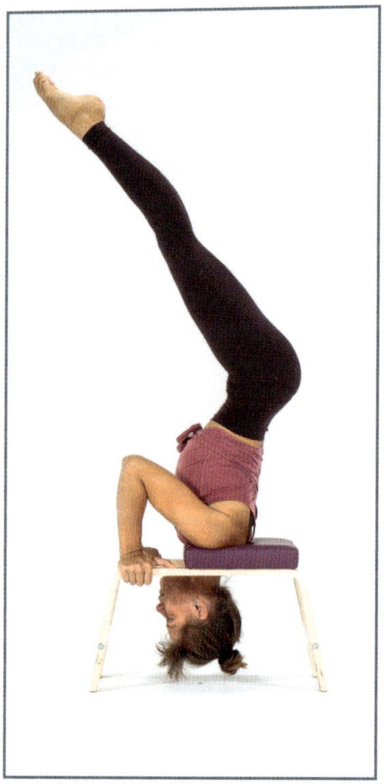

Im FeetUp

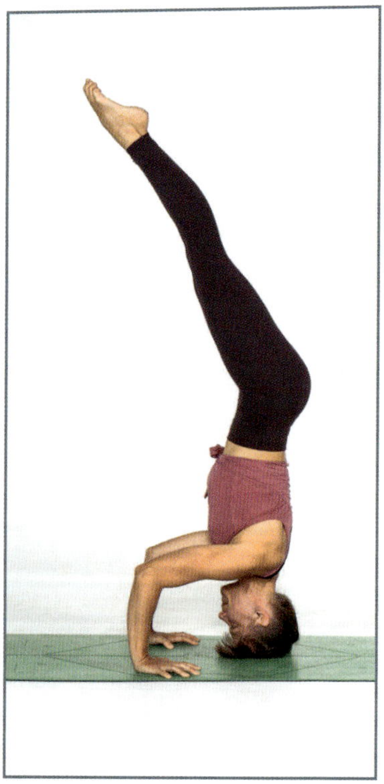

Im Kopfstand

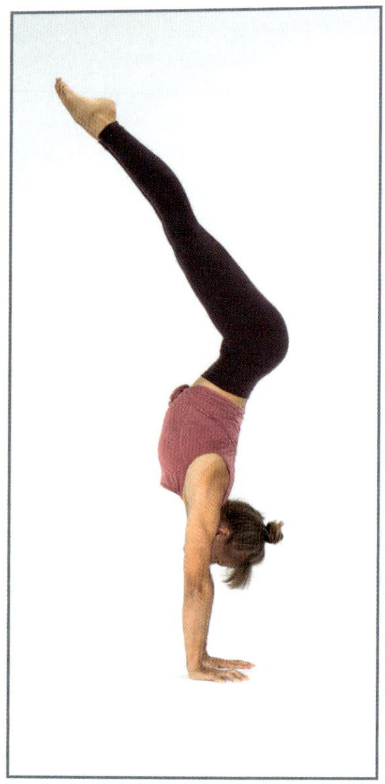

Im Handstand

Toe Taps

Da es sehr schwierig ist, den Full Pike lange zu halten, empfehle ich, zunächst die sogenannten »Toe Taps« zu üben. Hier werden die Beine gestreckt und hüftweit auseinander so weit wie möglich an den Körper herangezogen, jedoch sind die Füße dabei geflext und der Fokus liegt darauf, mit den Zehen die Oberarme zu berühren. Mit wachsender Stabilität kann die Position länger gehalten werden, was sowohl die Kraft in den Armen, Schultern und in der Rückenmuskulatur als auch die aktive Flexibilität in den Beinen und der Hüfte ungemein stärkt.

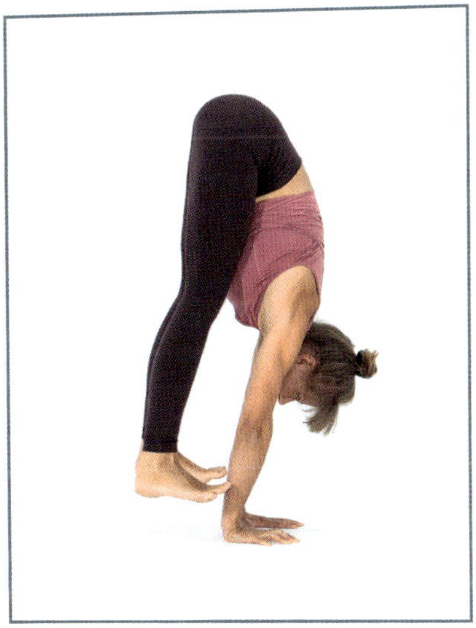

Toe Taps

Medium Pike

Die Beine werden gestreckt und geschlossen mit gepointeten Zehen in einem 90-Grad-Winkel zum Körper gezogen.

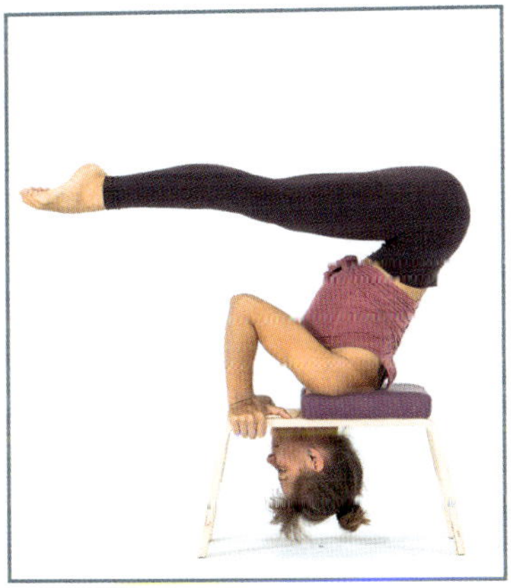

Im FeetUp

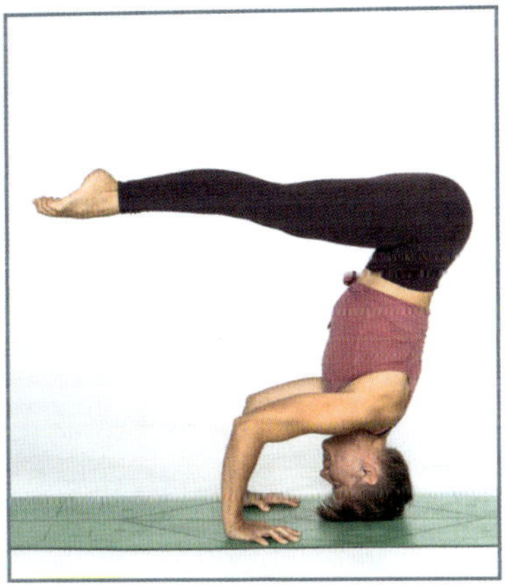

Im Kopfstand

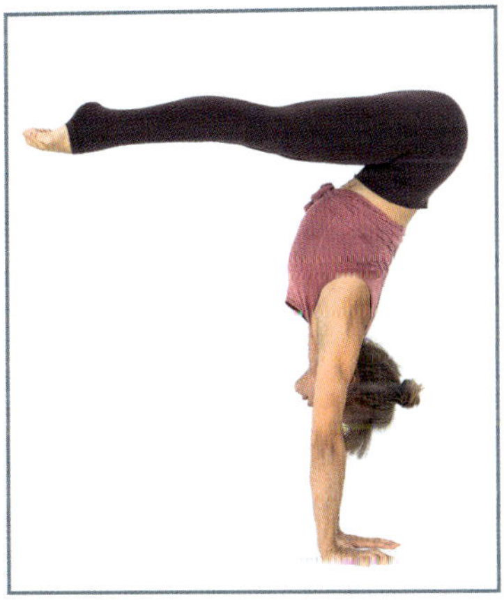

Im Handstand

Full Pike

Die Beine werden gestreckt und geschlossen mit gepointeten Zehen komplett an den Körper herangezogen.

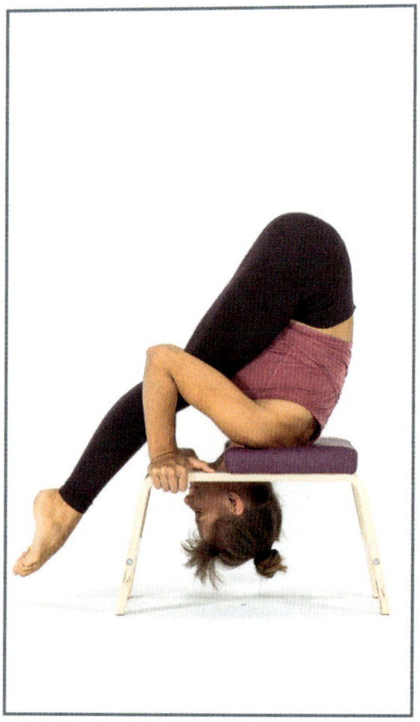

Im FeetUp

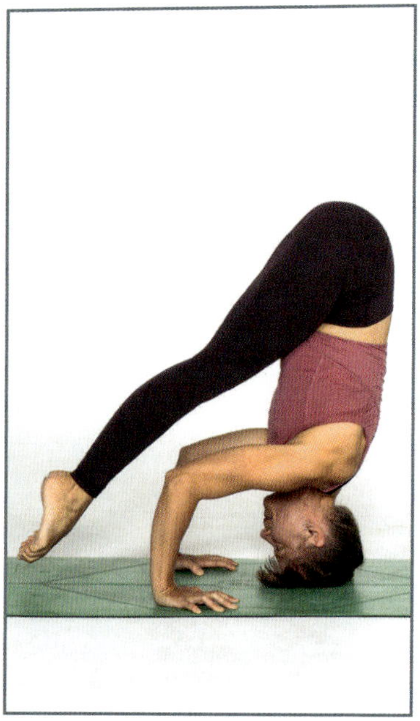

Im Kopfstand

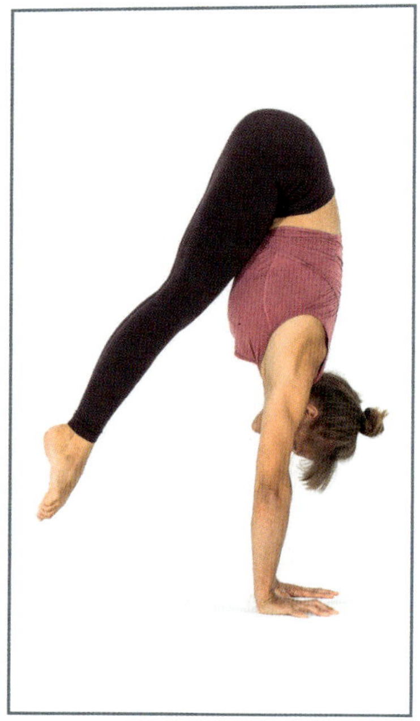

Im Handstand

Diamond

Der Diamond baut auf dem Straddle auf. Komme zuerst in einen Full Straddle, beuge dann die Beine und bringen die großen Zehen zueinander. Die Knie sind im Straddle und Diamond in der gleichen Position.

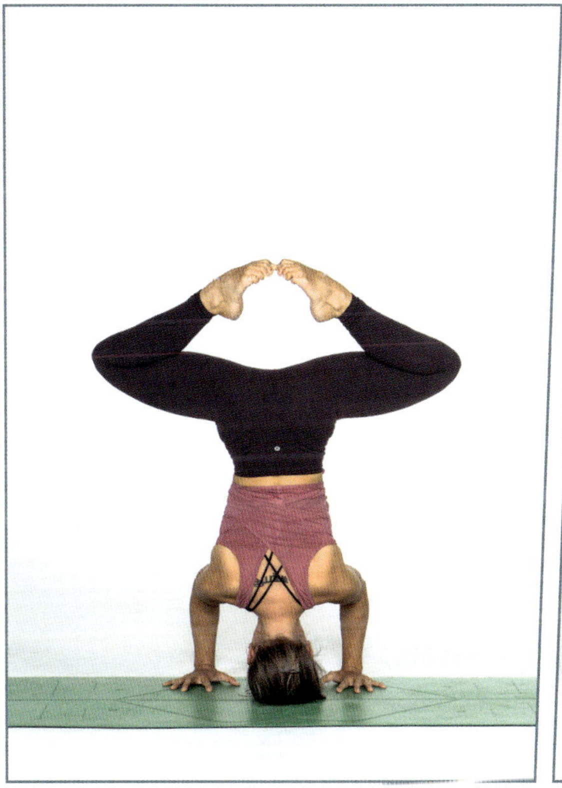

Im Kopfstand

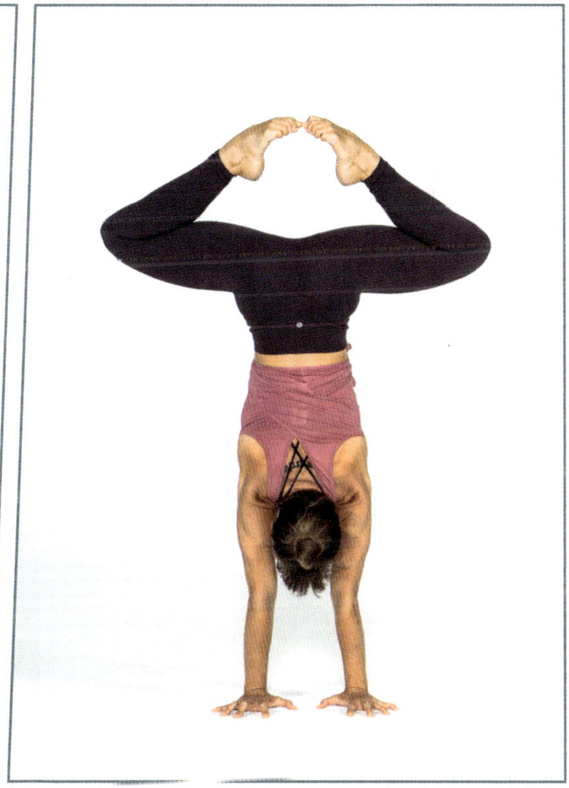

Im Handstand

Achte darauf, die Füße gepointet zu lassen und so wirklich nur die Zehen zueinanderzubringen. Es entsteht damit eine schönere Beinlinie, als wenn zum Beispiel die Fußsohlen aneinanderliegen.

Stag

Es gibt unterschiedlichste Stag-Variationen. Generell beschreibt ein Stag, wenn wir ein Bein oder auch beide Beine beugen und die Knie in unterschiedliche Richtungen zeigen.

Double Stag

Komme in einen Medium Split und beuge dann beide Beine an, bis diese jeweils einen 90-Grad-Winkel zueinander und zum Oberkörper haben.

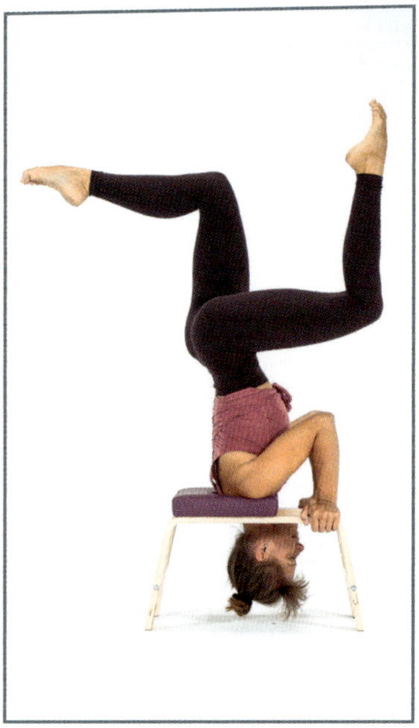

Im FeelUp

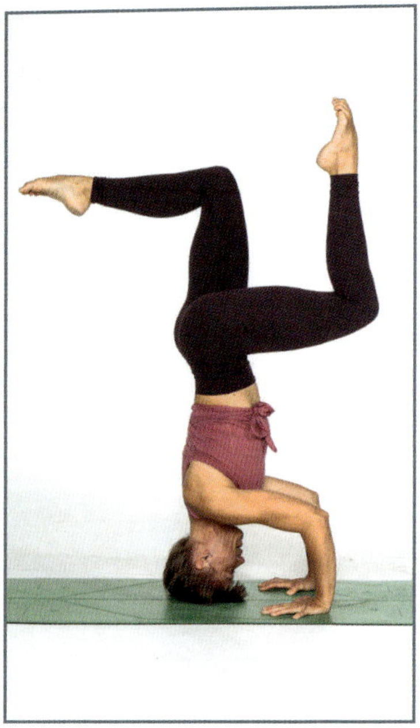

Im Kopfstand

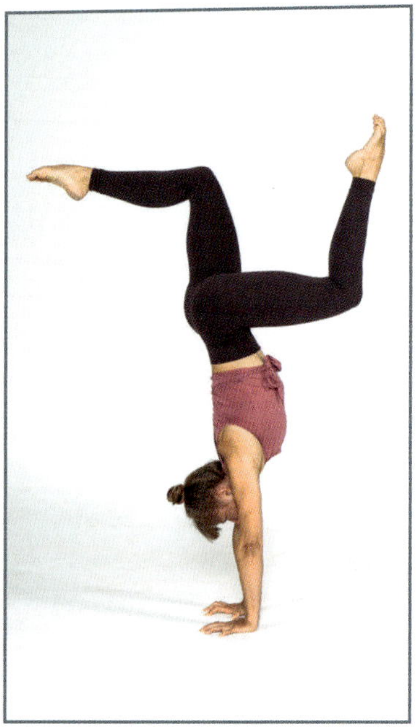

Im Handstand

Wide Double Stag

Wir kommen in einen Full Split und beugen dann beide Beine an.

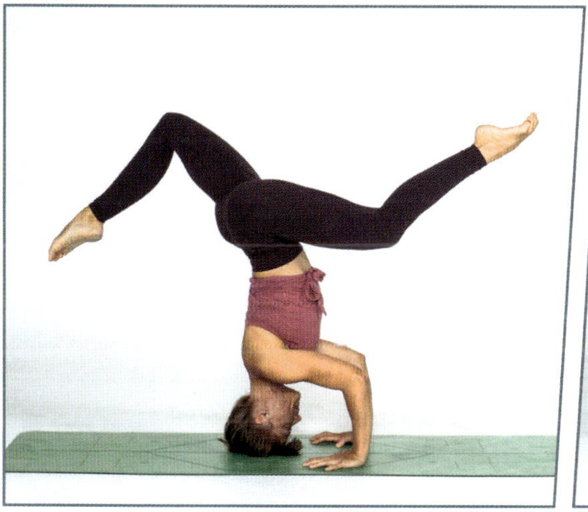

Im Kopfstand

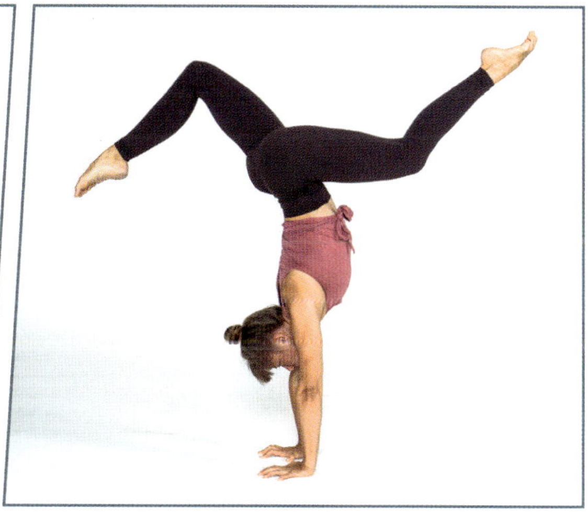

Im Handstand

Single Stag

Beuge von der Position Straight aus ein Bein nach vorn, bis der Fuß des gebeugten Beines am Ansatz der Innenseite des Knies des gestreckten Beines aufliegt. Das gebeugte Knie orientiert sich hier an der Achse des Körpers und zieht leicht zur Mittellinie.

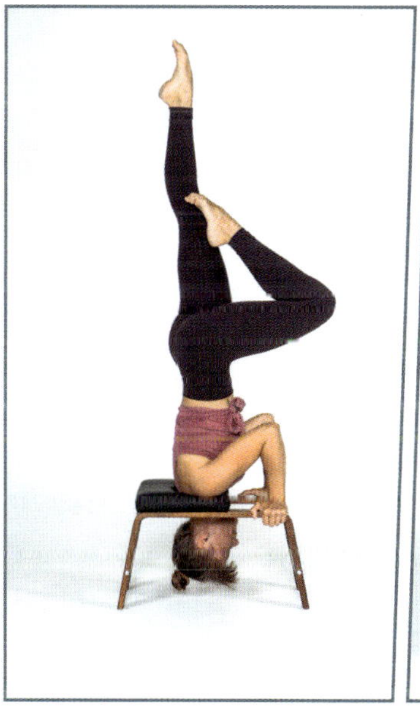

Im FeetUp

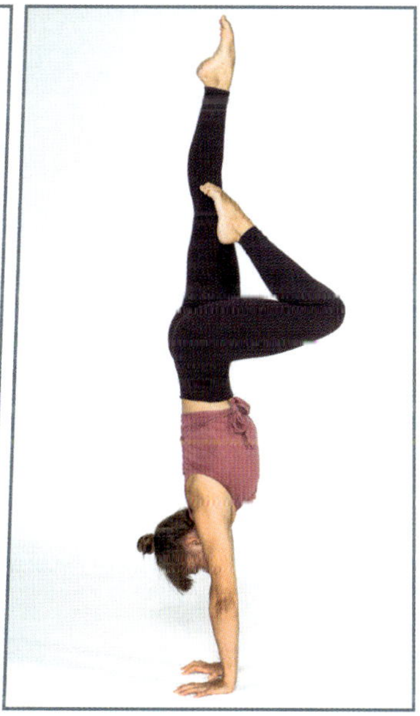

Im Handstand

Tree

Komme in die Position Straight, beuge ein Bein zur Seite, bis der Fuß des gebeugten Beines am Ansatz der Innenseite des Knies des gestreckten Beines aufliegt.

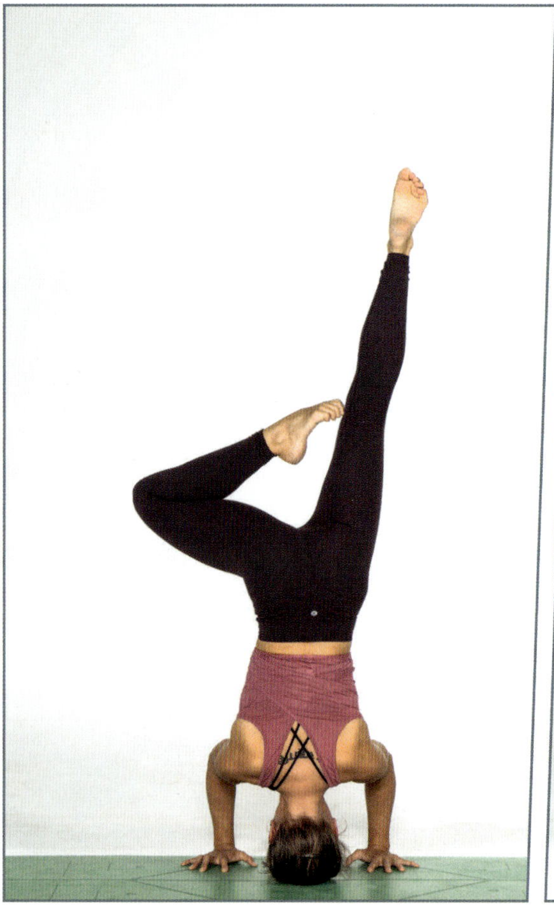

Im Kopfstand

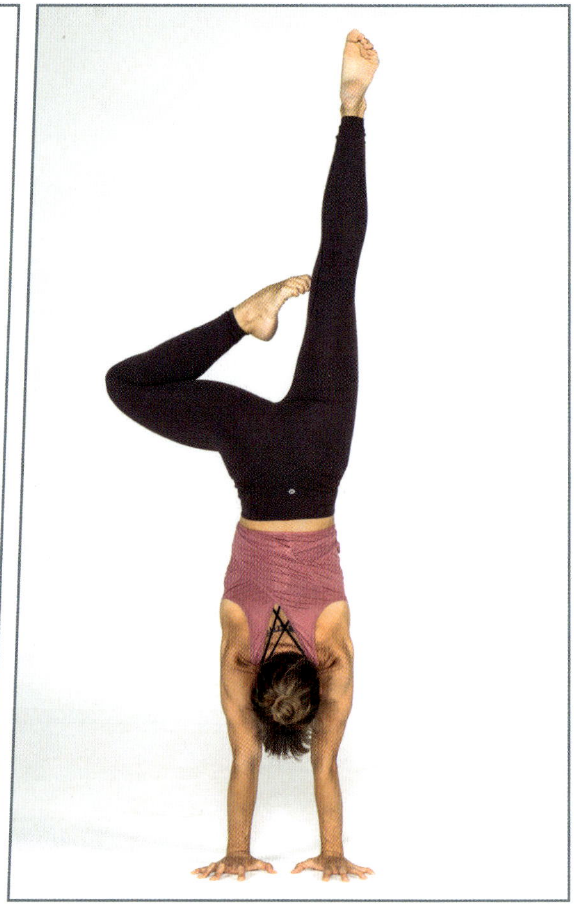

Im Handstand

Bow and Arrow

Bewege im Single Stag die Beine auseinander, bis das gestreckte Bein horizontal zum Boden steht und sich der Rücken in einer tiefen Rückbeuge befindet.

Split

Öffne im Split die gestreckten Beine gleichmäßig nach vorn und nach hinten. Die optimale Vorbereitung ist die Dehnung im Spagat am Boden.

Mini-Split

Öffne die gestreckten Beine nur leicht, je ein Bein nach vorn und eins nach hinten. Im Seitenprofil sieht die Form aus wie ein kleines V.

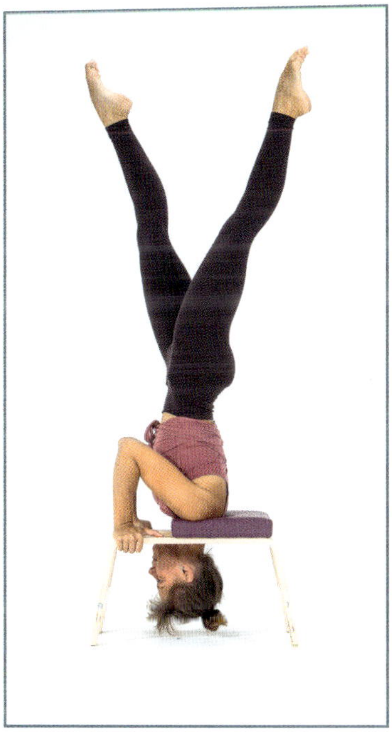

Im FeetUp

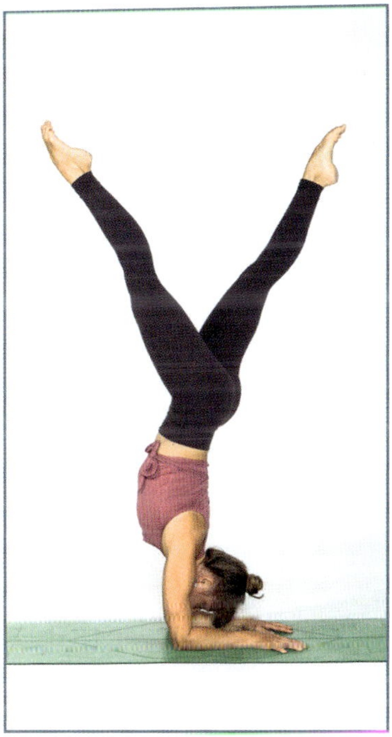

Im Unterarmstand

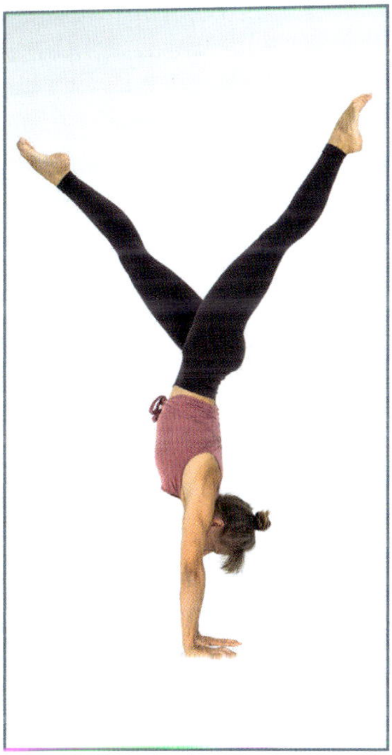

Im Handstand

Medium Split

Öffne die gestreckten Beine weiter, je ein Bein nach vorn und eins nach hinten.

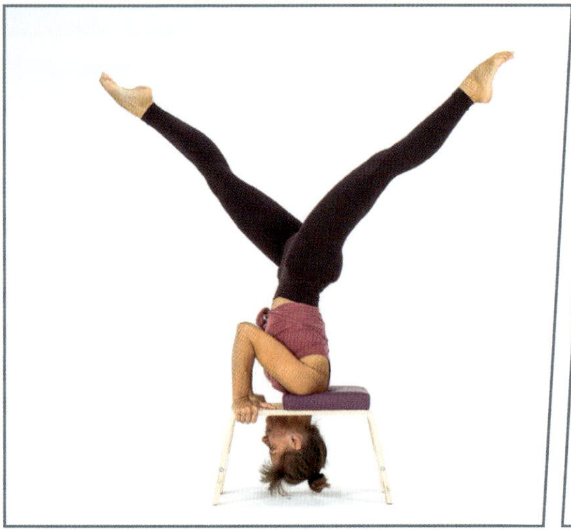

Im FeetUp

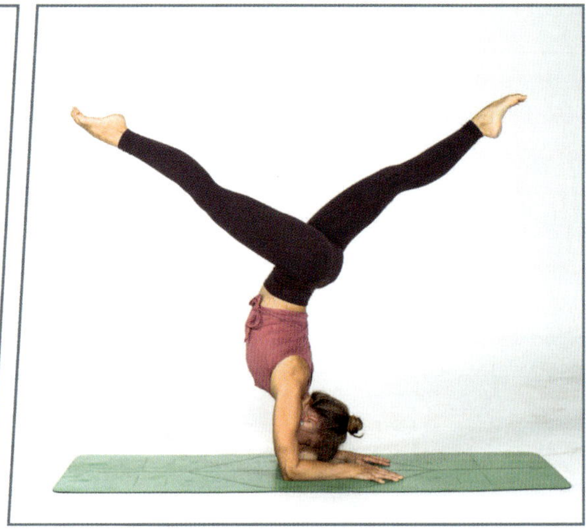

Im Unterarmstand

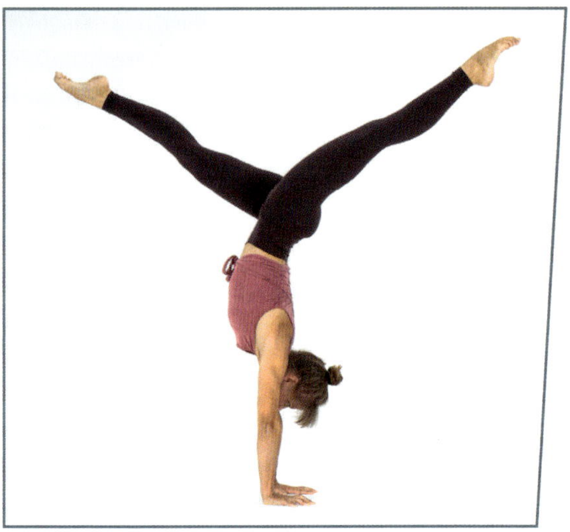

Im Handstand

Full Split

Öffne die gestreckten Beine so weit wie möglich, je ein Bein nach vorn und eins nach hinten. In der finalen Position sind die gestreckten Beine parallel zum Boden.

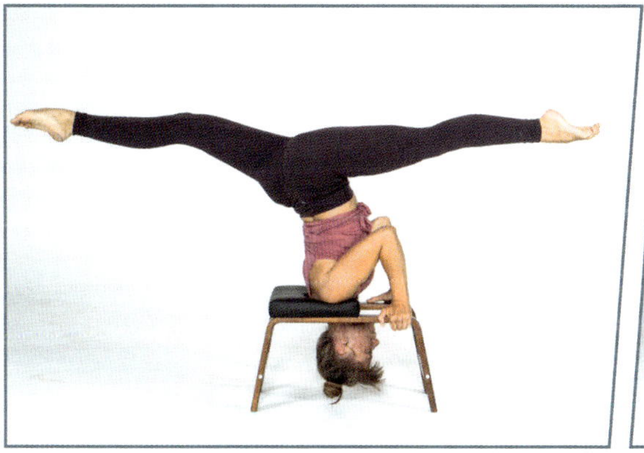

Im FeetUp

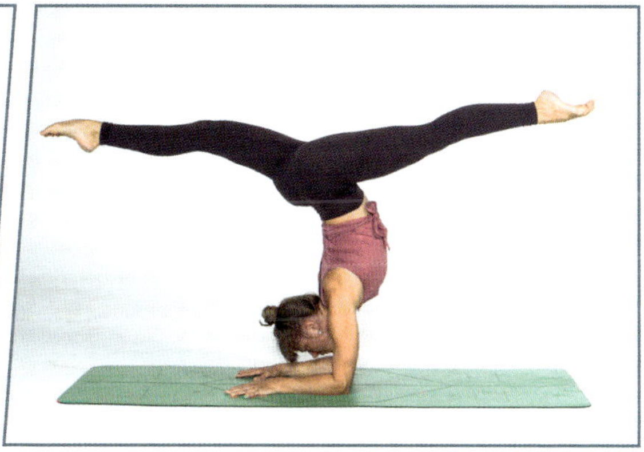

Im Unterarmstand

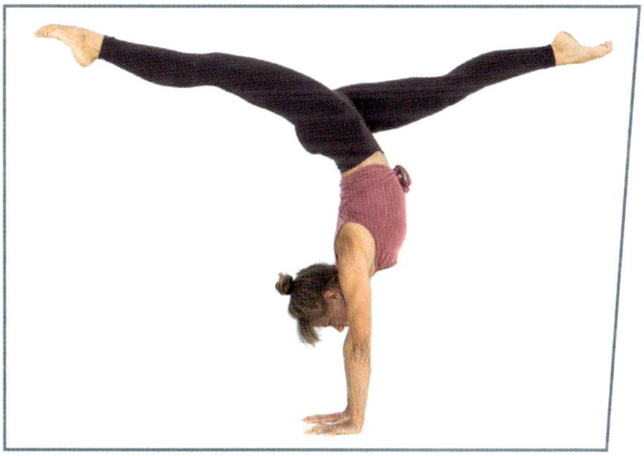

Im Handstand

Lasse für eine saubere Form in allen Split-Variationen die Füße auf einer Linie. Dies verhindert zudem, dass ein Bein zu weit nach unten kommt und dich somit aus der Balance bringt. Du kannst dies wunderbar überprüfen, wenn du dich selbst dabei mit dem Handy filmst.

Eagle Legs

Hier schlingst du die Beine upside down umeinander. Ausgangsposition für die Eagle Legs ist der Mini-Split oder ein Double Stag. Bringe das vordere Bein, wie bei einem Mini-Twist, leicht nach innen und das hintere leicht nach außen. Lege die Beine dann gebeugt aneinander und wickle den Fuß des vorderen Beines, so weit es dir möglich ist, um das hintere Bein.

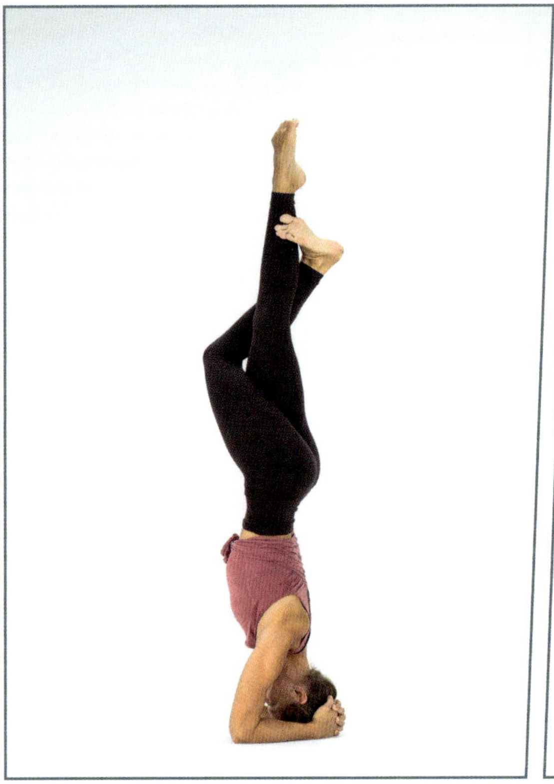

Im Kopfstand

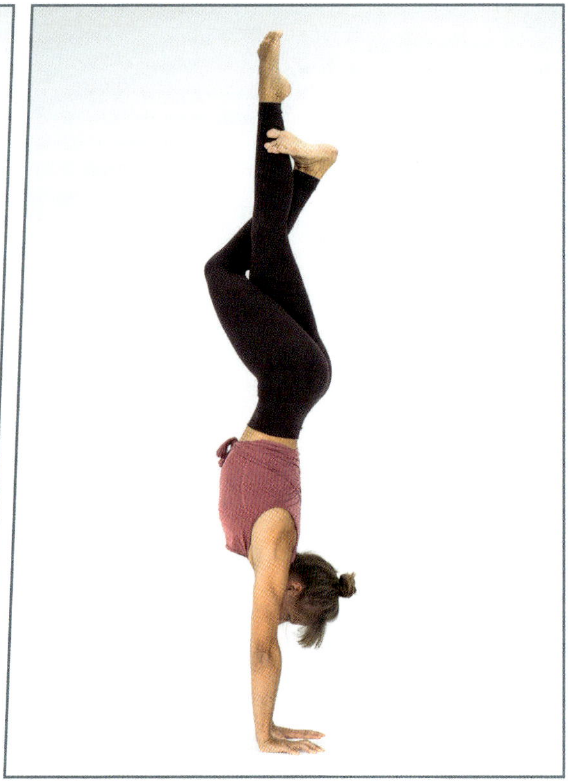

Im Handstand

Wie weit du die Beine umeinanderschlingen kannst, hängt von der Flexibilität der Beine ab. Vielleicht lehnst du die Beine in dem »Knoten« einfach aneinander. Der vordere Fuß liegt in dieser Variante mit der Ferse am Schienbein des hinteren Beines auf.

Lady Legs

Entdecke eine sehr elegante Beinvariante, die sich perfekt als Vorbereitung für die Seven und auch für ein schönes Upside-down-Foto eignet. Komme in einen Medium-Tuck-Handstand mit den Oberschenkeln parallel zum Boden (siehe Seite 169). Lasse die Knie aneinander, die Oberschenkel parallel zum Boden und öffne nur deine Füße in ein kleines seitliches V. Spiele mit dem Abstand der Füße für unterschiedliche Varianten.

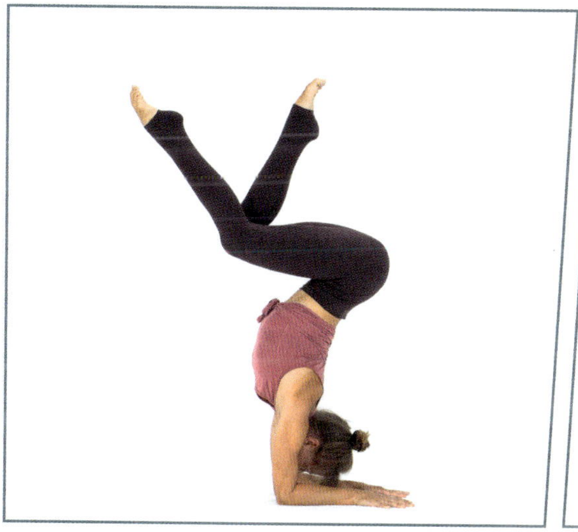

Im Unterarmstand

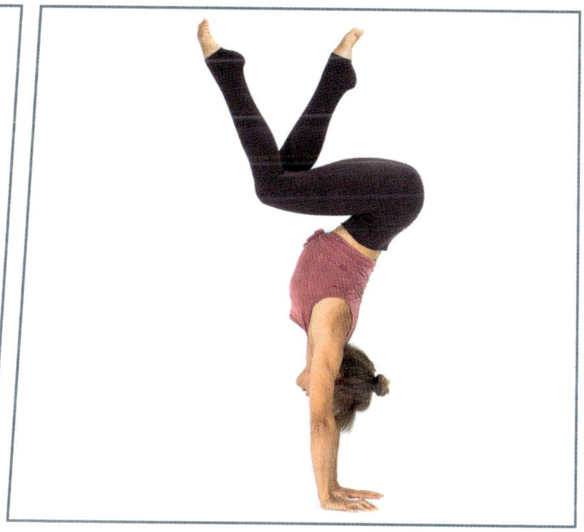

Im Handstand

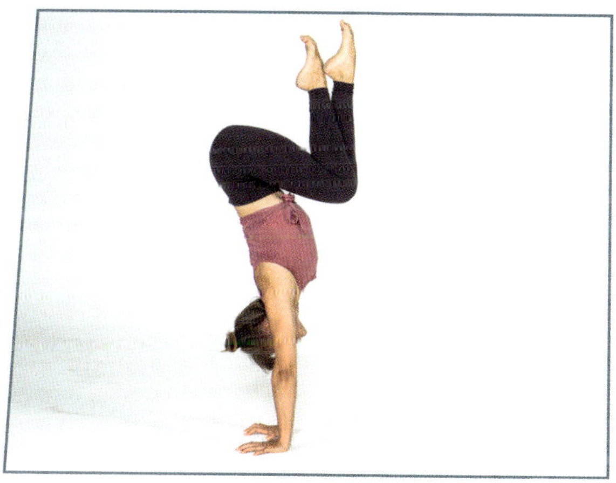

Geschlossene Lady Legs im Handstand

Seven

Die Seven zeichnet sich insbesondere durch ihre Ästhetik aus und gehört eher zu den fortgeschritteneren Handstandvarianten. Man kann auf unterschiedliche Wege in die Seven gelangen: Zum Beispiel durch den Tuck, den Straddle oder direkt im Pike vom geraden Handstand aus. Da die Full Seven mit beiden gestreckten Beinen vor dem Körper einen langen Hebel enthält, ist diese Position relativ schwer zu halten und zu balancieren. Aus diesem Grund empfehle ich, mit der Half Seven zu beginnen.

Half Seven an der Wand

Komme in die Handstand-Startposition mit circa 10 Zentimetern Abstand und dem Rücken zur Wand. Schaue zwischen die Zeigefinger auf den Boden. Kicke oder springe mit beiden Beinen gleichzeitig im Tuck an der Wand in den Handstand hoch. Strecke die geschlossenen Beine nach oben aus und pointe die Zehen. Atme ein und beuge die Beine leicht an, bis nur noch die Zehenspitzen die Wand berühren. Entspanne dabei den Bauch und das Gesäß.

Atme ein und presse mit der Ausatmung die Fingerspitzen in den Boden. Löse die Füße von der Wand. Entweder findest du den »Sweet Spot of Balance« und bleibst für einen Moment frei stehen, oder du landest mit deinen Füßen auf dem Boden.

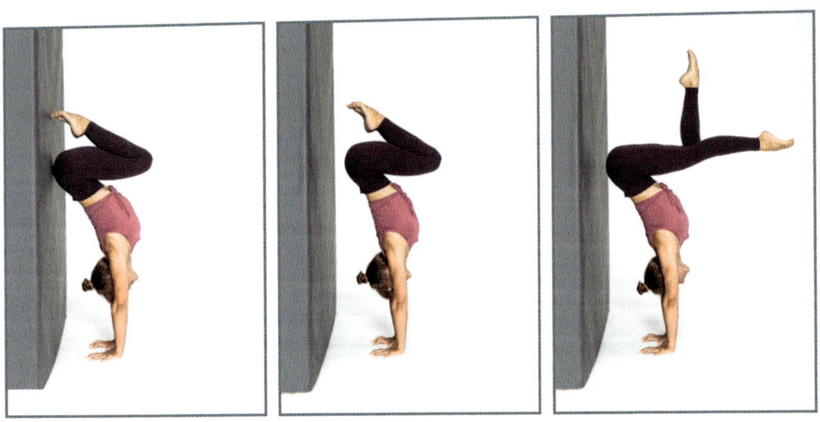

Ich lasse bei der Seven generell gern meine Schultern über den Handgelenken.

Half Seven an der Wand in drei Schritten

Half Seven

Komme in einen Tuck-Handstand. Mache den Tuck so voll wie möglich, indem du die Knie an die Brust ziehst und die Fersen zur Hüfte. Lasse die Knie aneinander und strecke ein Bein zu deiner Bauchseite nach vorn. Das hintere Bein kannst du entweder im spitzen Winkel gebeugt lassen oder, durch eine Fußbewegung nach vorn, das Bein in einen 90-Grad-Winkel bringen. Ziehe das gestreckte Bein im Idealfall parallel zum Boden. Durch den langen Hebel der Beine vor deinem Körper muss sich die Hüfte – je nach Flexibilität – mehr oder weniger nach hinten schieben. Ich lasse bei der Seven gern meine Schultern über den Handgelenken.

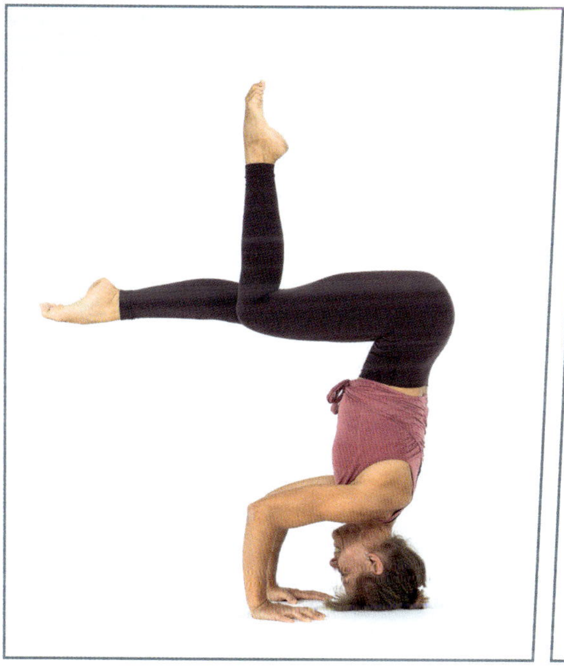

Im Kopfstand

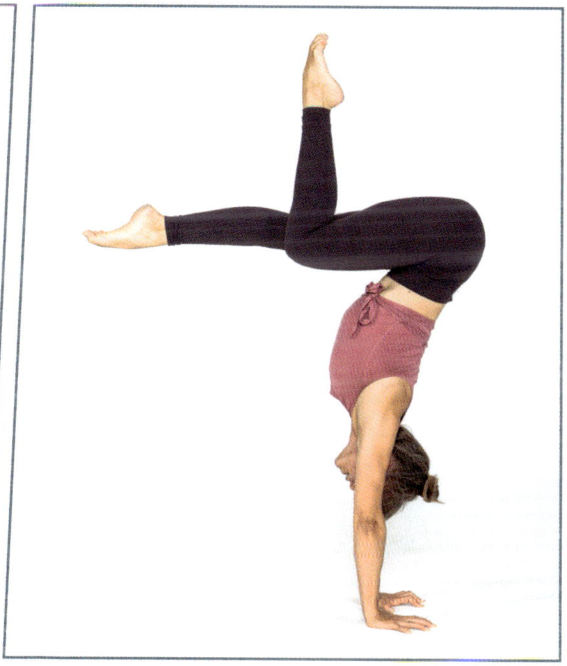

Im Handstand

Full Seven

Komme in einen Full Straddle und bringe die gestreckten Beine vor deinem Körper parallel zum Boden zusammen.

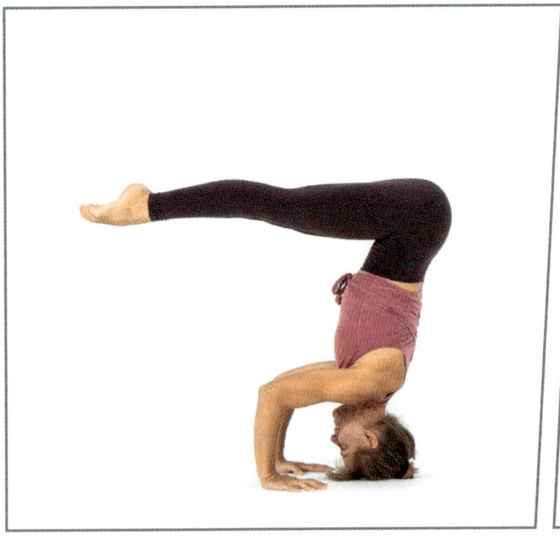

Im Kopfstand

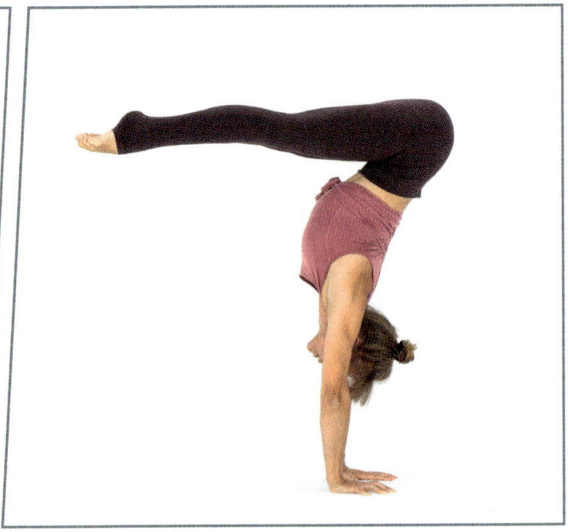

Im Handstand

Tipps für die Full Seven

- Viele bringen die Schultern und den Rücken in der Seven in einen Hollow Back. Du kannst gern mit der Öffnung in den Schultern spielen, achte dabei immer auf dein individuelles Maß.
- Wichtiger als die Öffnung in den Schultern ist gerade bei der Seven jedoch die Flexibilität im Rücken und insbesondere die Mobilität der Brustwirbelsäule. Diese kannst du optimal mit den vorgestellten Rückbeugen in diesem Buch trainieren.
- Wenn du einen flexiblen Nacken hast, kannst du auch bei der Seven auf den Boden, zwischen die Zeigefinger schauen. Die Schulteröffnung und somit der gesamte Shape wird jedoch in der neutralen Kopfposition oder auch mit dem Kinn zur Brust – »Head in« – mehr unterstützt.

Twists

Die Twists in einer Umkehrhaltung und im Handstand werden von den Füßen und Beinen initiiert und setzen sich bis in die Wirbelsäule fort. Je nach Erfahrungsgrad können sich bei fortgeschrittenen Upside-down-Twists auch die Schultern mitdrehen. Zu Beginn empfehle ich jedoch, die Schultern parallel zu den Handgelenken zu halten.

Twist mit gestreckten Beinen

Vom Split aus bewege das vordere Bein mehr zur Innenseite, während sich das hintere Bein nach außen dreht. So entsteht eine Spiralbewegung. Aus anatomischen Gründen ist das vordere Bein tiefer als das hintere. Erfahre mehr über das Wechseln der Seite im Kapitel zu den Sequenzen unter »Helikopter« auf Seite 213.

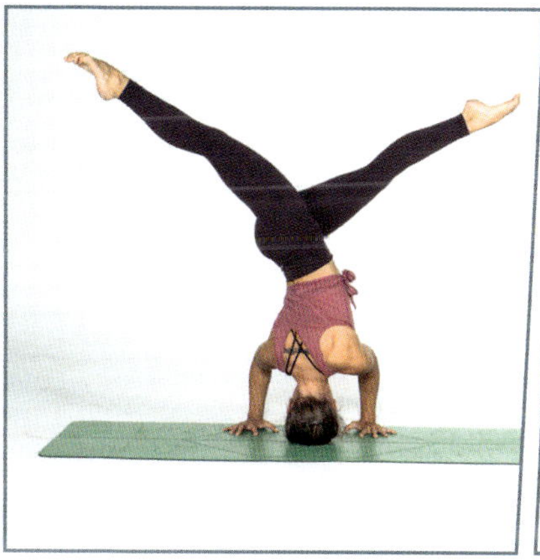

Im Kopfstand

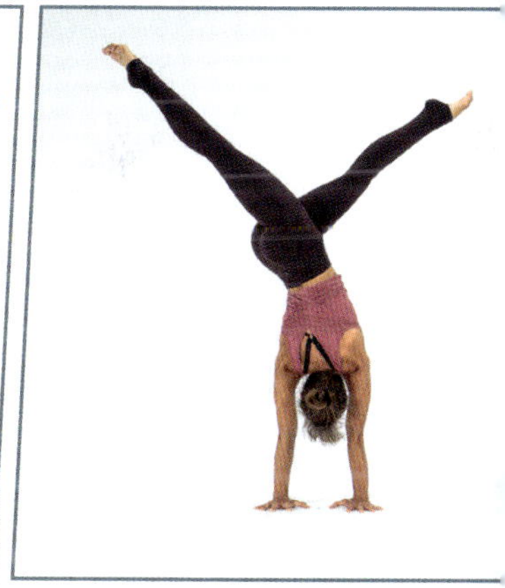

Im Handstand

Twist mit gebeugten Beinen

Beuge im Twist mit gestreckten Beinen wie im Double Stag (siehe Seite 174) die Beine. Es handelt sich hier also um einen gedrehten Double Stag. Das vordere Knie zieht dabei nach innen, das hintere nach außen.

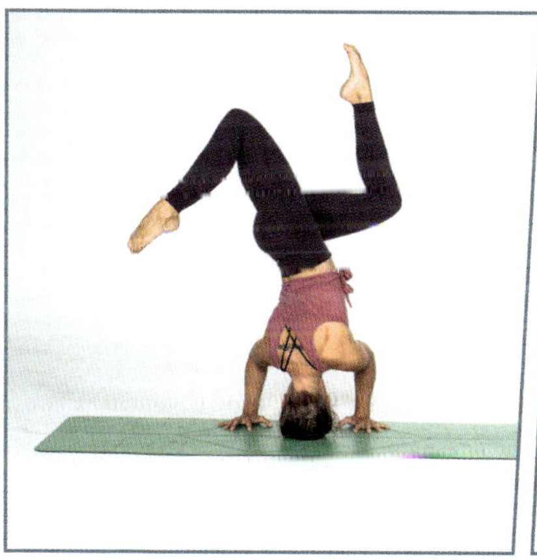

Im Kopfstand

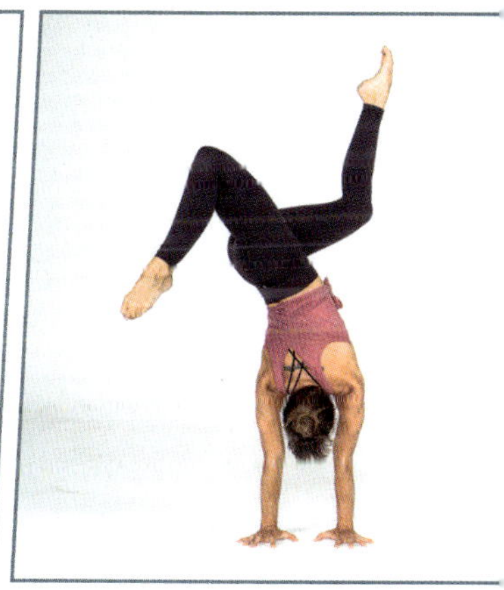

Im Handstand

Harlekin

Der Harlekin ist der fortgeschrittenste Twist im Handstand, da er nicht primär von den Beinen initiiert wird, sondern von der Hüfte und deshalb eine große Hüftflexibilität erfordert. Die volle Variante beinhaltet auch eine Rückbeuge.

Bevor du die Beine wie im Double Stag beugst, drehe die Hüfte zu einer Seite komplett auf. Wenn du deine Hüfte beispielsweise nach rechts drehst, ist das rechte Bein auf der Bauchseite, das linke ist nach hinten gebeugt. Schiebe die Knie so weit nach außen wie möglich, um die Position zu vertiefen, und erlaube deinem unteren Rücken, in eine Rückbeuge zu kommen. Der vordere Fuß auf der Bauchseite zeigt senkrecht nach oben, der hintere nach unten. Die Knie orientieren sich an der Querachse des Körpers. Du darfst die Füße pointen oder flexen.

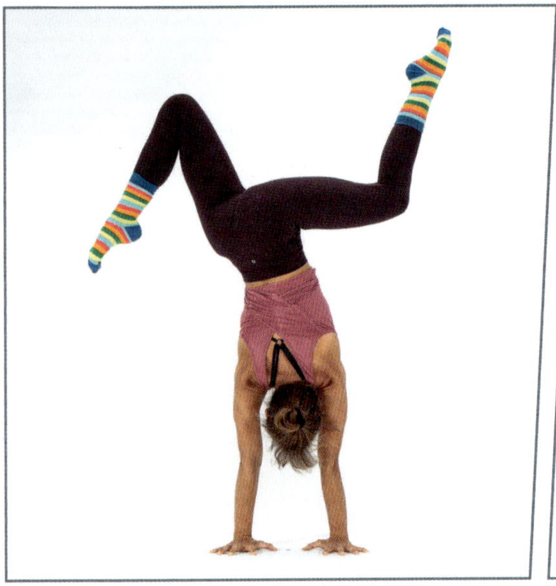

Im Handstand mit gepointeten Füßen

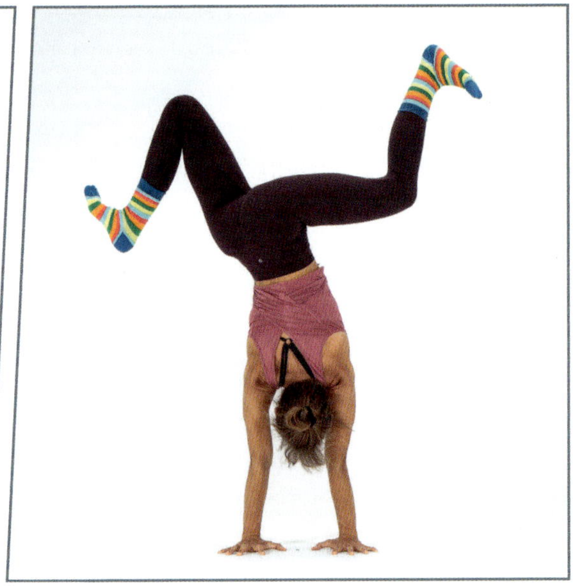

Im Handstand mit geflexten Füßen

Auch wenn wir immer darauf achten, aus guten Gründen die Zehen zu pointen, bietet sich der Harlekin an, einmal die Füße zu flexen. Ich nenne dies auch die »Clownsvariante«, da die geflexten Füße der Haltung eine neckische Note verleihen.

Hollow Back und Mexican

Diese beiden fortgeschrittenen Varianten erfordern eine starke Schulter- und Rückenmuskulatur und entsprechende Stabilität sowie Mobilität, um Verletzungen in den Schultern zu vermeiden. Ich empfehle ein ausgiebiges Krafttraining, bevor du diese Varianten ausprobierst. Du solltest auch in der Lage sein, eine Brücke mit gestreckten Beinen auszuführen.

Schiebe im Hollow Back die Hüfte weiter nach hinten, um in eine tiefere Rückbeuge zu kommen. Im Grunde kannst du den Hollow Back in fast jeder Beinvariation praktizieren. In diesem Buch findest du den Hollow Back als Stretch für Schultern und Rücken, mit den Beinen an der Wand. Sobald du nicht nur das Becken nach hinten nimmst, sondern auch die Schultern weiter öffnest als im klassischen Handstand üblich, spricht man vom Mexican. Die Schultern liegen nicht wie gewöhnlich über den Handgelenken, sondern werden weiter nach vorn zur Bauchseite hin geöffnet, um eine tiefere Rückbeuge und mehr Öffnung in den Schultern zuzulassen. Um diese Öffnung im Mexican sowie das nötige Gleichgewicht zu erzeugen, schiebe gleichzeitig und gleichmäßig die Schultern vor die Handgelenke und die Beine zur Rückseite, also in die entgegengesetzte Richtung. Verlagere währenddessen das Gewicht auf den Händen mehr auf den Handballen und ziehe die Fingerkuppen aktiv Richtung Hand. Bringe den Nacken dabei in eine gerade Haltung oder das Kinn an den Brustkorb »Head in«.

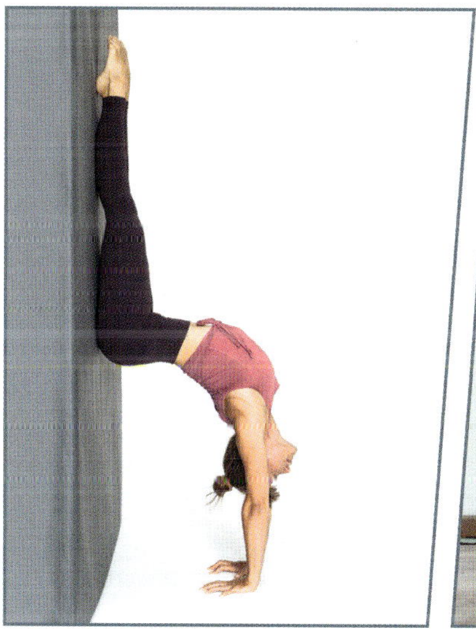

Hollow Back an der Wand

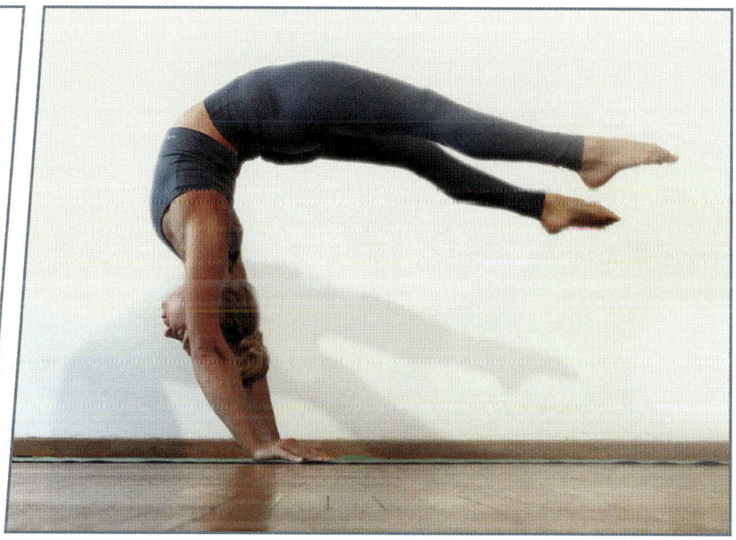

Mexican

Skorpion

Eine der tiefsten Rückbeugen im Handstand ist der Skorpion. In dieser Position beschreibt dein Körper einen geschlossenen Kreis, bei dem die Zehen in der Endposition den Kopf berühren. Für diese Haltung ist eine intensive Rückbeugepraxis nötig. Generell gilt: Sobald du in der Bauchlage so weit in eine Rückbeuge gehen kannst, dass deine Füße den Kopf berühren, und du einen stabilen, geraden Handstand von – empfehlenswert – mindestens 30 Sekunden halten kannst, hast du gute Chancen, den Skorpion erfolgreich in deine Handstandpraxis mit einzubeziehen. Natürlich ist auch hier der Weg das Ziel und du kannst bereits damit spielen, deine Beine nach hinten zu beugen und eine leichte Rückbeuge im Handstand einzunehmen. Achte darauf, dass du nur so weit gehst, wie dein Rücken das ohne Schmerzen zulässt, und dass du weiterhin sicher mit einem Bailout aus dem Handstand kommen kannst.

Komme in einen geraden Handstand. Lasse die Schultern über den Handgelenken und bringe die Beine erst einmal gestreckt so weit wie möglich nach hinten, um maximale Länge in deine Oberschenkel und Hüftbeuger zu bringen. Beuge dann die Beine und schiebe die Hüfte nach vorn. Damit kommst du in eine Rückbeuge. Hebe den Kopf und rotiere deine Schultern nach außen, um eine zusätzliche Öffnung der Brustwirbelsäule zu ermöglichen.

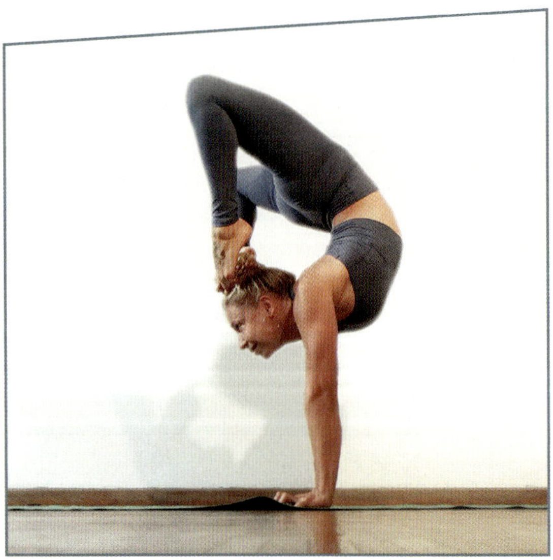

Skorpion

Es hilft, sich einen geschlossenen Kreis vom Kopf zu den Füßen vorzustellen, um die Richtung des Skorpions besser zu verstehen.

DYNAMISCH IN DEN HANDSTAND

Gratuliere, jetzt hast du dich schon so weit vorgearbeitet, dass du die verschiedenen Positionen kennen gelernt hast! Nun kannst du einen Schritt weiter gehen und mit diesem Repertoire spielen. Zum Beispiel kannst du eine Variante dazu nutzen, um in ein Straight oder in eine andere Handstandvariante zu kommen. Oder du gehst zum Beispiel mit einem Straddle Jump in den Handstand und landest im Straddle, wo du bleibst, um hier die Balance zu finden. Das nenne ich »parken«.

KICK-UP

Variante im freien Raum aus der Startposition M

Komme in die Handstand-Startposition. Hebe ein Bein gestreckt vom Boden und springe mit dem unteren Bein vom Boden ab, während das obere Bein mit gepointetem Fuß nach oben zieht. Lasse deine Bauchmuskulatur aktiv und presse die Hände kontinuierlich in den Boden. Die Arme bleiben die ganze Zeit gestreckt. Schließe beide Beine mit gepointeten Füßen oben in der Luft.

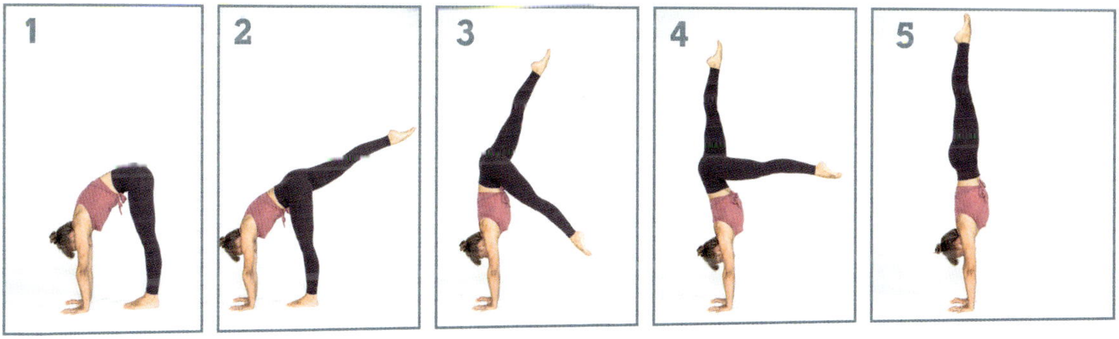

Tipps für den Kick-up

- Komme zunächst in den L-Shape (siehe Seite 117) und finde hier die Balance. Sobald du stabil bist, bringe die Beine zusammen.
- Der Vorteil, wenn du bereits in der Handstand-Startposition beginnst, ist ein klares Fundament mit korrekt ausgerichteten Händen und Schultern.
- Der Nachteil ist weniger Schwung, als wenn du aus dem Stand in den Handstand kickst. Je nachdem, was du trainieren möchtest, kannst du beide Variationen üben, da sie beide ihre Vorteile haben.

Variante an der Wand A

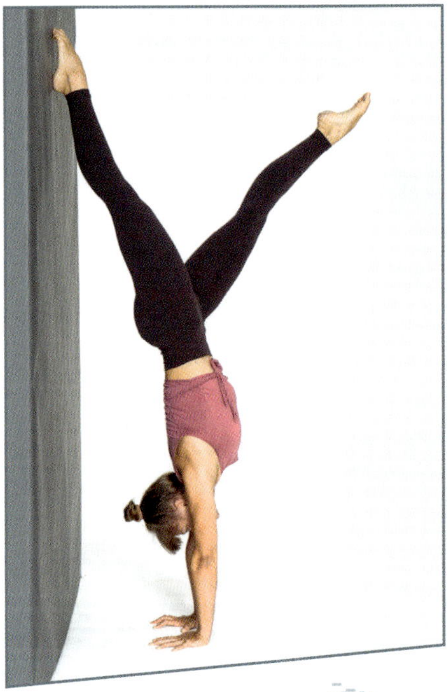

Platziere in der Startposition beide Hände mit circa 10 Zentimetern Abstand zur Wand. Folge den Anweisungen der Grundvariante. Bringe das Schwungbein an die Wand und lasse das andere Bein leicht vor dem Körper oder bringe beide Füße an die Wand.

Presse die Hände kontinuierlich in den Boden und lasse die Arme gestreckt.

Übe den Kick-up zu Beginn an der Wand. Diese kann dich bei zu viel Schwung abremsen und schenkt dir so Sicherheit.

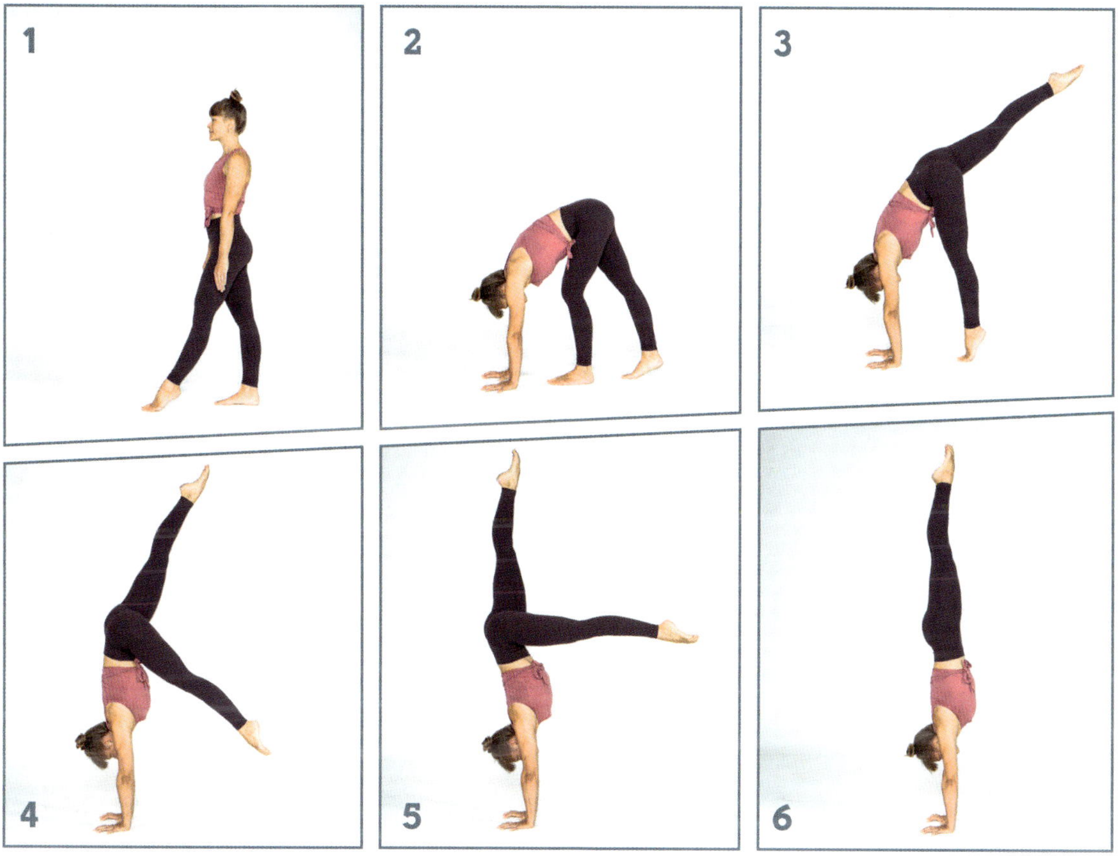

Variante: Aus dem Stand A M

1. Beginne im Stehen. Stelle einen Fuß vor dir mit den Zehenspitzen auf. Dein Gewicht liegt auf dem hinteren Bein (dieses ist dein Schwungbein).
2. Atme ein und verlagere das Gewicht mit der Ausatmung auf dein vorderes Bein, beuge es und setze deine Hände so präzise wie möglich in die Startposition.
3. Hebe gleichzeitig mit dem Schwung des Nach-unten-Kommens dein hinteres, gestrecktes Bein.

4.–5. Schwinge es nach oben und stoße dich mit dem unteren Bein vom Boden ab.

6. Komme mit den Beinen oben im Handstand an.

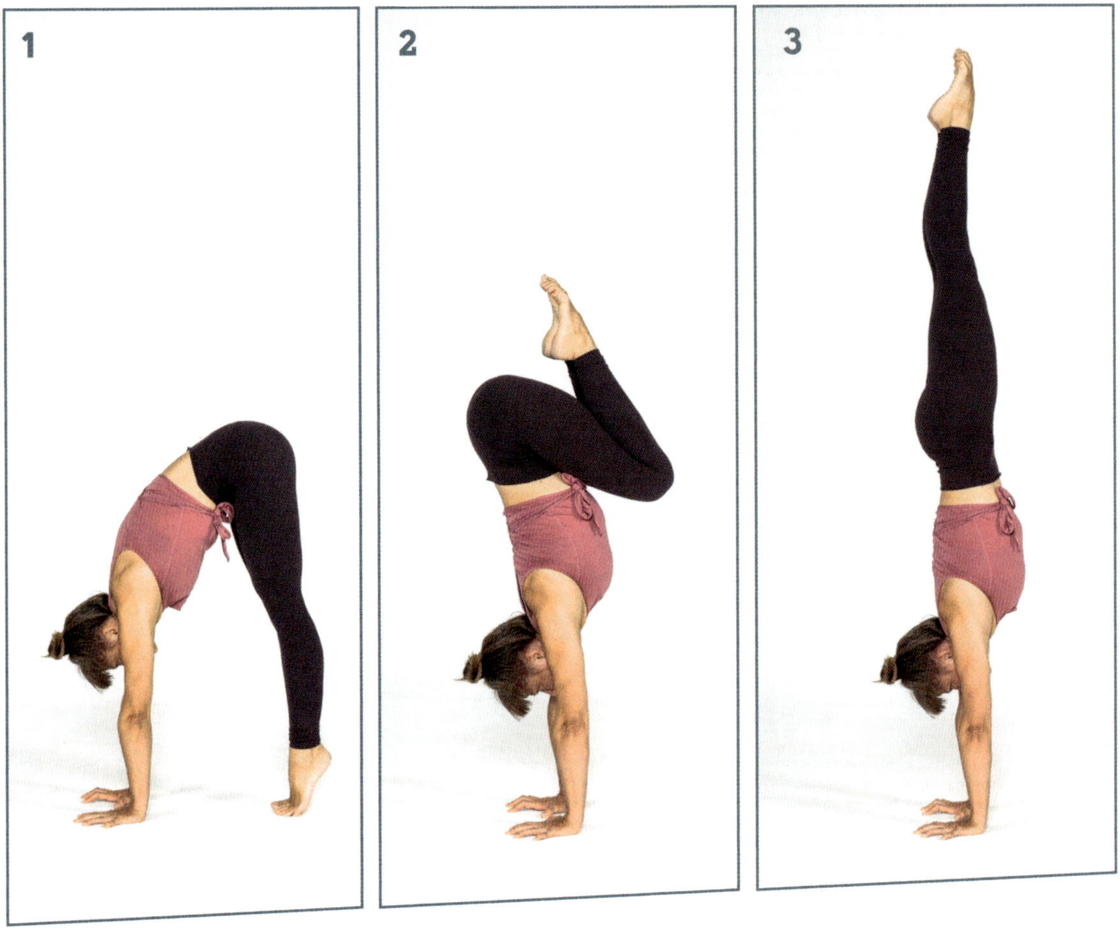

TUCK ENTRY A

1. Komme in die Handstand-Startposition.
2. Springe mit beiden Beinen gleichzeitig im Tuck nach oben. Bringe mit dem Sprung die Knie Richtung Brustkorb, während die Fersen zum Gesäß ziehen. Rolle in diesem kleinen Päckchen weiter nach oben, bis die Hüfte über den Schultern landet.
3. Strecke erst dann die Beine nach oben ins Straight. Schau die ganze Zeit zwischen die Zeigefinger.

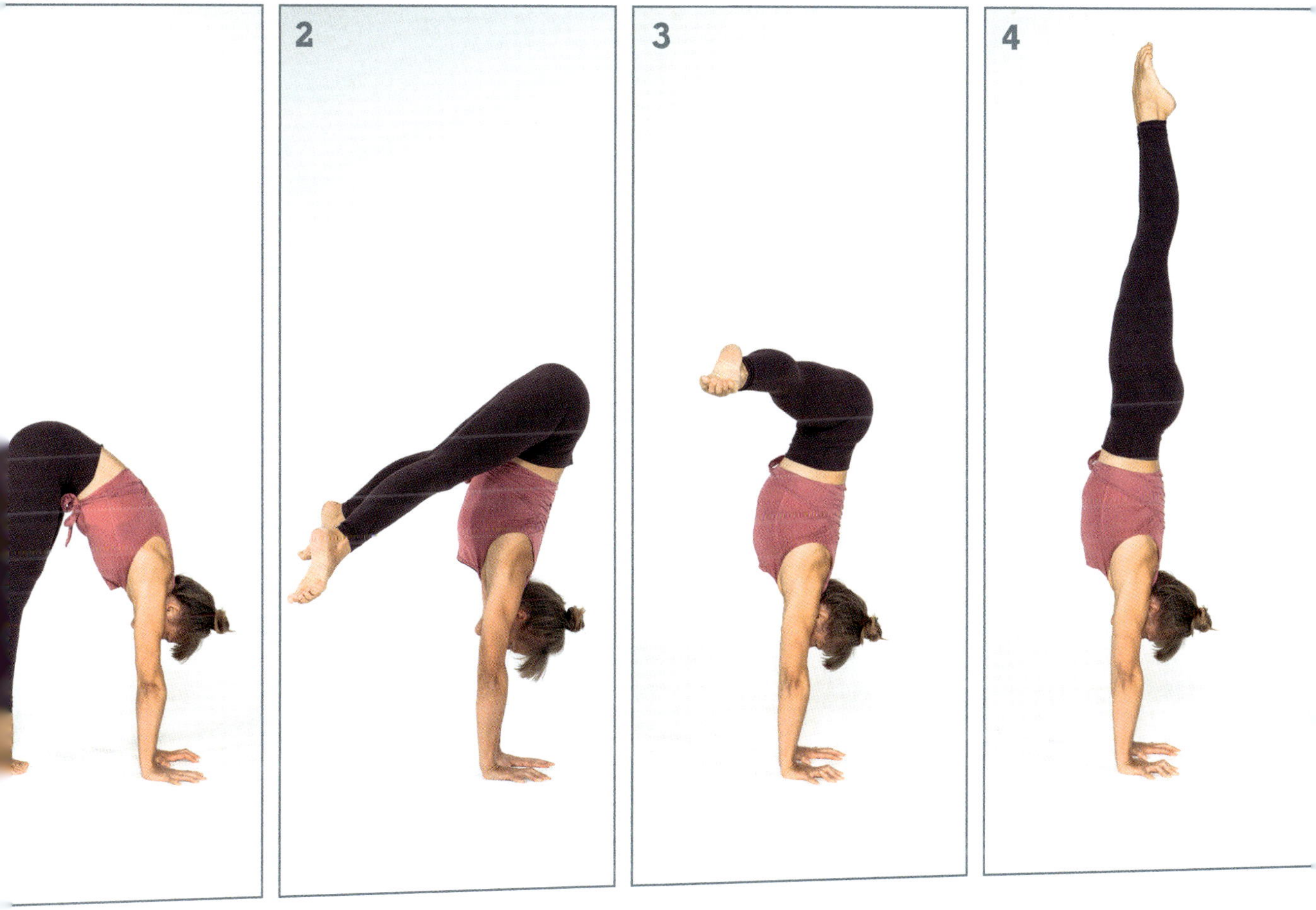

STRADDLE ENTRY M

1. Komme in die Handstand-Startposition.
2. Springe mit beiden Beinen gleichzeitig ab und öffne die gestreckten Beine mit gepointeten Füßen zu beiden Seiten. Lasse sie dabei so lange noch nah am Oberkörper, bis die Hüfte über den Schultern ist.
3. Bringe dann erst die Beine weiter nach nach oben …
4. … bis beide Beine oben im Straight angekommen sind. Schau die ganze Zeit zwischen die Zeigefinger.

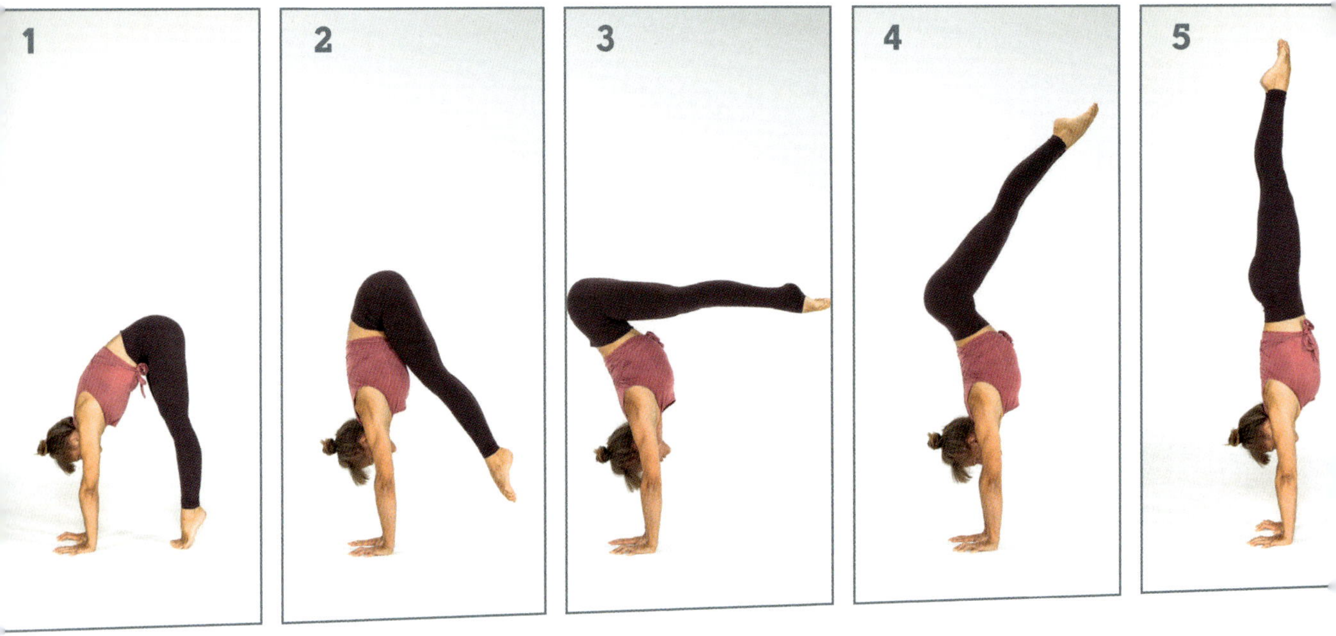

PIKE ENTRY M

1. Komme in die Handstand-Startposition. Schließe die Beine und Füße.
2. Beuge die Beine mit der Einatmung und und strecke die Beine im Sprung mit der Ausatmung.
3.–5. Folge dem Schwung, indem du die Beine gestreckt und geschlossen bis nach oben in die gerade Handstandlinie bewegst.

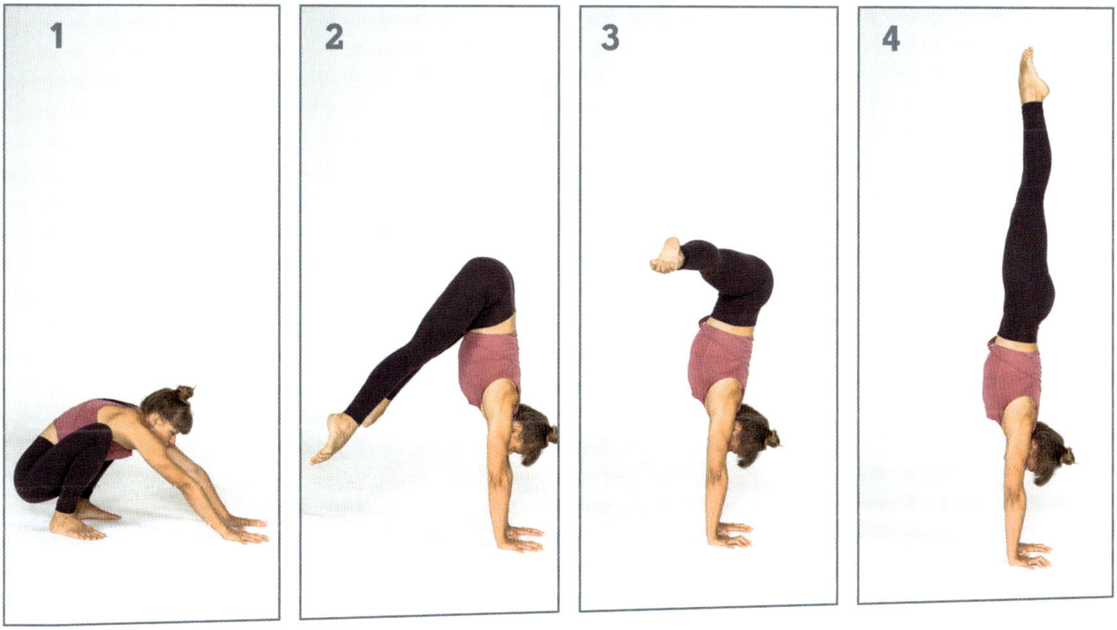

SQUAT ENTRY F

1. Komme in eine tiefe Hocke und platziere die Hände mit gestreckten Armen und gespreizten Fingern schulterweit vor dir auf dem Boden.
2. Atme ein und springe mit der Ausatmung nach vorn und oben. Bringe deine Schultern dabei über deine Handgelenke und deine Hüfte über die Schultern.
3. »Parke« entweder in einer Handstandvariante deiner Wahl …
4. … oder bringe die Beine gleich zusammen in ein Straight.

Teste zu Beginn Schwung und Richtung, indem du erst einmal kleine Sprünge machst.

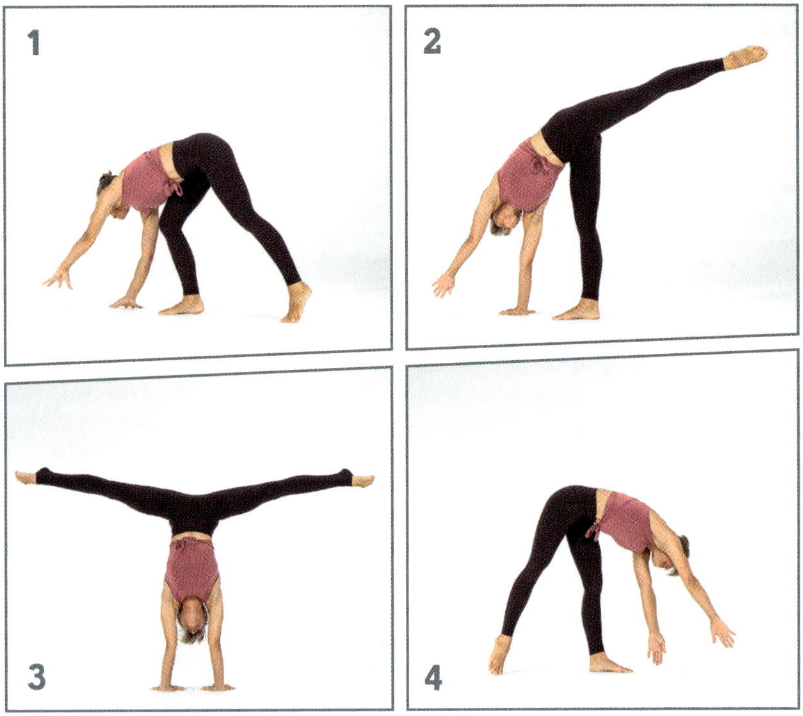

CARTWHEEL ENTRY F

Diese Variante, in einen Handstand zu kommen, ähnelt dem Radschlagen, nur dass du in der Mitte im Handstand bremst.

1. Setze deine rechte Hand vor der Innenseite deines rechten Fußes auf den Boden, die linke Hand will sich gleich links daneben platzieren. Dein Gewicht ist auf dem rechten Bein, welches leicht gebeugt ist, die linke Ferse hebt sich an …
2. … sodass dein linkes Bein gleich gestreckt in die Luft kommt.
3. Stütze nun auch die linke Hand auf dem Boden auf und ziehe dich mit Muskelspannung in eine weite Grätsche im Handstand. Ziehe die Beine weit auseinander und balanciere dich aus.
4. Wenn du aus der Position rausgehst, setze erst das linke Bein auf den Boden und löse die rechte Hand zuerst. So kommst du auf der anderen Seite als der, auf der du in die Position hineingegangen bist, wieder heraus.

HANDSTANDSEQUENZEN

Jetzt wird es spannend, da du nun die einzelnen Formen in Sequenzen verbinden kannst. Da diese Sequenzen eine besondere Herausforderung an die Balance darstellen, ist es empfehlenswert, diese zuerst in einer einfacheren Umkehrhaltung zu üben, damit man sich speziell auf die Übergänge konzentrieren und diese verinnerlichen kann. Einige der Übergänge kannst du auch wunderbar im Handstand an der Wand praktizieren.

Übergänge an der Wand

Gleich ein Tipp vorneweg: Ich empfehle dir, in diesen Übungen Socken zutragen, damit du mit den Füßen besser an der Wand von einer Position in die andere gleiten kannst. Achte darauf, dass die Socken nicht abfärben und du somit keine Spuren an der Wand hinterlässt.

Wie schon einmal erwähnt, ist der Handstand mit dem Bauch nah an der Wand nicht für Anfänger geeignet. Bitte übe diese Übergänge zunächst mit einem Spotter!

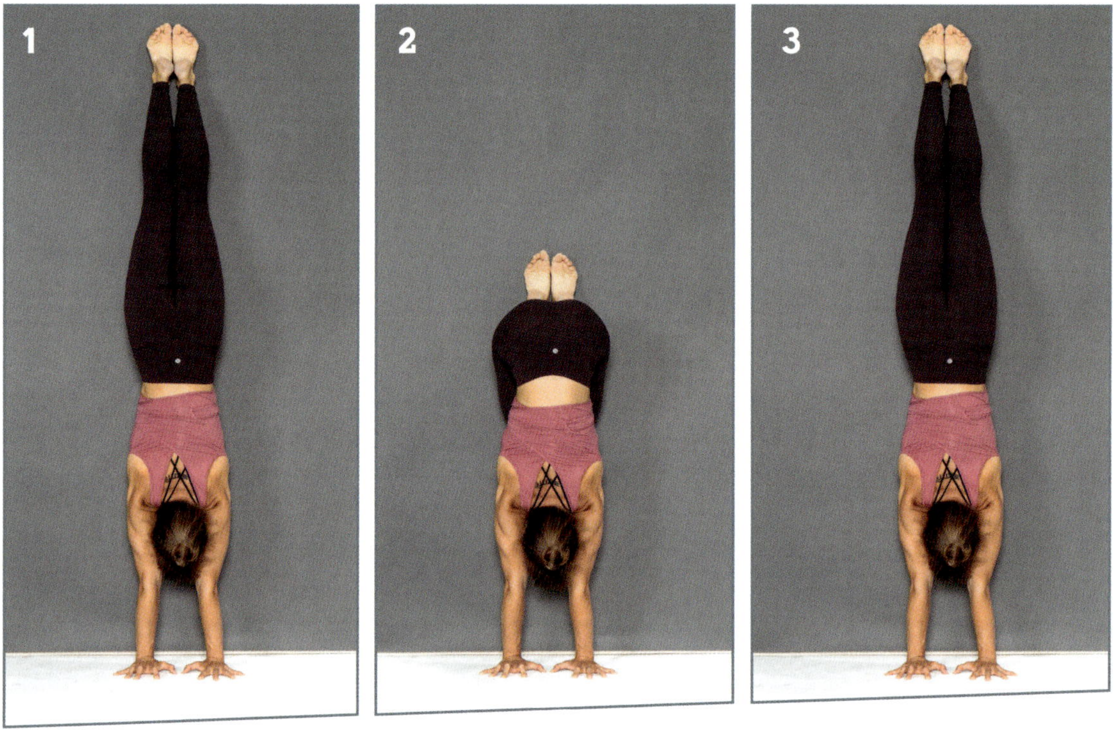

STRAIGHT - FULL TUCK - STRAIGHT F

Wiederholungen: 3–10 Runden

1. Komme in einen geraden Handstand mit dem Bauch zur Wand und etwa 20 bis 30 Zentimetern Abstand.
2. Atme ein und bringe mit der Ausatmung die Knie an den Brustkorb, während die Fersen zum Gesäß ziehen.
3. Strecke die Beine wieder ins Straight.

Optional kannst du den Abstand zur Wand etwas vergrößern, solange deine Schultern über den Handgelenken bleiben. Komme hier statt in einen Full Tuck in einen Medium Tuck, indem du deine Knie auf Hüfthöhe und deine Fersen Richtung Gesäß bringst.

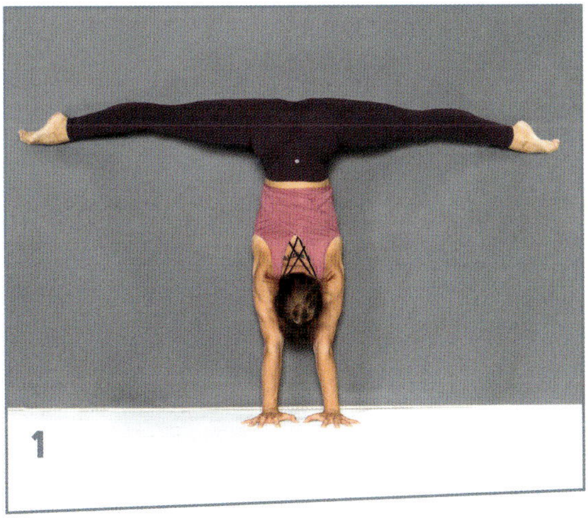

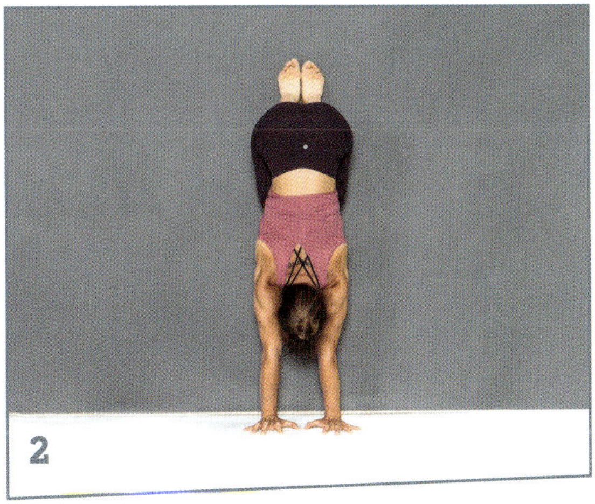

STRADDLE - FULL TUCK - STRADDLE F

Wiederholung:en 3–10 Runden

1. Komme in einen Straddle mit dem Bauch zur Wand und etwa 20 bis 30 Zentimetern Abstand.
2. Atme ein und bringe mit der Ausatmung die Knie an den Brustkorb in einen Full Tuck, während die Fersen zum Gesäß ziehen. Atme ein und bringe mit der Ausatmung die gestreckten Beine mit gepointeten Füßen nach außen in einen Medium oder Full Straddle. Rotiere die Beine dabei leicht nach außen und schiebe das Steißbein kontinuierlich Richtung Wand.

Zur Vorbereitung: Leg Presses

Die folgenden Übungen in verschiedenen Umkehrhaltungen sind eine tolle Vorbereitung für die Übergänge im freien Raum. Sobald die Leg Presses im Kopfstand und/oder auf dem FeetUp gut funktionieren und du einen soliden Handstand halten kannst, bist du bereit, diese im Handstand zu praktizieren. Weitere Anregungen zu Press-Techniken findest du im Kapitel zum Press-up-Handstand ab Seite 217.

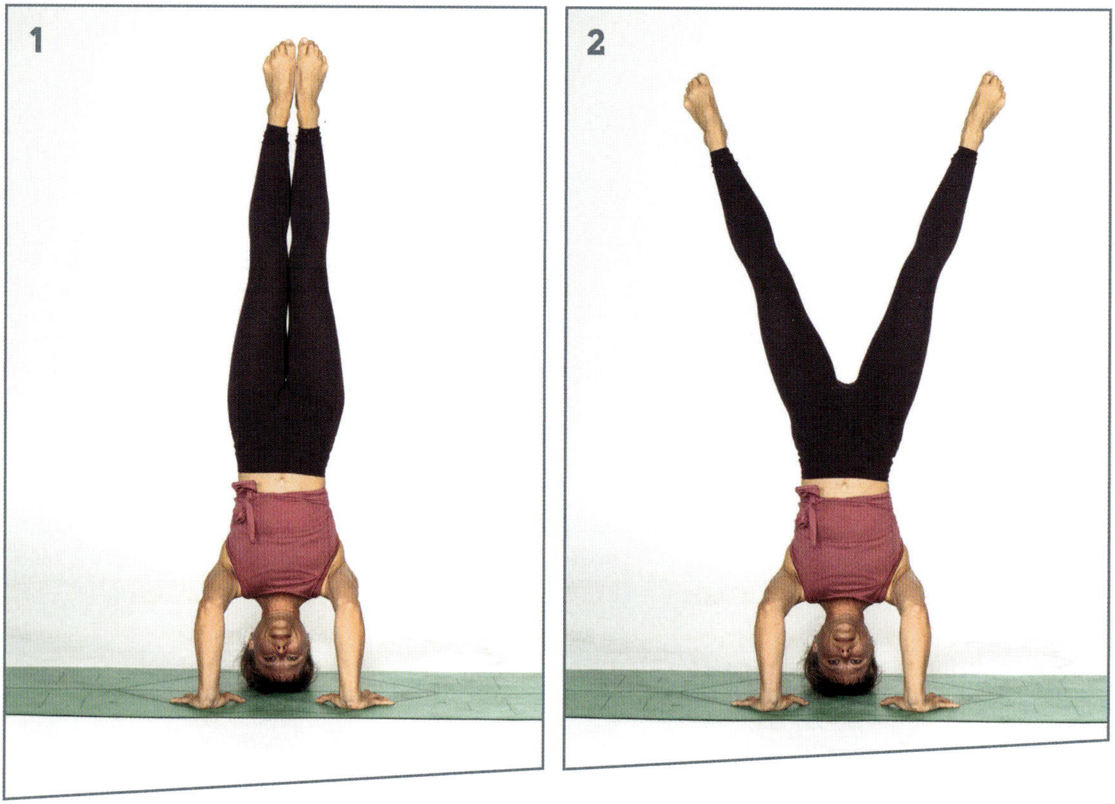

STRADDLE LEG PRESSES IM KOPFSTAND A

Wiederholungen: 3–10 Runden

1. Komme in einen stabilen Tripod-Kopfstand, in ein Straight (die Anleitung findest du auf Seite 17).
2. Öffne die Beine in einen Mini-Straddle und schließe sie wieder im Straight.

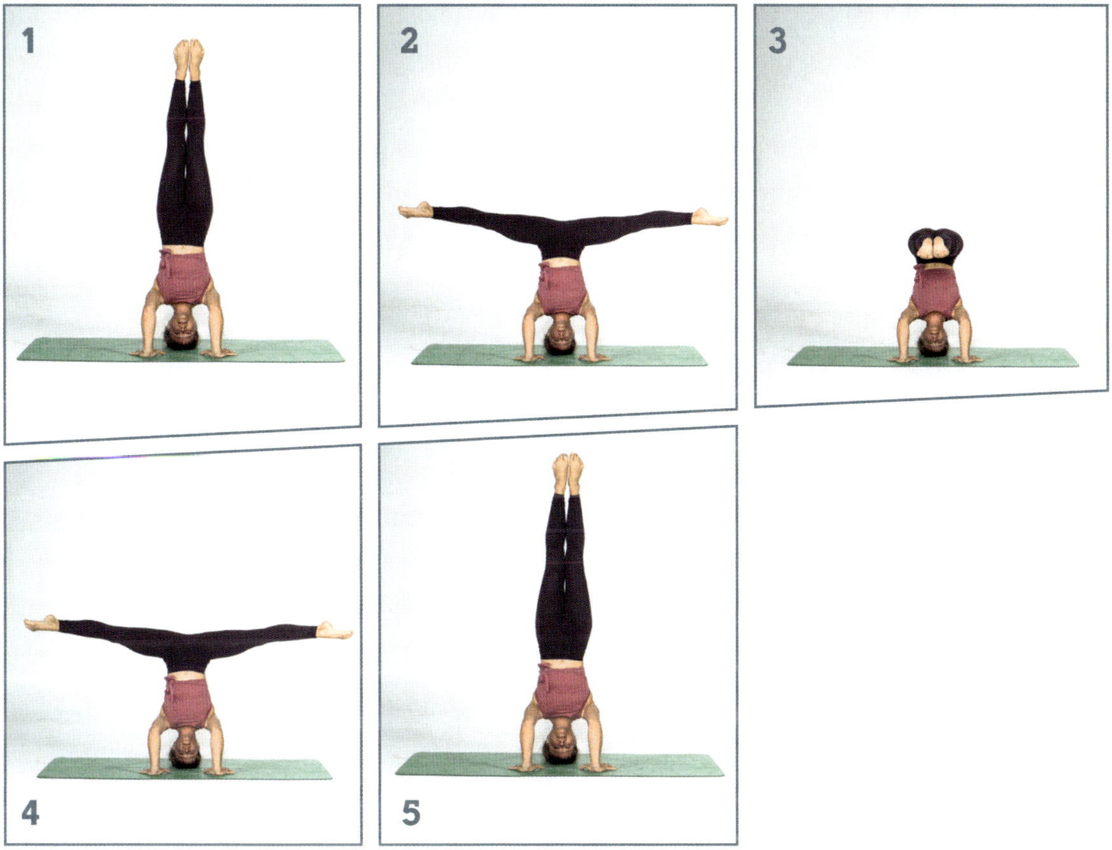

Variante für die Mittelstufe M

Wiederholungen: 3–10 Runden

1. Komme in einen stabilen Tripod-Kopfstand, in ein Straight (die Anleitung findest du auf Seite 17).

2.–3. Öffne die Beine in einen Straddle und schließe sie vor deinem Körper in einem 90-Grad-Winkel zum Oberkörper.

4. Öffne die Beine dann wieder in einen Straddle zur Seite …

5. … und schließe sie oben im Straight.

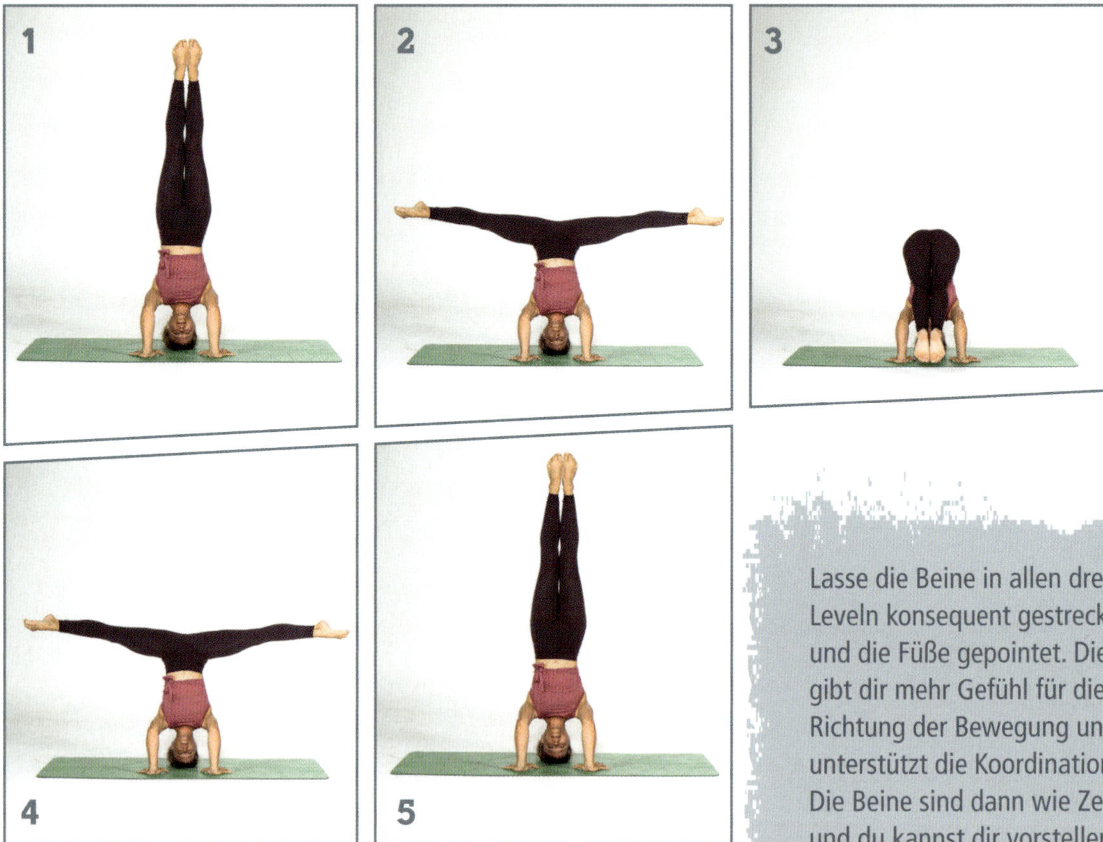

Lasse die Beine in allen drei Leveln konsequent gestreckt und die Füße gepointet. Dies gibt dir mehr Gefühl für die Richtung der Bewegung und unterstützt die Koordination. Die Beine sind dann wie Zeiger und du kannst dir vorstellen, wie sie in die Raumecken ziehen.

Variante für Fortgeschrittene F

Wiederholungen: 3–10 Runden

1. Komme in einen stabilen Tripod-Kopfstand, in ein Straight (die Anleitung findest du auf Seite 17).
2. Öffne die Beine in einen Straddle.
3. Bringe sie über die Seite nach unten und schließe sie vor deinem Körper. Tippe den Boden mit den geschlossenen Füßen kurz an.
4. Öffne die Beine dann wieder in einen Straddle zur Seite.
5. Schließe sie oben im Straight.

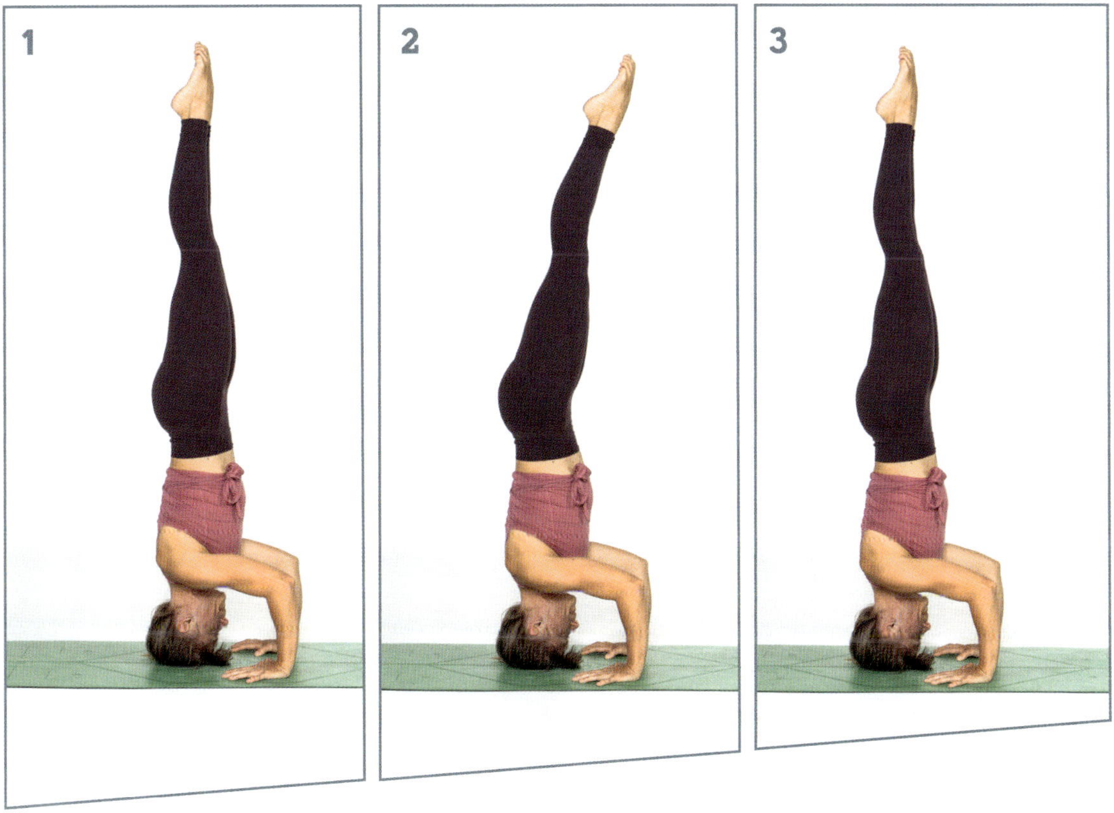

PIKE LEG PRESSES IM KOPFSTAND A

Wiederholungen: 3–10 Runden

1. Komme in einen stabilen Tripod-Kopfstand, in ein Straight (die Anleitung findest du auf Seite 17).
2. Senke die gestreckten und geschlossenen Beine ein wenig vor den Körper.
3. Komme wieder zurück ins Straight.

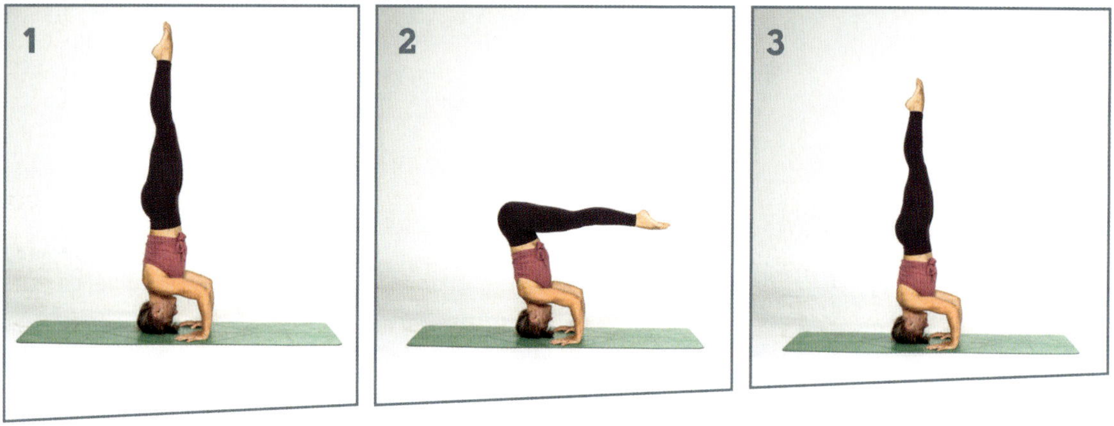

Variante für die Mittelstufe M

Wiederholungen: 3–10 Runden

1. Komme in einen stabilen Kopfstand, in ein Straight (die Anleitung findest du auf Seite 101).
2. Senke die gestreckten und geschlossenen Beine in einem 90-Grad-Winkel zum Oberkörper Die Beine sind dann parallel zum Boden ausgerichtet.
3. Komme wieder zurück ins Straight.

Variante für Fortgeschrittene F

Wiederholungen: 3–10 Runden

1. Komme in einen stabilen Kopfstand, in ein Straight (die Anleitung findest du auf Seite 101).
2. Senke die gestreckten und geschlossenen Beine bis zum Boden. Tippe den Boden mit den gepointeten Zehen kurz an.
3. Komme wieder zurück ins Straight.

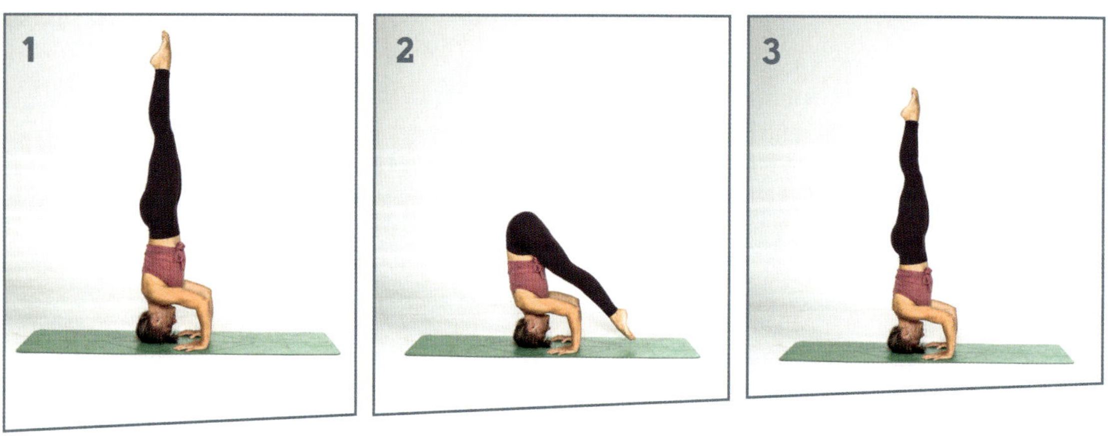

STRADDLE LEG PRESSES IM HANDSTAND A M F

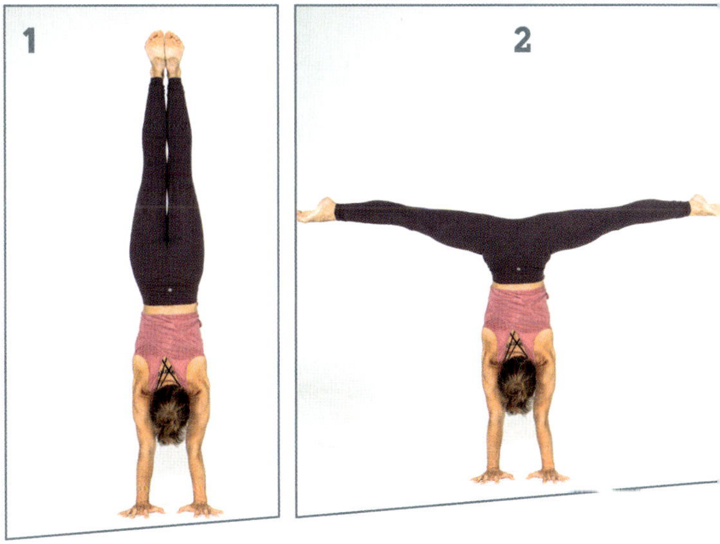

Wiederholungen: 3–10 Runden

1. Komme in einen stabilen Handstand, in ein Straight (die Anleitung findest du auf Seite 101).
2. Öffne die Beine in einen Straddle und gehe wieder zurück in Straight.

TUCK LEG PRESSES IM HANDSTAND A M F

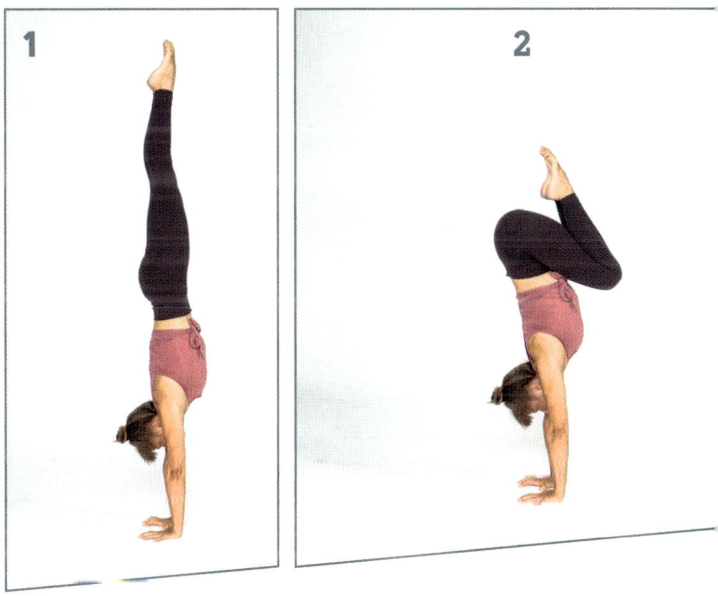

Wiederholungen: 3–10 Runden

1. Komme in einen stabilen Handstand, in ein Straight (die Anleitung findest du auf Seite 101).
2. Bringe die Knie an den Oberkörper und die Füße Richtung Gesäß und gehe wieder zurück in Straight.

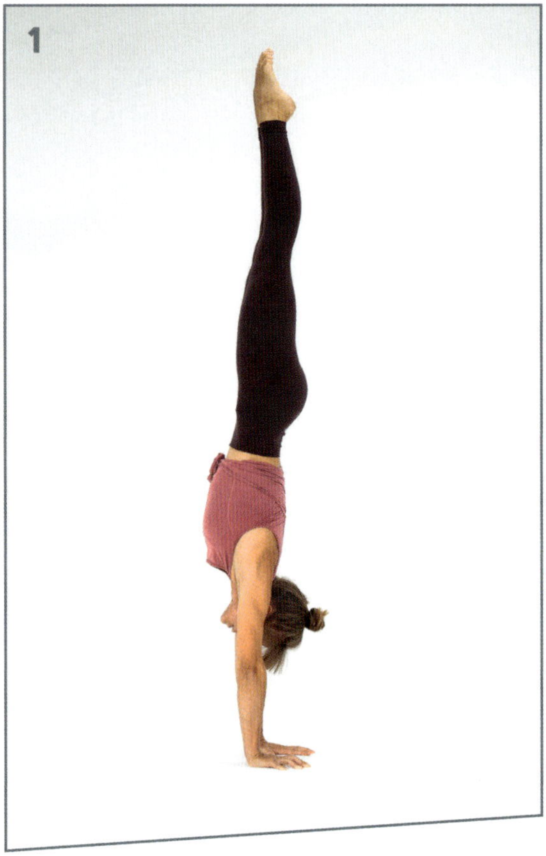

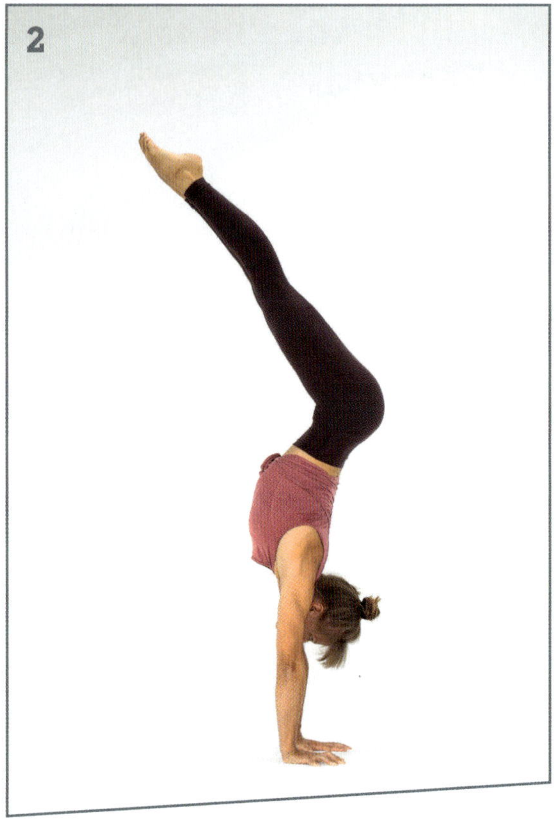

PIKE LEG PRESSES IM HANDSTAND A

Wiederholungen: 3–10 Runden

1. Komme in einen stabilen Handstand, in ein Straight (die Anleitung findest du auf Seite 101).
2. Senke die Beine ein Stück vor dem Körper ab und komme wieder zurück in Straight.

Variante für die Mittelstufe M

Wiederholungen: 3–10 Runden

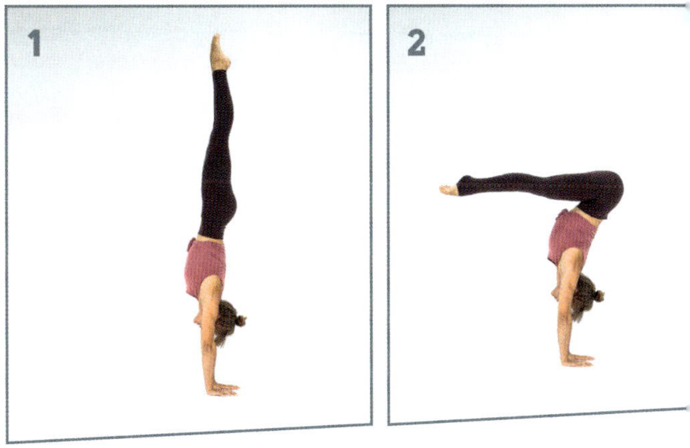

1. Komme in einen stabilen Handstand, in ein Straight (die Anleitung findest du auf Seite 101).
2. Senke die Beine in einem 90-Grad-Winkel vor dem Körper ab. Die Beine sind dann parallel zum Boden ausgerichtet.

Variante für Fortgeschrittene F

Wiederholungen: 1–10 Runden

1. Komme in einen stabilen Handstand, in ein Straight (die Anleitung findest du auf Seite 101).

2.–3. Senke die Beine so weit ab, bis sie fast senkrecht zum Boden sind. Die Füße schweben in der Luft, du stellst sie nicht auf dem Boden ab. Drücke dich dafür kraftvoll mit den Armen vom Boden weg und ziehe bewusst die Hüfte nach oben. Setze die Füße dann am Boden ab oder ziehe die geraden Beine wenn möglich wieder zurück nach oben ins Straight.

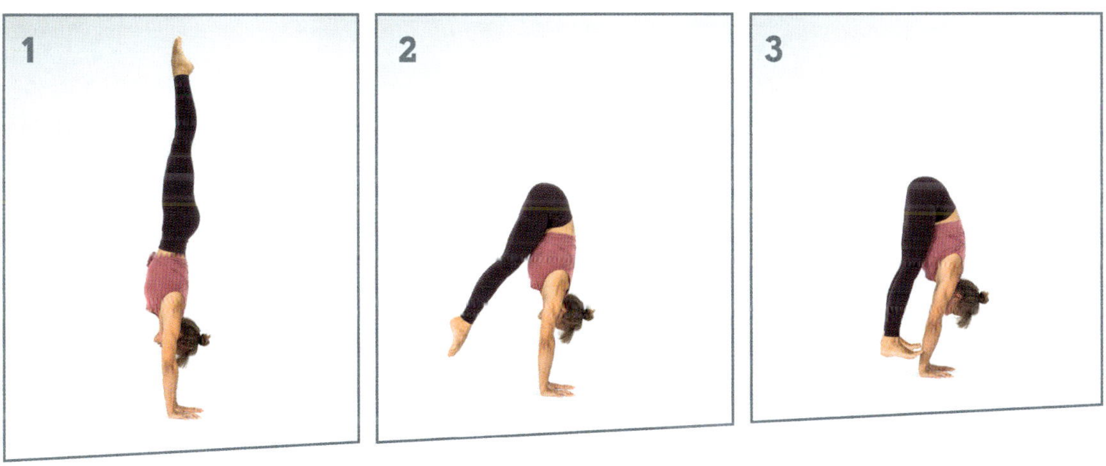

Übergänge im freien Raum

Die Übergänge von einer Position in eine andere sind die perfekte Vorbereitung für längere Handstandsequenzen. Praktiziere erst einmal die Übergänge, die am wenigsten Veränderung in deiner Handstandlinie hervorrufen, wie zum Beispiel vom Straddle zum Diamond. Sobald du dann ein paar langsame Wiederholungen geschafft hast, kannst du die Geschwindigkeit der Bewegungen von einer Position in die andere steigern und sie öfter hintereinander wiederholen.

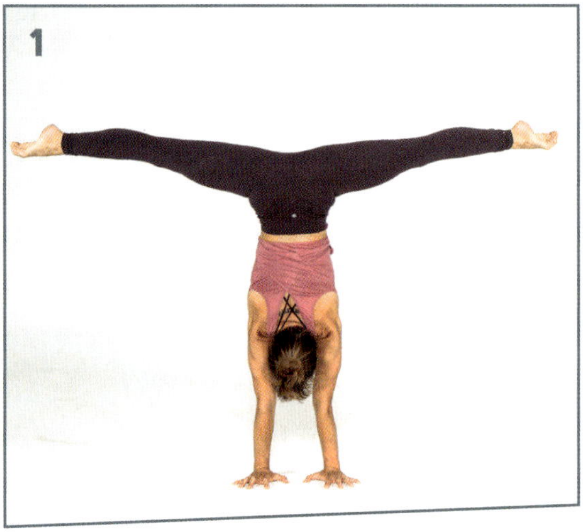
1

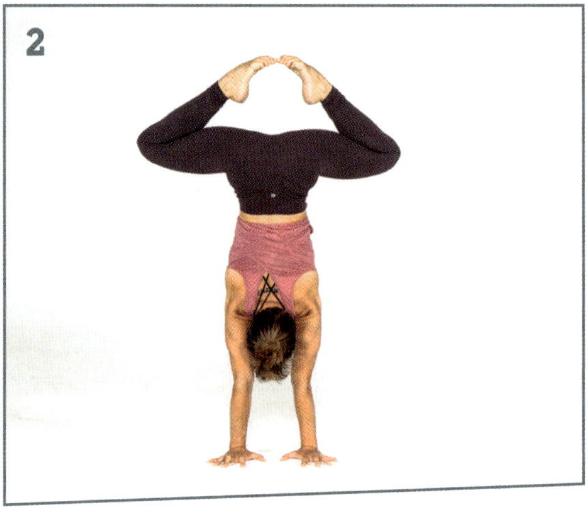
2

STRADDLE – DIAMOND A

Wiederholungen: 3–10 Runden.

1. Komme in einen Straddle-Handstand (die Anleitung findest du auf Seite 165).
2. Lasse die Oberschenkel in ihrer Position und beuge die Beine nur in den Knien, um die großen Zehen zum Diamond zusammenzubringen. Öffne dann wieder in einen Straddle.

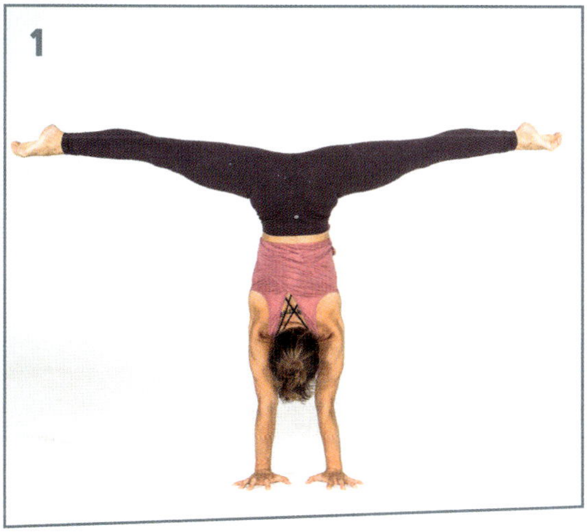

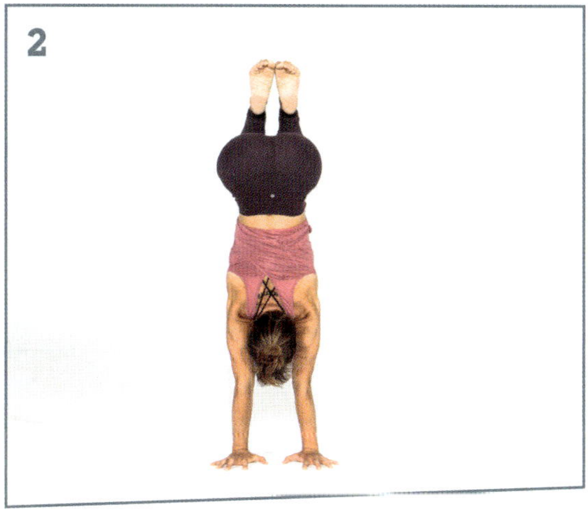

STRADDLE – TUCK M F

Wiederholungen: 3–10 Runden.

1. Komme in einen Straddle-Handstand (die Anleitung findest du auf Seite 165).
2. Atme hier ein, beuge mit der Ausatmung die Beine und bringe die Knie in einem Medium oder Full Tuck zusammen. Die Fersen streben dabei Richtung Gesäß. Öffne dann wieder in einen Straddle.

Sequenzen

Sequenzen sind eine Herausforderung an die Balance und machen unglaublich viel Spaß, da es sich wie ein Tanz upside down anfühlt. Eine Handstandsequenz hat ihre ganz eigene Magie! Auch hier gilt: Sobald du die Sequenz langsam und sauber durchführen kannst, steigere die Anzahl der Wiederholungen und/oder führe den Ablauf immer fließender aus. Optional gehe eine Sequenz rückwärts durch!

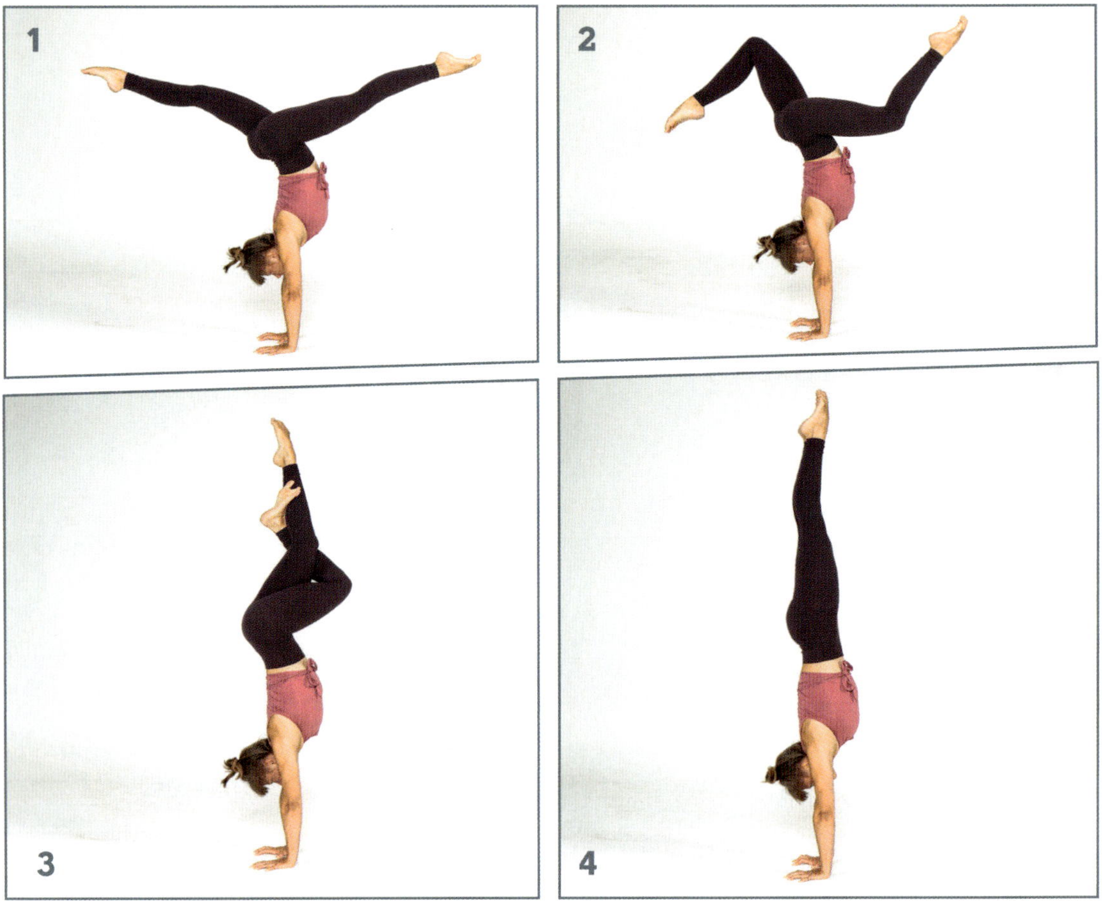

SPLIT – DOUBLE STAG – EAGLE LEGS – STRAIGHT – ANDERE SEITE M F

Wiederholungen: 1–3 Runden

1. Komme mit einem Kick-up direkt in einen Split-Handstand (die Anleitung findest du auf Seite 177).
2. Beuge beide Beine in einen Double Stag.
3. Bringe die Beine in Eagle Legs, indem du das vordere Bein um das hintere wickelst.
4. Schließe die Beine im Straight. Wiederhole die Sequenz auf der anderen Seite.

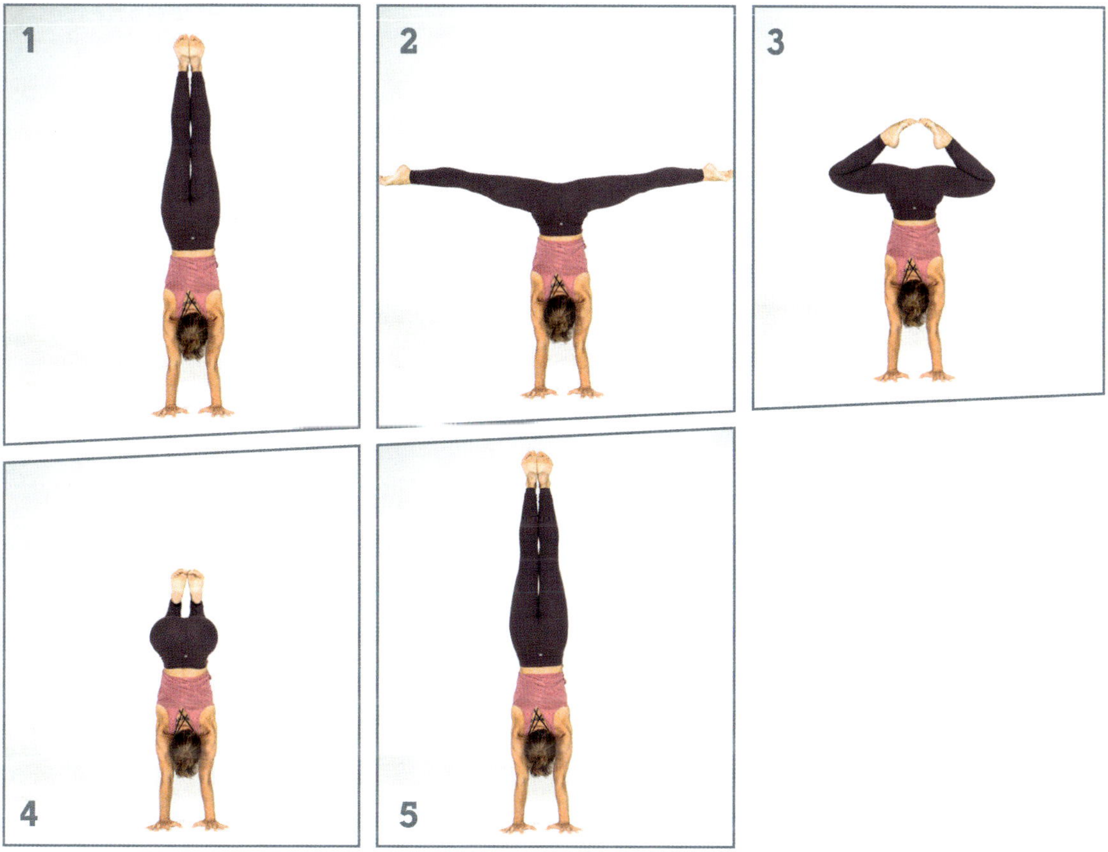

STRAIGHT – STRADDLE – DIAMOND – TUCK – STRAIGHT M F

Wiederholungen: 1–3 Runden

1. Komme mit einem Entry deiner Wahl in einen Straight-Handstand.
2. Öffne die Beine zur Seite in den Straddle.
3. Lasse die Oberschenkel an derselben Stelle wie im Straddle, wenn du nun die Beine beugst und die großen Zehen mit gepointeten Füßen in einen Diamond aneinanderbringst.
4. Verbinde die Knie vor dem Körper miteinander in einen Tuck. Die Fersen ziehen dabei Richtung Gesäß. Versuche, die Oberschenkel für einen Medium Tuck parallel zum Boden zu bringen.
5. Strecke die Beine nach oben, zurück in ein Straight.

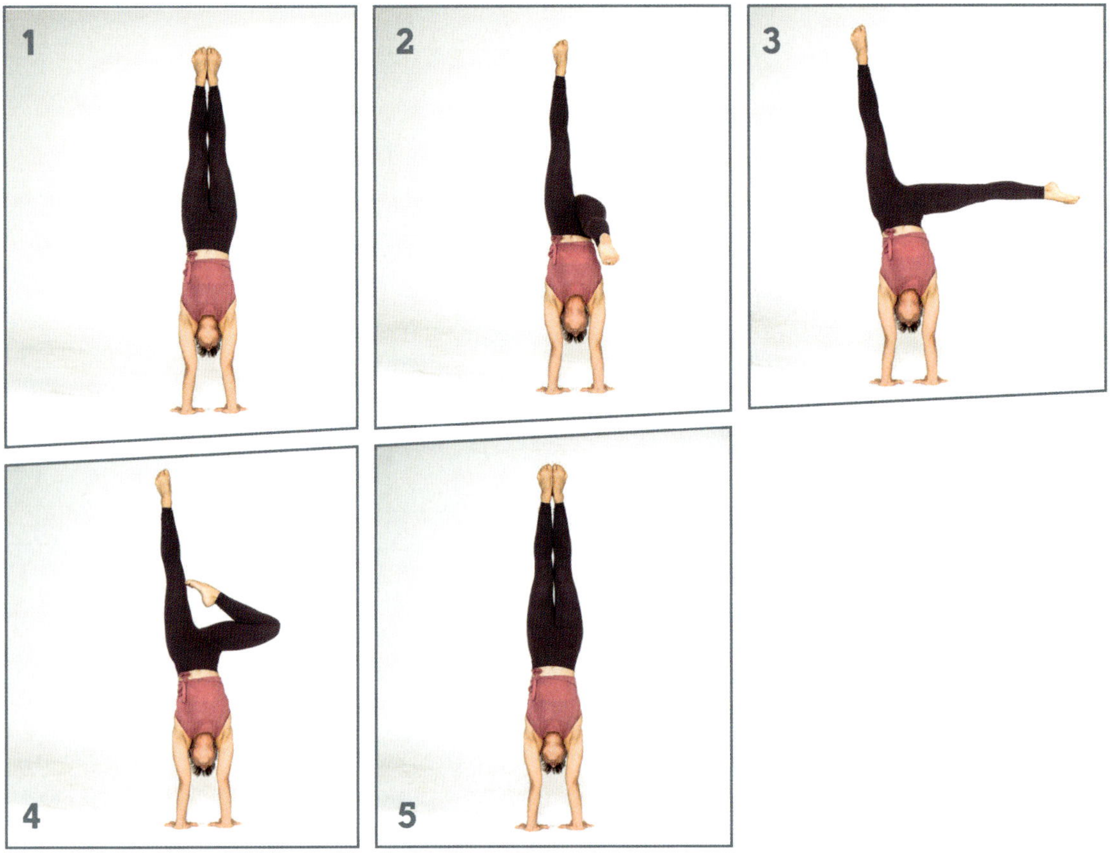

STRAIGHT – L-SHAPE – HALF STRADDLE – TREE – STRAIGHT – ANDERE SEITE F

Wiederholungen: 1–3 Runden

1. Komme mit einem Entry deiner Wahl in einen Straight-Handstand.
2. Bringe ein Bein gestreckt vor deinen Körper, parallel zum Boden, in einen L-Shape.
3. Bewege das vordere Bein nun zur Seite für den Half Straddle.
4. Beuge das Bein und bringe die Zehen des gepointeten Fußes an das Knie des gestreckten Beines für den Tree.
5. Strecke das gebeugte Bein zurück ins Straight. Wiederhole die Sequenz mit dem anderen Bein zur zweiten Seite.

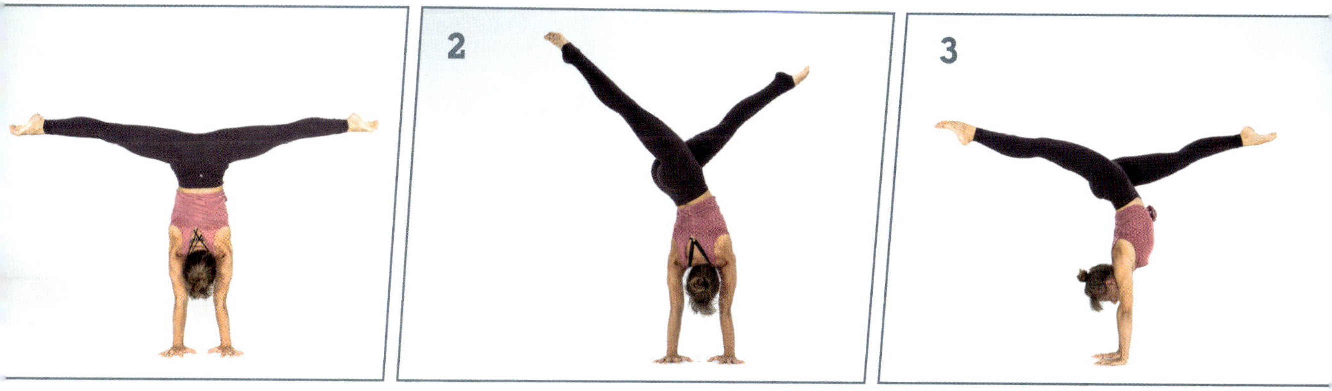

HELIKOPTER: STRADDLE – SPLIT – TWIST – ANDERE SEITE F

Wiederholungen: 1–3 Runden.

1. Komme vom Straight oder auch direkt in einen Straddle-Handstand (die Anleitung findest du auf Seite 165).
2. Bringe ein Bein nach vorn und ein Bein nach hinten für den Split.
3. Rotiere nun die Hüfte und schiebe beide gestreckten Beine in die entgegengesetzte Richtung. Das heißt: Wenn das linke Bein vorne (auf der Bauchseite) ist, schiebt dieses nach rechts, während das rechte, hintere Bein nach links zieht. Drehe dich hier soweit du kannst, ohne die Stabilität der Schultern und die Balance zu verlieren.

Sei kreativ!

Am Anfang macht es Sinn, dich inspirieren zu lassen und vorgegebene Sequenzen zu praktizieren. Doch genau wie beim Tanzen auf unseren Füßen beginnt der Spaß erst wirklich, wenn wir anfangen, zu improvisieren und unserem eigenen Flow zu folgen. Spiele deinen Lieblingssong ab und bewege dich intuitiv upside down. Genieße den Bewegungsfluss!

DIE VIELFÄLTIGE WELT DES HANDSTANDS

Übungen mit Gewichtsmanschetten

Gewichte an den Fußgelenken helfen dir, die Linie des Handstandes deutlich zu spüren. Sind wir nur ein wenig außerhalb der Linie, wird es gleich schwieriger, den Handstand zu halten. Das heißt, wir können nicht »schummeln«. Durch die Gewichte – wir nennen sie auch Ankle Weights – werden also etwaige Schwachstellen verstärkt und dadurch sicht- und spürbarer. Nutze dies als Feedback und um an deiner Technik zu feilen. Die Gewichte helfen aber auch, wenn du dich dehnst und aktiv in die Flexibilität arbeitest, oder bei den Übungen aus dem Press-up-Training (siehe Kapitel »Der Press-up-Handstand oder ›Schweizer‹«) auf den Seiten 217 bis 234.

Wie nutze ich Gewichtsmanschetten im Handstand?

- Die Arbeit mit Gewichten ist sowohl in den Stretches als auch upside down eine fortgeschrittenere Variante der Handstandpraxis.
- Befestige die Gewichtsmanschetten an deinen Fußgelenken, bevor du in eine Umkehrhaltung oder einen Stretch gehst. Wähle den für dich einfachsten Entry, vor allem wenn du die Gewichte zum ersten Mal ausprobierst.
- Fordere dich mit wachsender Erfahrung immer mehr, indem du zum Beispiel das Press-up-Training (siehe ab Seite 217) mit Gewichten gestaltest.

STRAIGHT-HANDSTAND MIT ANKLE WEIGHTS M

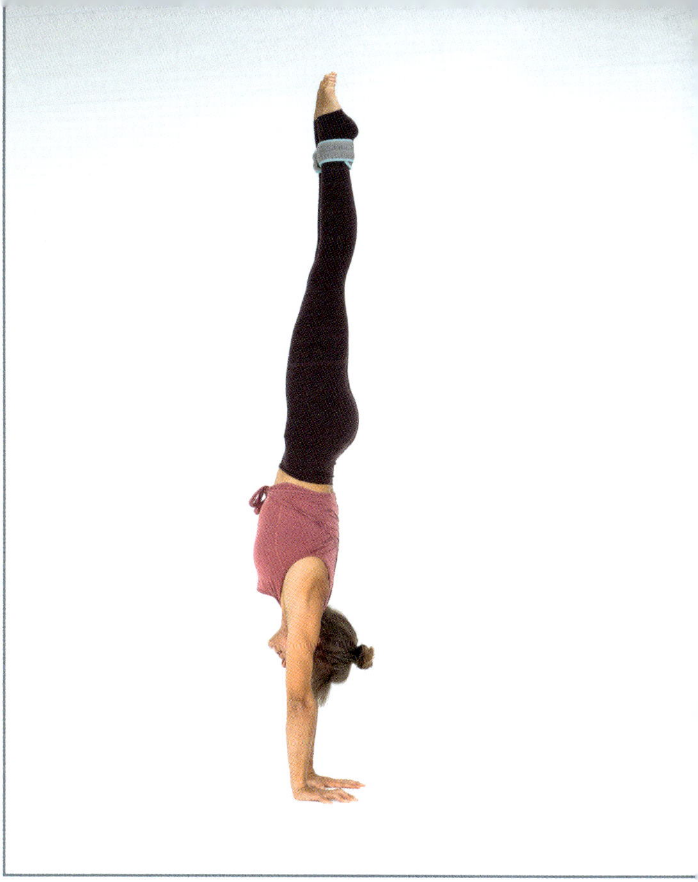

Wiederholungen: 10–30 Sekunden

Lege die Gewichtsmanschetten an und komme mit einem Entry deiner Wahl in einen Straight-Handstand. Spüre die senkrechte Linie im Handstand noch intensiver, bleibe so lange du eine saubere Linie beibehalten kannst.

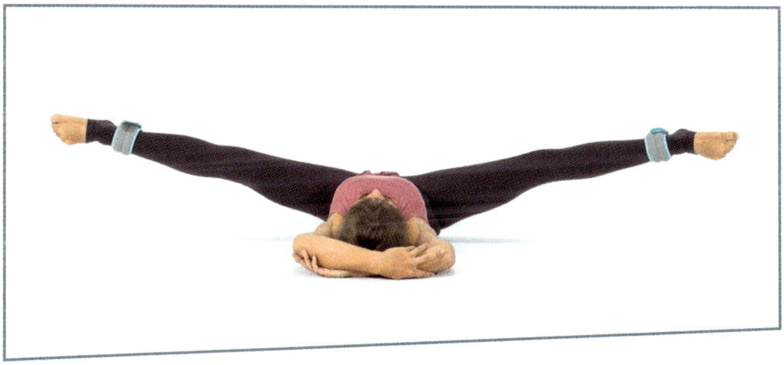

Komme aus der Position, solltest du Schmerzen in der Hüfte oder den Knien spüren! Praktiziere dann unbedingt eine einfachere Variante, zum Beispiel ohne Gewichte.

STRADDLE STRETCH MIT ANKLE WEIGHTS A

Wiederholungen: 1–3 Runden für jeweils 30–60 Sekunden

Befestige die Ankle Weights an den Fußgelenken. Lege dich auf den Rücken und öffne die gestreckten Beine mit gepointeten Füßen in einen Full Straddle. Die Füße bleiben dabei auf Hüfthöhe. Öffne die Beine maximal. Halte die Position statisch oder pulsiere mit den Füßen leicht auf und ab. Deine Hüften sollten sich währenddessen stabil anfühlen.

STRADDLE STRETCH AUF DEM FEETUP MIT ANKLE WEIGHTS M

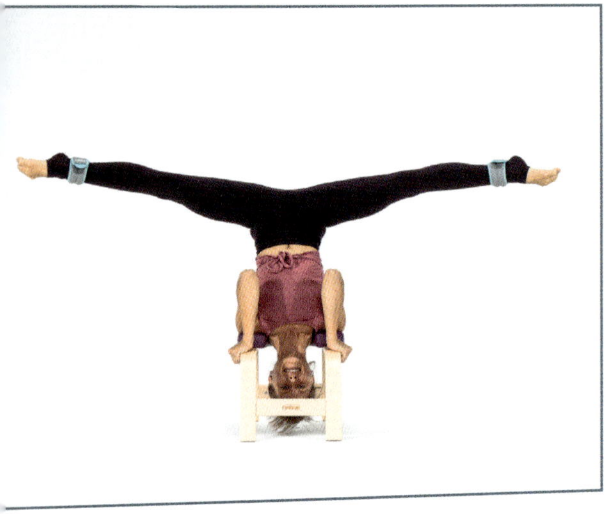

Wiederholungen: 1–3 Runden für jeweils 30–60 Sekunden statisch halten oder mache 3–10 Straddle Presses

Befestige die den Ankle Weights an den Fußgelenken und komme im FeetUp in ein Straight. Öffne die Beine in einen für dich angenehmen Straddle. Pointe die Füße.

Wenn du magst, führe kleine Auf-und-ab-Bewegungen mit den Füßen durch oder die Grundvariante der Straddle Presses, indem du die Beine öffnest und schließt: Straddle – Straight – Straddle.

TUCK MIT ANKLE WEIGHTS M

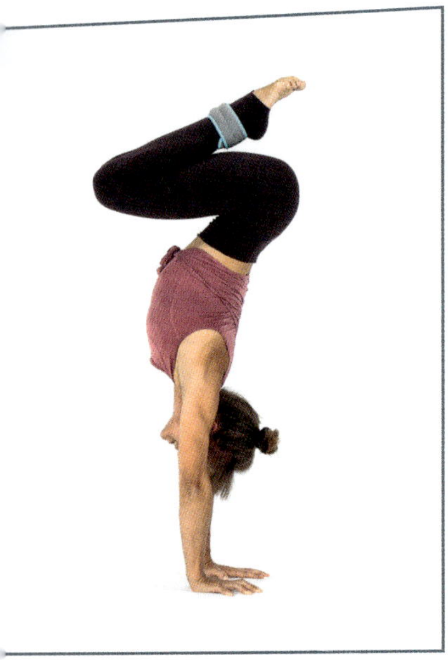

Wiederholungen: 1–3 Runden á 10–60 Sekunden halten

Befestige die Ankle Weights an den Fußgelenken und komme in einen Tuck-Handstand (die Anleitung findest du auf Seite 158).

Frage dich: Wie weit müssen die Füße nach vorn oder nach hinten im Tuck? Und warum wird immer gesagt, die Fersen im Tuck zum Gesäß zu bringen? Ein Tuck mit Ankle Weights lässt dich die Antworten darauf spüren. Sobald deine Füße aus der geraden Linie kommen, kannst du die Haltung nur mit enorm viel Kraftaufwand oder gar nicht halten.

Der nächste Schritt können Tuck Presses mit den Gewichten sein: von Straight zu Tuck zu Straight.

SEQUENZEN/ÜBERGÄNGE F

Nachdem du dich an die Ankle Weights gewöhnt hast, kannst du Sequenzen praktizieren, die du vorher schon ohne Gewichte trainiert hast. Ein Klassiker für den Start ist zum Beispiel: Straight – Straddle – Diamond – Tuck – Straight.

Der Press-up-Handstand oder »Schweizer«

Der Press-up-Handstand wird umgangssprachlich auch »Schweizer Handstand« oder »Krafthandstand« genannt. Er beschreibt ein Handstand-Entry, bei dem man in der Startposition beginnt und sich ohne Schwung, langsam und kontrolliert nach oben presst. Damit verwandt ist der Stalder Press, bei dem man sich statt mit den Füßen von einem sogenannten Straddle Sit, nach oben in den Handstand presst.

Ich teile in diesem Buch viele unterschiedliche Übungen, die die einzelnen Press-Techniken deutlich machen. Generell gilt: Du kannst 100 Prozent in den Handstand pressen oder 100 Prozent springen. Aber du kannst auch beide Methoden kombinieren. Jeder prozentuale Anteil an Presstechnik in deiner Handstandpraxis wird dir Kontrolle und Sicherheit schenken.

Die Reise zum finalen Press-up-Handstand (zu 100 Prozent pressen) kann ein wenig dauern. Auch muss man sich darauf einstellen, erst einmal frustriert zu sein.

Worauf es im Press-up ankommt

Die wichtigsten Voraussetzungen für einen technisch guten Press-up sind ein gerader und solider Handstand, der Pancake Stretch mit Brust und Bauch am Boden (siehe Seite 81) und eine starke aktive Flexibilität zwischen Beinen und Oberköper.

Du wirst schnell feststellen, dass du alles, was du an Kraft und Flexibilität hast, einsetzt, wenn du den Press-up übst. Damit dieses anspruchsvolle Entry für den Körper, insbesondere für die Handgelenke und Schultern, nachhaltig bleibt, brauchen wir vor allem eine saubere Technik, die eine gute Balance aus Kraft und Flexibilität erfordert.

Wenn wir uns mit reiner Kraft in den Handstand begeben, lehnen die Schultern in der Regel sehr weit über die Hände hinaus und belasten so die Handgelenke in einem ungesunden Winkel. Ich empfehle, den Press-up erst zu üben, wenn du mindestens 10 Sekunden solide in einem geraden Handstand stehen kannst. Der Grund hierfür ist die Veränderung des Schulterwinkels beim Nach-vorne-Lehnen, den wir wieder öffnen müssen, sobald wir oben angekommen sind. Weiß unser Körper noch nicht, wo die gerade Linie ist, werden die Schultern nicht oder im falschen Moment geöffnet. Entweder fallen wir in diesem Moment, oder du gerätst in einen »Banana Shape«, was sich nur schwer wieder korrigieren lässt. Es wäre dann wie das Pferd von hinten aufzäumen. Wenn wir jedoch mit guter Technik arbeiten, werden wir mit der entsprechenden Körpermechanik nahezu schwerelos in den Handstand gleiten.

Wie dir der Press-up gelingt – die Übungen

Wir entscheiden uns also dafür, mit Technik zu arbeiten. Und dafür brauchen wir die entsprechende Körpermechanik und eine gewisse Entspannung in Körper und Geist. Widmen wir uns der Technik. Hier gibt es drei entscheidende »Hauptzutaten«:

1. Druck
2. Kraft in der Körpermitte
3. Flexibilität

Druck erzeugt Gegendruck. Newtons Gesetz (siehe Seite 128) auf den Handstand angewandt: Die Hände beziehungsweise Arme drücken in den Boden. Mithilfe der Rumpfmuskulatur rollt die Wirbelsäule nach oben. Durch aktive Flexibilität der Beine ziehen wir diese an den Körper heran und nach oben.

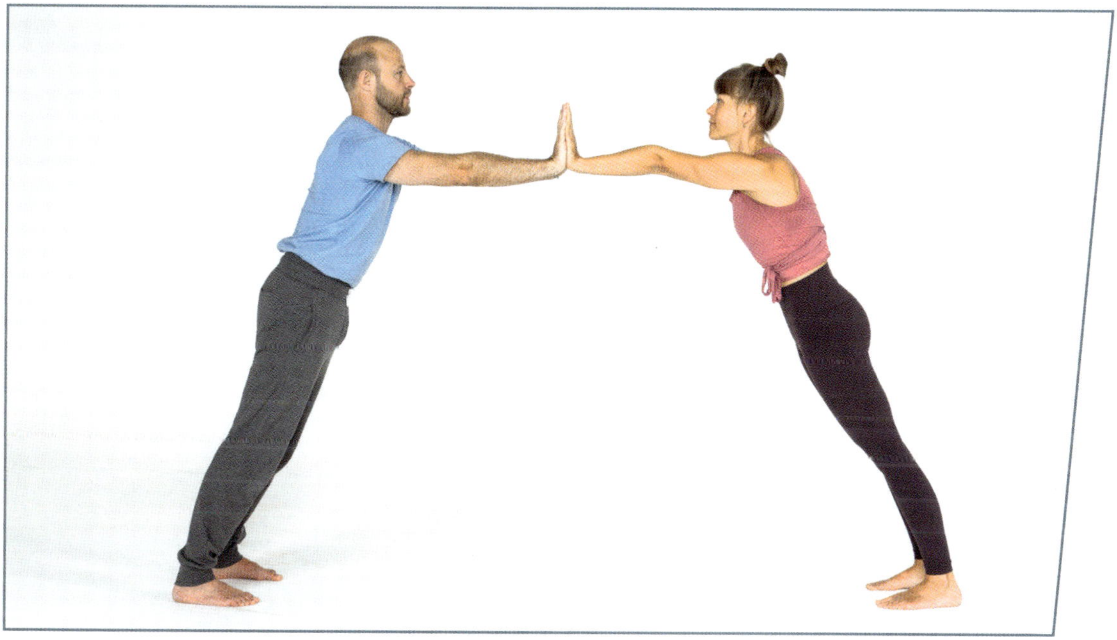

LEG PRESSES A

Eine der besten Vorbereitungen von Bein- und Oberkörperarbeit im Press-up sind die sogenannten Leg Presses. Sie lehren uns das langsame Heben und Senken der Beine. Dabei ist unsere aktive Flexibilität gefragt. Eine konkrete Anleitung findest du unter »Handstandsequenzen / Leg Presses« ab Seite 199.

Gegendruck aufbauen: Deinen Handstand baust du aus der Druckkraft deiner Hände in den Boden auf. Um den Gegendruck, den Druck, den du gegen den Boden ausübst und den du im Press-up brauchst, mit deinen Händen zu spüren, gibt es diese wunderbare Partnerübung.

Wiederholungen: 1 Runde für 3 tiefe Atemzüge

Stelle dich gegenüber deinem Trainingspartner mit etwa schulterweit geöffneten Füßen auf. Streckt jeweils die Arme auf Schulterhöhe und bringt die Handflächen aneinander, die Fingerspitzen zeigen nach oben. Lauft mit den Füßen ein, zwei Schritte voneinander weg und lehnt euch gegeneinander. Lasst dabei die Arme gestreckt.

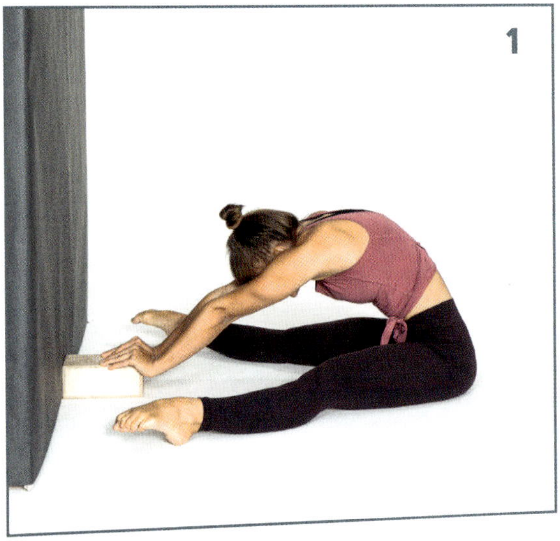

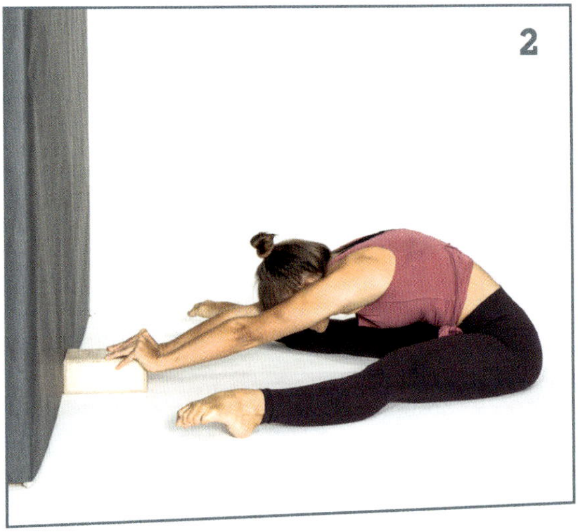

RUNDUNG DER WIRBELSÄULE MIT YOGABLOCK A

Wir wollen im Pressup-Handstand mit der Wirbelsäule nach oben rollen. In der folgenden Übung, die ich bei dem Akrobaten Yuri Marmerstein entdeckt habe, wird die nötige Rundung der Wirbelsäule wunderbar deutlich. Sie ist jedoch nur auf einem rutschigen Boden möglich. Sollte deine Kleidung nicht rutschen, setze dich auf eine Decke.

Wiederholungen: 5 Runden

Lege einen Yogablock mit der breiten Seite auf den Boden und mit dem kurzen Ende an die Wand. Setze dich vor die Wand und den Block und öffne die Beine in einen Straddle. Deine Füße sind nah an der Wand. Platziere beide Hände auf dem Block. Atme ein und strecke mit der Ausatmung deine Arme, während du deine Wirbelsäule rundest. Schiebe dich von dem Block weg.

1

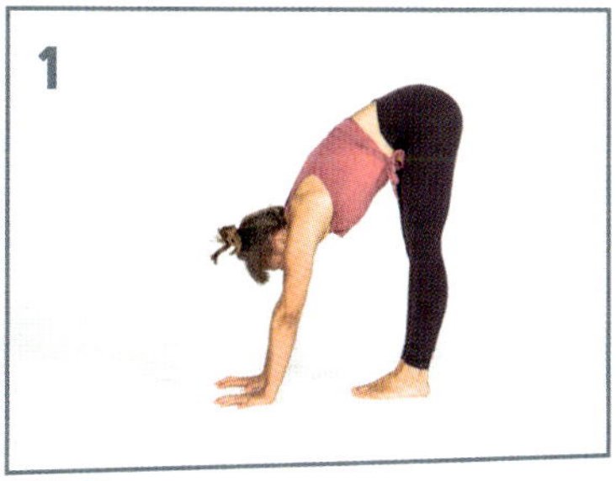

2

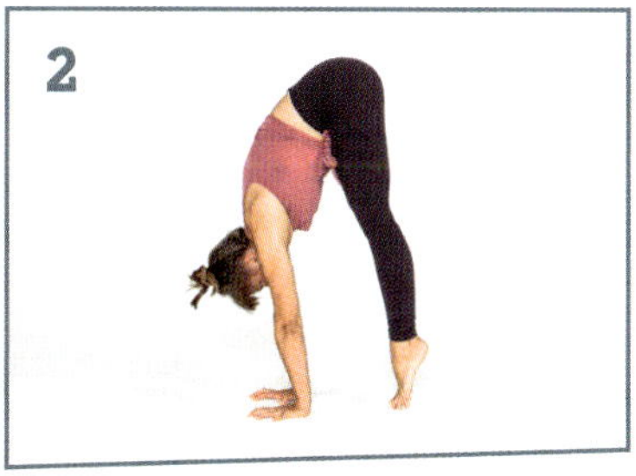

3

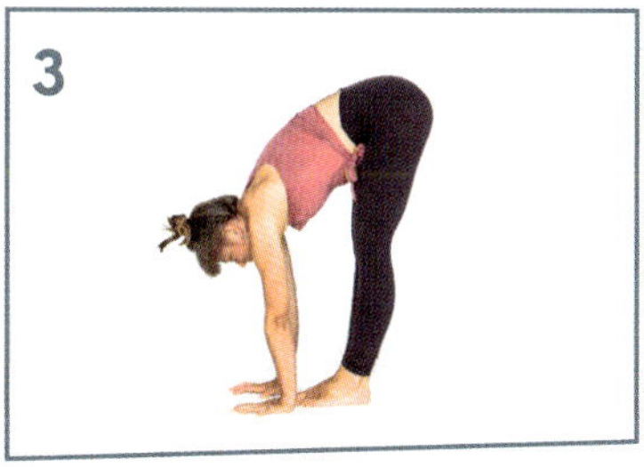

HOLLOW BODY HOPS A M

Diese Übung, genauso wie die folgende Übung »Straddle Jumping Jacks«, beinhaltet alle drei »Zutaten« des Press-up-Handstandes und ist eine perfekte Vorbereitung. Sie können beide sicher ohne Spotter praktiziert werden, da es nicht darum geht, in den Handstand zu kommen. Du kannst bei beiden Übungen entweder nur springen oder nur pressen oder beides kombinieren. Wenn du dich herausfordern möchtest, konzentriere dich aufs Pressen und versuche, beim Springen lautlos zu landen.

Wiederholungen: 5 Mal nach vorn und 5 Mal nach hinten

1. Komme in eine Handstand-Startposition.
2. Atme ein und komme mit der Ausatmung auf die Zehenspitzen, bringe die Schultern leicht nach vorn – maximal bis über die Fingerspitzen.
3. Hebe die Füße nun vom Boden ab und bringe sie nach vorn zu deinen Händen, indem du entweder die Hände so fest in den Boden presst und dich aus den Schultern herausschiebst, dass die Füße abheben, oder indem du mit einem kleinen Hüpfer zu den Händen springst. Laufe dann mit den Händen wieder nach vorn und wiederhole die Übung.

Je mehr du die Arme bei den Sprüngen in den Boden presst, die Wirbelsäule rundest und die Beine nah am Körper lässt, desto kontrollierter werden die Sprünge und desto langsamer beziehungsweise lautloser wirst du auf dem Boden landen.

Korrigiere deine Handstand-Startposition vor jedem Sprung.

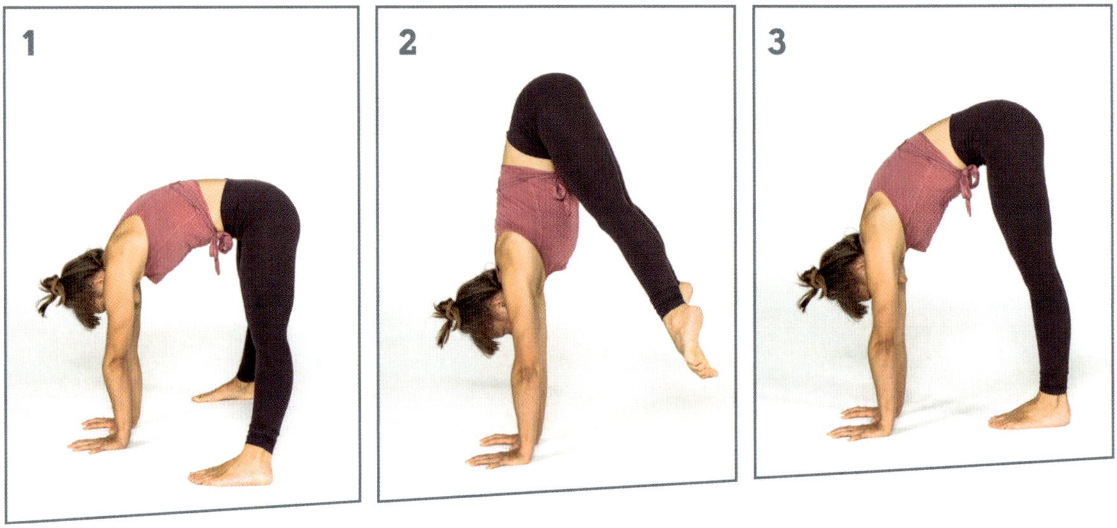

STRADDLE JUMPING JACKS A M

Wiederholungen: 5 Mal

1. Komme in eine Handstand-Startposition und öffne dann die Beine in einen Straddle.
2. Atme ein und springe vom Boden ab.
3. Mit der Ausatmung lande mit geschlossenen Fusen auf dem Boden. Atme ein und springe mit den Füßen während der Ausatmung wieder in den Straddle.

Je mehr du die Arme bei den Sprüngen in den Boden presst, die Wirbelsäule rundest und die Beine nah am Körper lässt, desto kontrollierter werden die Sprünge und desto langsamer beziehungsweise lautloser wirst du auf dem Boden landen.

Korrigiere deine Handstand-Startposition vor jedem Sprung.

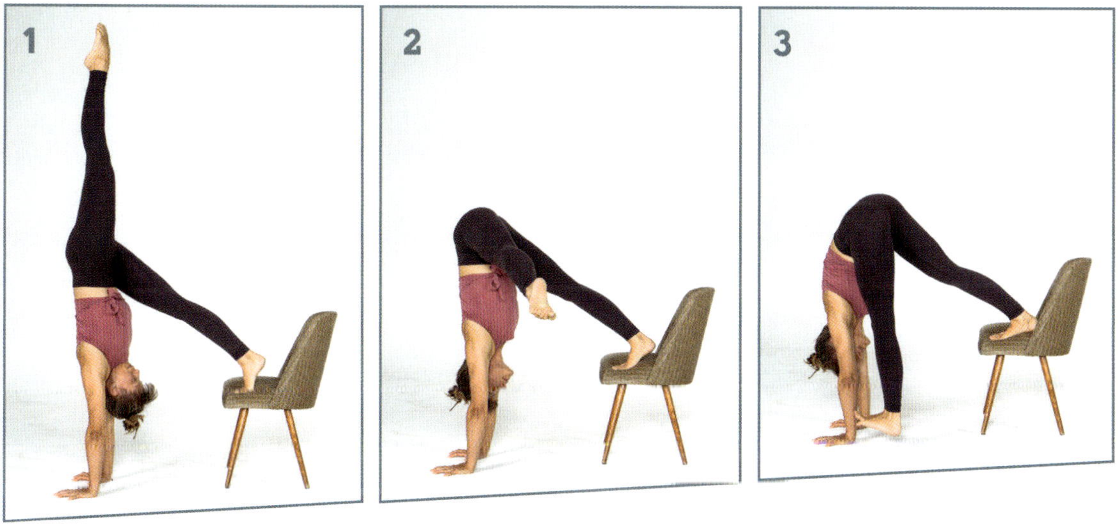

SINGLE LEG PRESSES MIT STUHL M F

Material: Stuhl oder FeetUp
Wiederholungen: Pro Seite 3–10 Mal

1. Komme in eine Handstand-Startposition und platziere einen Fuß auf einem stabilen und rutschfesten Stuhl. Atme ein und hebe mit der Ausatmung das freie Bein gerade nach oben in die Handstandlinie. Deine Schultern sind über deinen Handgelenken und deine Hüfte über den Schultern ausgerichtet. Überprüfe die Linie, indem du nach oben schaust und sicherstellst, dass du den oberen Fuß sehen kannst und dieser nicht nach hinten »abhaut«.
2. Atme ein und bringe den freien Fuß mit gestrecktem Bein von oben entweder in einer geraden Linie oder in einem halben Straddle so weit zum Boden wie möglich.
3. Versuche, deinen Unterarm mit den Zehen anzutippen.

Beuge das freie Bein, um die Übung einfacher zu gestalten, und bringe es nur den halben Weg nach unten Richtung Boden.

PLANCHE

Mit dieser Übung entwickeln wir vor allem Schulterkraft und -stabilität für den Press-up-Handstand. Zudem trainieren wir die Kraft des Core und arbeiten mit der aktiven Flexibilität. Um Verletzungen in den Handgelenken und in der Schulter zu vermeiden, ist auf eine korrekte Ausführung zu achten.

Da die Schultern in der Planche wesentlich weiter über den Händen sind als im Handstand, empfehle ich zu Beginn die Durchführung auf Parallettes, da so die Handgelenke geschont werden.

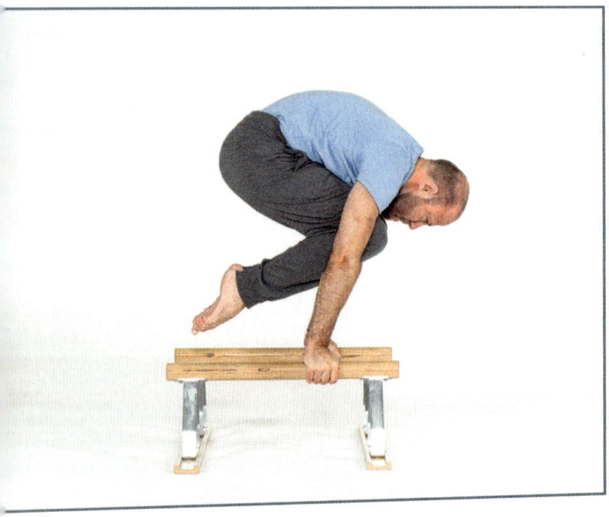

Tuck Planche auf Parallettes A

Wiederholungen: 1–3 Runden á 10 Sekunden

Umgreife die Parallettes mit den Händen, die Daumen an der Innenseite, die anderen Finger außen. Laufe mit den Füßen unter die Hüfte, schiebe die Schultern vor und strecke die Arme. Schiebe die Hände in die Parallettes, runde den oberen Rücken und ziehe die Beine in einem Tuck zum Körper heran. Löse zu Beginn erst einmal einen Fuß vom Boden, dann den anderen und wenn möglich beide Füße.

Tuck Planche A M

Wiederholungen: 1–3 Runden á 10 Sekunden

Die Beine sind angewinkelt und befinden sich dicht am Oberkörper, liegen jedoch nicht auf den Armen auf.

Straddle Planche M

Wiederholungen: 1–3 Runden á 10 Sekunden

Die Beine sind gespreizt, wodurch der Schwerpunkt näher bei den Armen liegt.

Bei der Handstellung gibt es mehrere Möglichkeiten. Die Finger können nach vorne, zur Seite oder nach hinten zeigen. Wichtig ist, dass die Handgelenke nicht schmerzen und die Belastung gut tragen können.

Als Vorbereitung für die Planche oder wenn du keine Parallettes hast, kannst du stattdessen die Krähe mit gestreckten Armen praktizieren. Versuche dabei, die Füße nach oben zu ziehen sowie nach und nach die Knie von den Armen zu lösen. Manchen Menschen fällt es hier verhältnismäßig leicht, sich von der Krähe in den Handstand zu pressen, da die Arme bereits gestreckt sind.

Full Planche F

Wiederholungen: 1–3 Runden á 10 Sekunden

Die Beine sind gestreckt und geschlossen.

Alle drei Varianten der Planche sind interessant für den Lernprozess. Probiere sie aus.

Tuck Planche mit den Händen auf dem Boden F

Wiederholungen: 1–3 Runden á 10 Sekunden

1. Setze die Hände vor dir am Boden schulterweit auf und lehne den Körper so weit nach vorn, bis sich die Füße vom Boden lösen. Das gesamte Körpergewicht wird über die Arme getragen. Die Arme werden komplett durchgestreckt. Die Hände befinden sich dann etwa auf Höhe der Hüfte.
2. Beginne im Tuck und steigere dich, indem du auch Straddle und Full Planche übst.

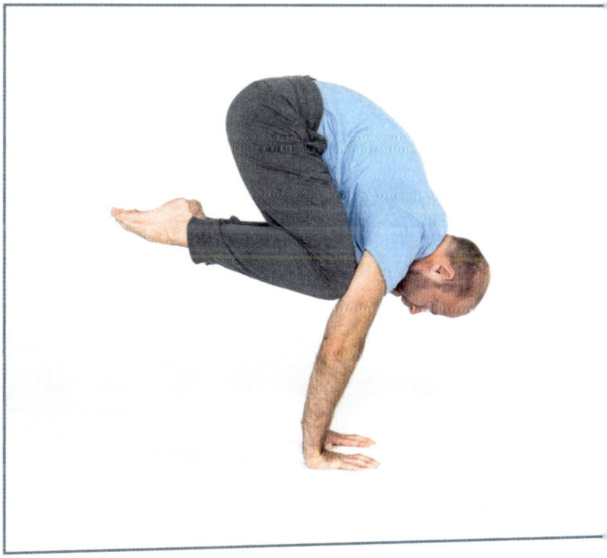

ZOMBIE PRESSES

Der Zombie Press ist eine tolle Vorbereitung für den Press-up-Handstand, da man nur schwer schummeln kann, indem man doch mit etwas Schwung nach oben geht. Das Hochpressen aus der Bauchlage in die Umkehrhaltung entspricht außerdem derselben Technik des In-den-Boden-Drückens, die wir auch für den Schweizer Handstand brauchen.

Beide Zombie Presses müssen auf einem rutschigen Boden und mit Socken praktiziert werden. Wenn dich deine Kleidung bremst, kannst du dich auf eine Decke legen.

Diese Übungen sind keine Anfängerübungen. Mache den Zombie Press nur, wenn du bereits einen soliden Kopfstand beziehungsweise Handstand halten kannst oder einen erfahrenen Spotter an deiner Seite hast.

Zombie Press im Kopfstand M

Wiederholungen: 1–3 Runden

1. Lege dich auf den Bauch, strecke die Arme entlang der Ohren schulterweit nach vorne aus. Platziere die Hände mit gespreizten Fingern vor einer Yogamatte. Schließe die Beine und pointe die Füße, sodass deine Fußrücken auf dem Boden liegen.
2. Atme ein und ziehe dich mit der Ausatmung nach vorn zu deinen Händen, bis die Schultern über deinen Händen sind. Lege die Stirn auf die Yogamatte.
3. Atme ein und presse mit der Ausatmung deine Hände in den Boden, setze die Schädeldecke auf die Matte und rolle den Rücken nach oben.
4. Die Ellenbogen gelangen so über die Handgelenke und die Hüfte über die Schultern.
5. Öffne die Beine entweder in einen Straddle oder rolle im Tuck nach oben. Bringe in allen drei Variationen deine Beine nah an den Oberkörper und erst wenn die Hüfte über den Schultern ist, nach oben in ein Straight.

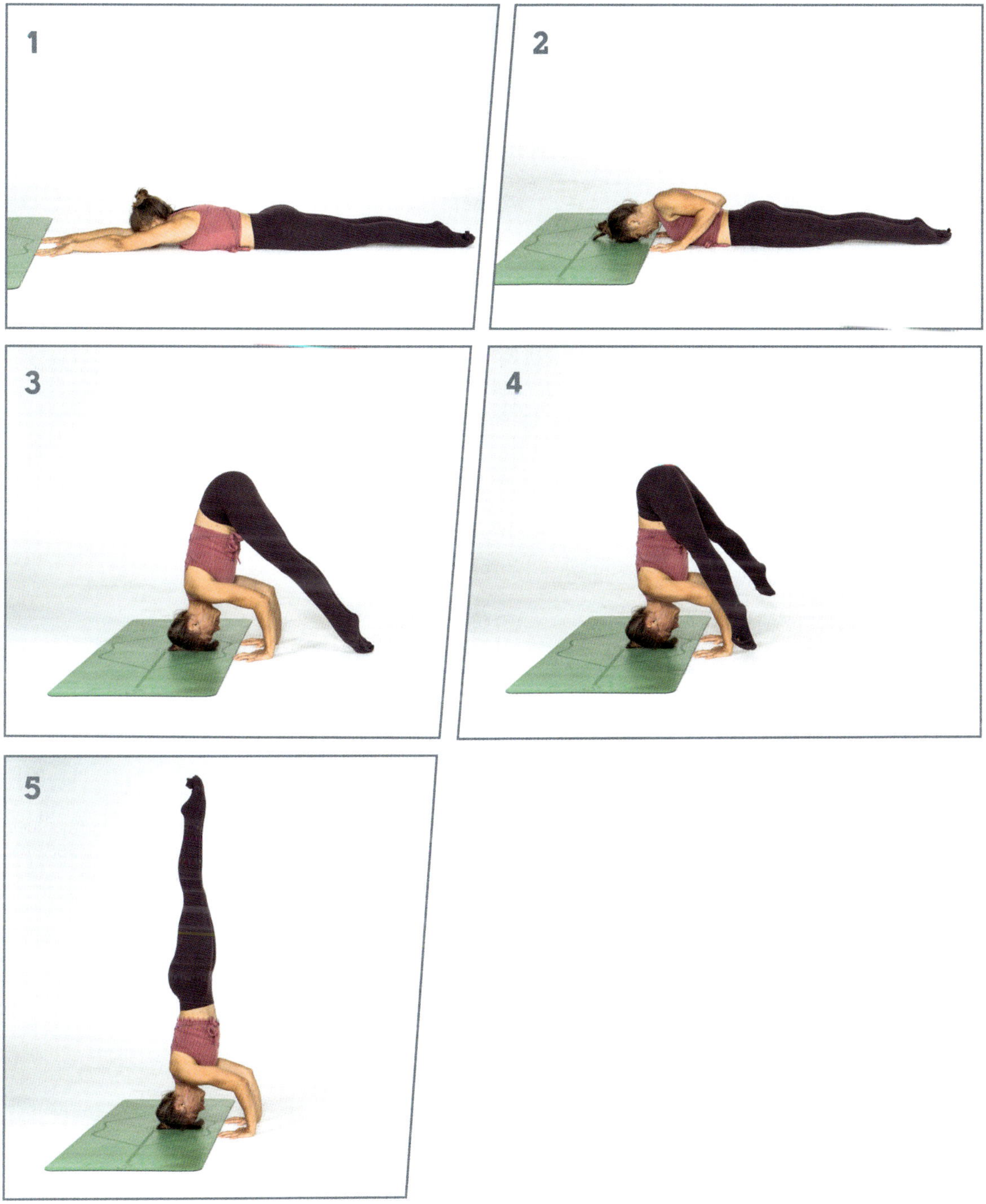
1
2
3
4
5

Zombie Press im Handstand F

Wiederholungen: 3–5 Runden

1. Lege dich auf den Bauch, strecke die Arme entlang der Ohren schulterweit nach vorne aus. Spreize die Finger so, dass Mittel- oder Zeigefinger parallel zueinander sind. Schließe die Beine und pointe die Füße so, dass die Fußrücken auf dem Boden liegen.
2. Atme ein und ziehe dich mit der Ausatmung so weit nach vorn zu deinen Händen, bis die Schultern über deinen Händen sind. Jetzt bist du in der Handstand-Startposition, die Oberseiten deiner Zehen sind am Boden.
3. Atme ein und presse mit der Ausatmung deine Hände in den Boden, strecke die Arme und rolle den Rücken nach oben, bis die Hüfte über den Schultern ist. Die Füße gleiten dabei mit, bis sie sich vom Boden abheben.
4. Öffne die Beine entweder in einen Straddle oder rolle in einem Tuck nach oben in den Handstand. Lasse deine Beine zunächst nah am Oberkörper.
5. Erst wenn die Hüfte über den Schultern ist, hebe sie weiter nach oben.

Praktiziere den Zombie Press nur bis zur Handstand-Startposition, wenn du die Füße noch nicht vom Boden lösen kannst. Der Trainingseffekt ist dennoch sehr hilfreich für den Press-up. Versuche dann Schritt für Schritt zum Beispiel die Füße kurz anzuheben oder gar in einen Toe Tap (siehe Seite 171) zu kommen.

Herunter statt hinauf

Bevor wir langsam und ohne Schwung nach oben in den Handstand kommen, ist es auch eine gute Strategie, zuerst das langsame Herunterkommen zu trainieren. Egal, auf welche Weise du in den Handstand gehst: Presse mit den Händen und Armen in den Boden, um den Schwung herunterzufahren. Rolle deine Wirbelsäule und aktiviere deine Core-Muskulatur und bringe die Beine so langsam wie möglich in deiner präferierten Variante, nah zu den Händen, auf den Boden.

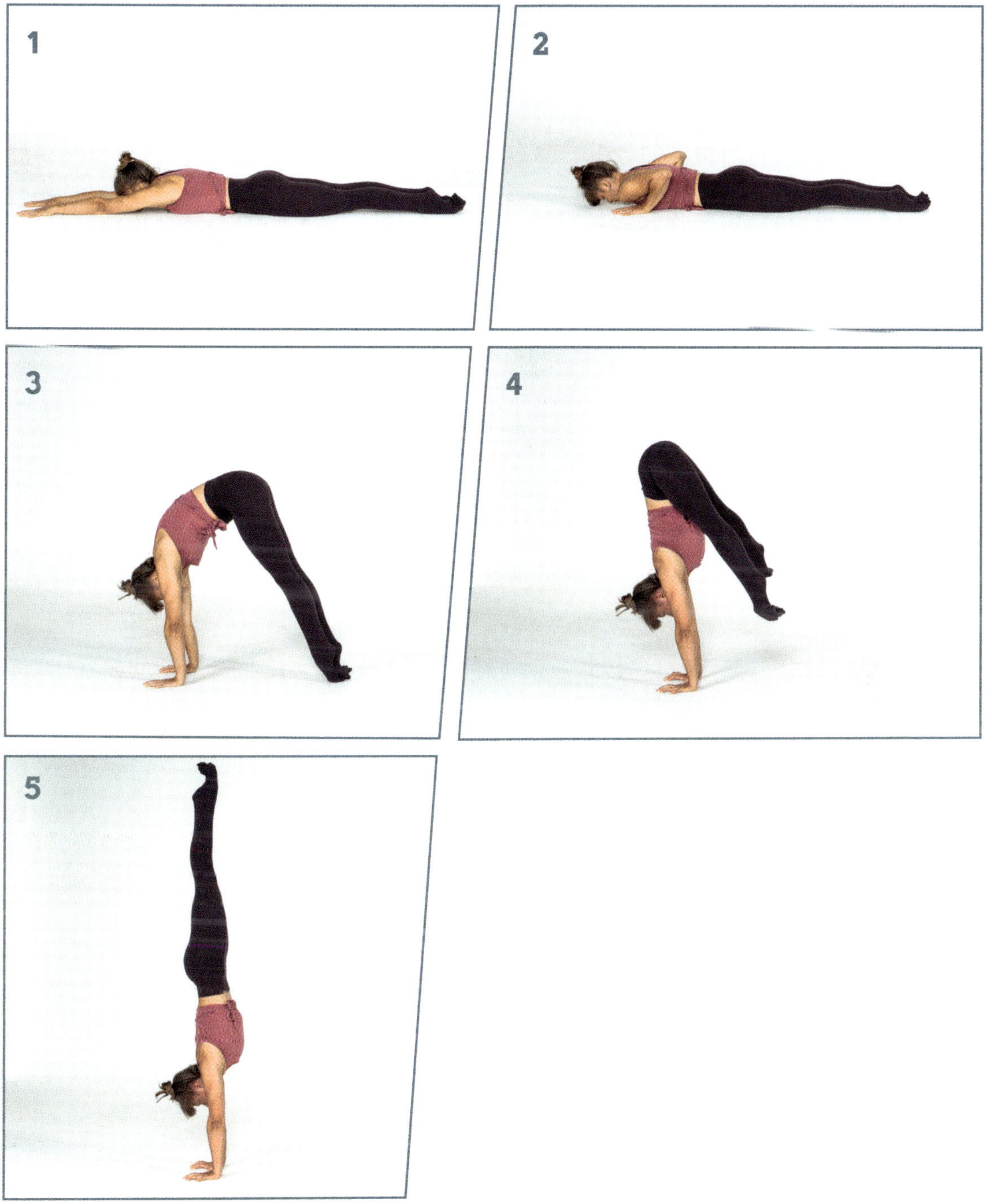
1
2
3
4
5

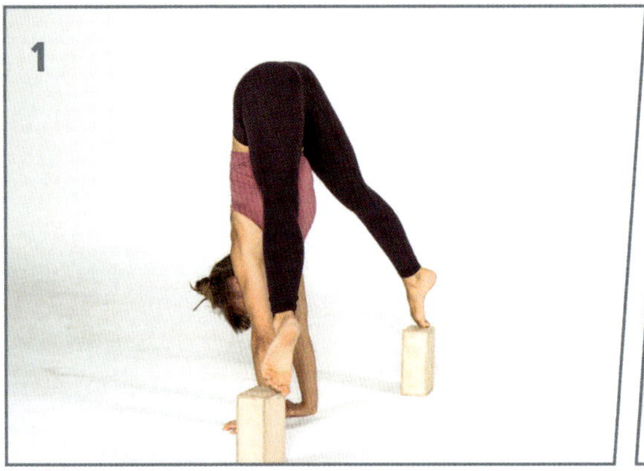

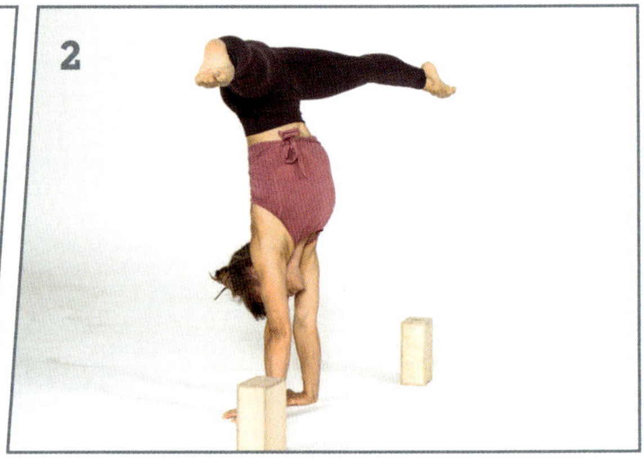

STRADDLE PRESS MIT BLÖCKEN M F

Material: 2 stabile Yogablöcke aus Kork oder Holz
Wiederholungen: 1–10 Mal

1. Platziere die zwei Blöcke hochkant mit etwa einem Meter Abstand zueinander auf dem Boden, und mit etwa 20 Zentimetern Abstand zu deinen Händen. Komme in die Handstand-Startposition und springe in einen Straddle-Handstand.
2. Senke nun die Füße und bringe sie langsam – beide Füße gleichzeitig – auf die Blöcke. Tippe sie entweder einmal kurz an und bringe dann die Füße kontrolliert, auf den Boden oder hebe die Füße wieder nach oben, zurück in den Straddle- oder in den Straight Handstand (letztere Variante ist etwas fordernder).

Sobald es dir leichterfällt, kannst du in einer Runde mehrere Male die Beine heben und senken, ohne die Füße auf dem Boden abzustellen. Außerdem kannst du die Blöcke weiter nach vorne in Richtung zu deinen Händen stellen oder noch weiter, bis sie hinter den Händen stehen. So erreichst du das ideale Training für einen Stalder Press.

Beide Übungen lassen sich gut auch mit einem Spotter praktizieren. Dieser nutzt die gleiche Hilfestellungtechnik wie für den Press-up-Handstand.

DIE FÜSSE KURZ ABHEBEN A M F

Als Vorübung für den Straddle Press mit Blöcken trainiere diese Übung.

Material: 2 stabile Yogablöcke aus Kork oder Holz
Wiederholungen: 3–5 Mal

1. Komme in die Handstand-Startposition.
2. Öffne die Füße in einen Straddle – der Abstand zu den Händen bleibt gleich – und platziere je einen Block unter deine Füße.
3. Lehne die Schultern leicht nach vorn – nicht weiter als bis über deine Fingerspitzen.
4. Ziehe die Rippen hoch und runde deine Wirbelsäule.
5. Presse die Hände in den Boden, rolle deinen Rücken mithilfe deiner Core-Muskulatur nach oben, bis deine Hüfte über den Schultern ist, komme auf die Zehenspitzen und versuche, die Füße kontrolliert von den Blöcken abzuheben und so langsam wie möglich auf den Boden zu stellen.

Wenn du mit den Füßen auf dem Boden startest, um in den Handstand zu kommen, dann ist der Weg nach oben weit. Du kannst diesen Weg abkürzen, indem du die Füße auf jeweils einen Block stellst.

Presse deine Fingerspitzen die ganze Zeit aktiv in den Boden, um mit den Schultern nicht nach vorne zu kollabieren. Schaue zwischen deine Zeigefinger.

Stelle sicher, dass die Blöcke nicht rutschen. Platziere sie bei Bedarf auf einer Yogamatte.

Jeder Millimeter zählt. Zu Beginn reicht es schon, wenn du die Füße einen Millimeter abheben kannst, um sie dann so langsam wie möglich auf den Boden zu stellen – entweder im Straddle oder du schließt die Füße. Mit der Zeit – wenn deine Körper-Gehirn-Verbindung die Mechanik versteht – werden deine Füße immer weiter nach oben kommen können.

Der ganze Weg in den Press-up-Handstand

Ich werde oft gefragt, ob ich den Schweizer Handstand an der Wand zu üben empfehle. Da die Lehnrichtung hier jedoch wesentlich weiter nach vorne zur Wand geht und außerdem Gewicht auf den Kopf und Nacken geladen wird, empfehle ich es nicht, die Übung an der Wand zu machen.

Trainiere stattdessen lieber den Press-up erst einmal die vorbereitenden Übungen in diesem Buch und mit einem Handstandbuddy, bevor du dich an die »Königsdisziplin« heranwagst.

PRESS-UP MIT SPOTTER A M

Wiederholungen: 3 Runden à 2–4 Mal auf und ab pressen, ohne die Füße abzusetzen

1. Komme in die Handstand-Startposition. Dein Trainingspartner stellt sich an deinen Rücken, beugt die Knie und stützt mit ihnen oder den Oberschenkeln deine Schultern. Dabei stehen seine Füße an den Außenseiten deiner Hände, die Knie des Partners haben eine leichte Innenrotation. Das ist der sogenannte Duck Squat. Dein Trainingspartner hält dich an den Hüftknochen beziehungsweise Leisten und zieht sie zu sich heran, je nachdem, wie viel Unterstützung du brauchst. Du kannst deine Schultern nach vorne schieben, aber sie können dank der Unterstützung nicht kollabieren. Hebe die Fersen vom Boden ab.
2. Presse noch fester die Hände in den Boden und schiebe die Hüfte noch über die Schulter und löse die Füße vom Boden.
3. Öffne die Beine in einen Straddle und ziehe sie über außen weiter nach oben ...
4. ... bis du die Beine oben im Straight schließt.

Dein Spotter ist die ganze Zeit bei deinen Hüften und kann dir, wenn nötig, helfen, nach oben zu kommen.

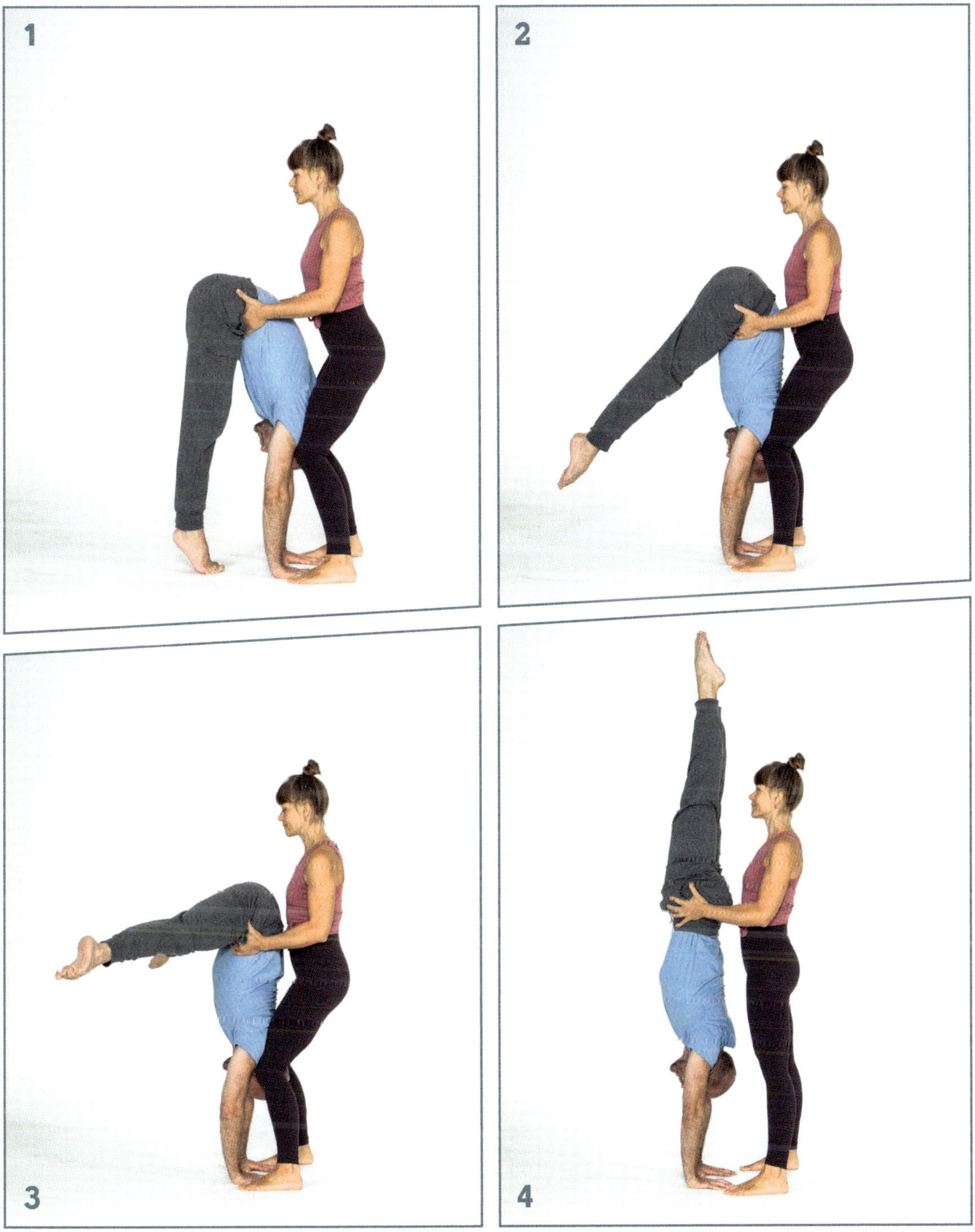
1
2
3
4

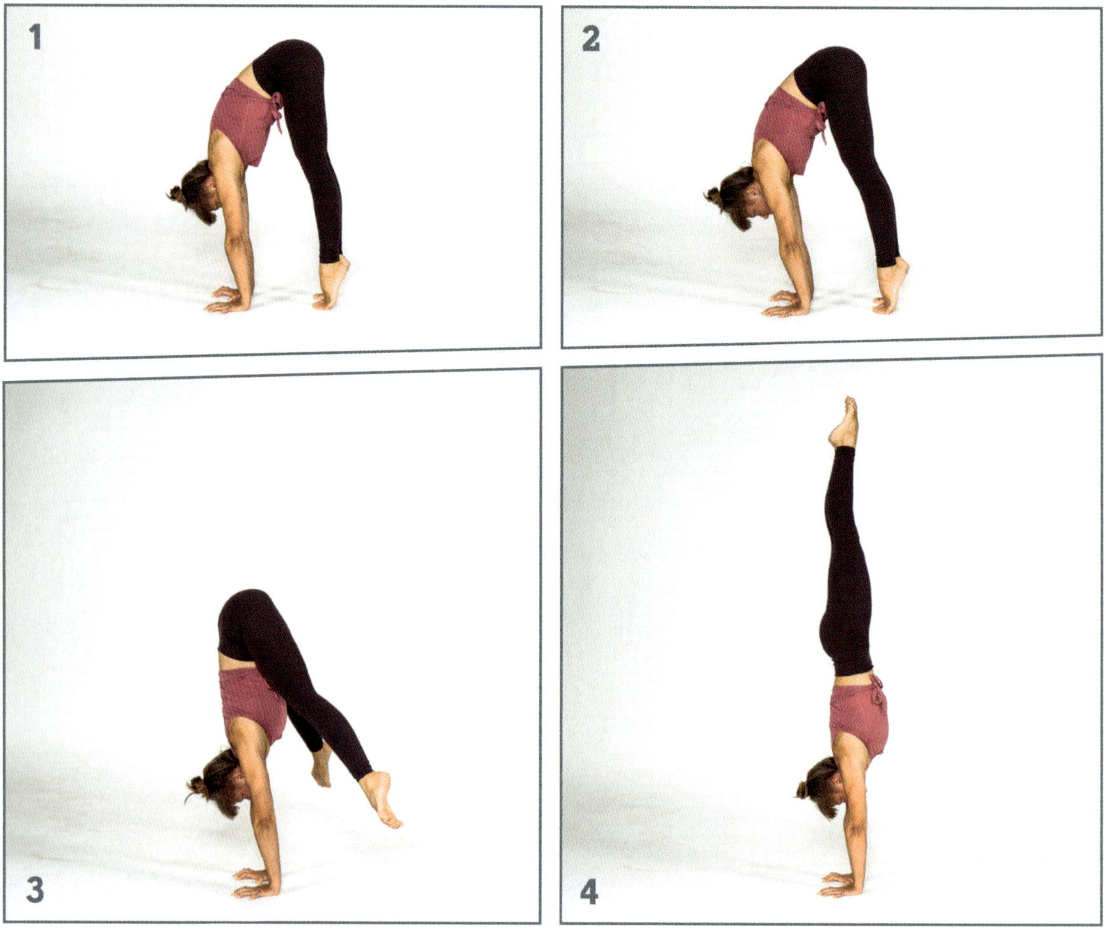

DER STRADDLE-PRESS-UP IN DEN HANDSTAND F

1. Komme in die Handstand-Startposition. Komme auf die Zehenspitzen und schiebe die Schultern nach vorn, maximal bis über die Fingerspitzen.
2. Atme ein und presse mit der Ausatmung die gestreckten Arme in den Boden, rolle mit deiner Wirbelsäule nach oben und vorne und bringe so die Hüfte über die Schultern.
3. Öffne deine gestreckten Beine nah des Körpers in einen Straddle.
4. Ziehe die Beine mit gepointeten Füßen kontinuierlich nach oben in ein Straight.

Übungen mit den Handstand-Canes

Viele Menschen denken an Zirkusartistik, wenn die Rede auf den Handstandständer – die Canes – kommt, doch sie sind letztendlich ein sehr hilfreiches Tool, das bei der richtigen Herangehensweise und einer regelmäßigen Praxis jedem zugänglich ist.

Bitte betrachte Canes mit gesundem Respekt! Sie sind immer höher als der Boden. Es macht deshalb keinen Sinn, auf Handstandständern zu praktizieren, wenn dein Handstand auf dem Boden noch keine Grundstabilität aufweist und du das »sichere Fallen«, den Bailout zur Seite, noch nicht beherrschst.

Im Vergleich zum Handstand auf dem Boden kommen auf den Canes mehrere Herausforderungen hinzu: die Höhe und somit das Hinaufschwingen oder Nach-oben-Pressen sowie zusätzliches Balancierungsvermögen, da die Handstandgriffe beziehungsweise die Stangen, an denen diese angebracht sind, sich mehr oder weniger (mit)bewegen, je nach Bau und Höhe der Canes. In der Regel gilt: Je höher die Stangen sind, desto mehr Bewegung wird durch den längeren Hebel verursacht.

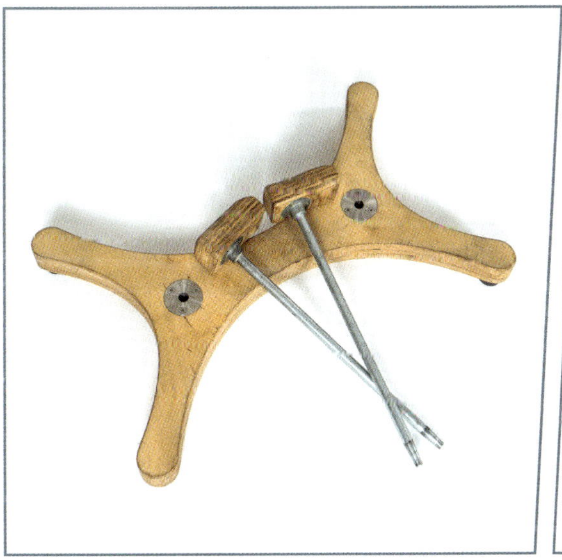

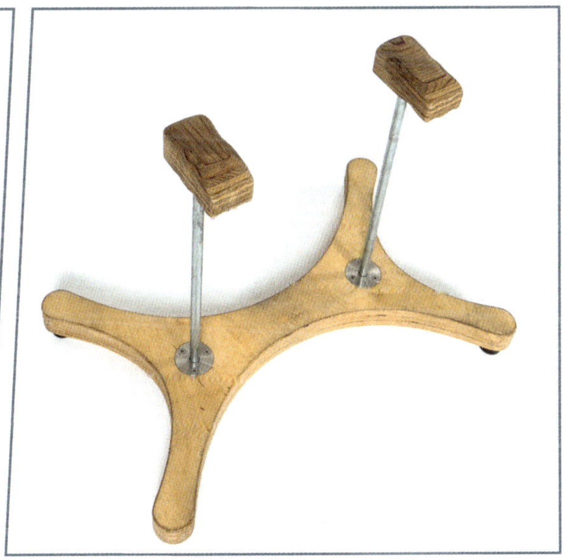

Handstandständer kann man meist ganz einfach auf- und abbauen und transportieren.

Es lohnt sich für den Handstand auf Canes bereits einen Press-up-Handstand zu können, beziehungsweise wenn nicht, die Pressing-Techniken praktiziert und verinnerlicht zu haben, da jeder gepresste prozentuale Anteil eines Handstand-Entries mehr Kontrolle bedeutet. Die Körpermechanik des Press-up-Handstands bleibt dieselbe: sowohl am Boden, als auch auf den Canes. Aber der Weg auf den Canes ist länger und somit anstrengender. Man kann deshalb wunderbar 50 % springen und 50 % pressen, um oben, in der Handstandlinie, auszubremsen.

Durch den festen Griff sind manche Übungen im Handstand auf den Canes jedoch auch einfacher, wie zum Beispiel generell die Balance zu halten, Beinvariationen und Übergänge. Auch der einarmige Handstand ist in der Regel leichter zu halten.

Die Höhe, Beweglichkeit und die häufig abgeschrägten Griffe von Canes sind außerdem eine perfekte Vorbereitung für die Partnerakrobatik. Der Winkel der Hände im »Hand-to-Hand« beträgt circa 45 Grad und die Bewegung, die entsteht, wenn dich dein Partner ausbalanciert, entspricht durchaus dem Bewegungsspielraum von Canes. Wenn du dir Canes kaufst, achte darauf, dass die Stützen ungefähr deiner Schulterbreite entsprechen oder entsprechend verstellbar sind..

Bitte beachte, dass viele Canes lose zusammen gesteckt sind. Das heißt, die Stangen sind nicht fixiert, damit man diese auf- und abbauen kann, um die Canes leichter zu transportieren. Wenn du sie also anhebst, kann es sein, dass sie sich lösen und das Fundament auf deine Füße fällt. Bei den meisten Bauarten lässt sich dies durch ein Zusammendrücken der Griffe während des Anhebens vermeiden.

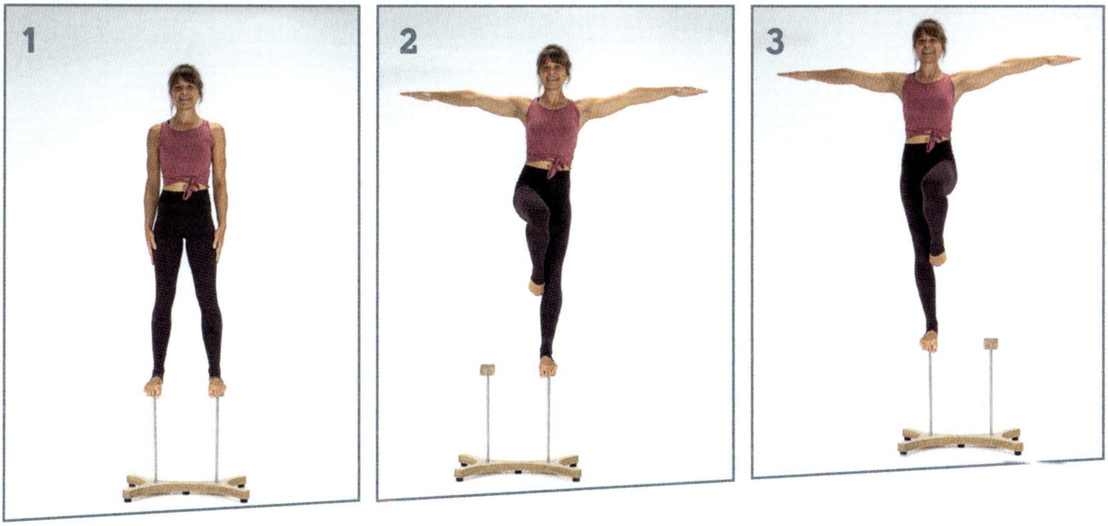

Balance finden – das Stehen auf Canes

Um sich an die Höhe und (Eigen-)Bewegungen der Canes zu gewöhnen, ist es hilfreich, sich erst einmal mit beiden Füßen daraufzustellen. Wenn du weiter experimentieren willst, verlagere dort das Gewicht von einem Fuß auf den anderen und versuche vielleicht sogar auch, auf einem Bein zu stehen.

Armbalancen auf Canes

Für den ersten »Minihandstand« auf Canes eignen sich unterschiedliche Armbalancen, wie zum Beispiel Tuck Sit, L-Sit und der Straddle Sit. Diese Übungen bauen zudem optimal die Schulter- und Core-Muskulatur auf und unterstützen die aktive Flexibilität der Beine und Hüfte. Nutze diese Übungen, um deine Handgelenke an den veränderten Winkel der Stützen zu gewöhnen und das Gefühl für einen Handstand mit dieser neuen Basis zu erkunden.

Wenn du keine Canes hast, kannst du die Armbalancen auch wunderbar auf Cubes oder Yogablöcken praktizieren. Lies hierzu die detaillierte Anleitung im Abschnitt »Stärken« unter »Core und Beine« ab Seite 70.

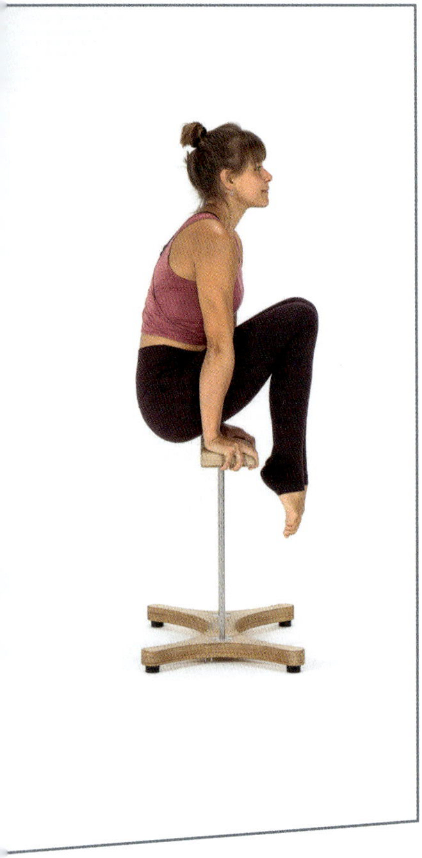

VORBEREITUNG A

Wiederholungen: 1–3 Runden á 10 Sekunden

1. Platziere deine Hände auf den Canes. Deine Zeige- und Mittelfinger zeigen dabei nach vorn, die anderen Finger umgreifen den Block.
2. Laufe mit deinen Füßen nah an die Canes heran. Schiebe deine Schultern leicht nach vorn, sodass sie über den Händen sind, und verlagere deinen Schwerpunkt über die Mitte der Handstandständer. Die Arme sind komplett gestreckt.
3. Löse testweise einen Fuß nach dem anderen vom Boden.

TUCK SIT A

Wiederholungen: 1–3 Runden á 10 Sekunden

Ziehe die geschlossenen Knie Richtung Brustkorb und die Fersen zum Gesäß, um in die Tuck-Position zu kommen. Pointe die Füße. Richte deinen Blick geradeaus nach vorn.

STRADDLE SIT M

Wiederholungen: 1–3 Runden á 10 Sekunden

Ziehe je ein Knie Richtung Schulteraußenseite und strecke die Beine nach vorn aus. Halte die Beine, wenn möglich, parallel zum Boden. Pointe die Füße. Richte deinen Blick geradeaus nach vorn.

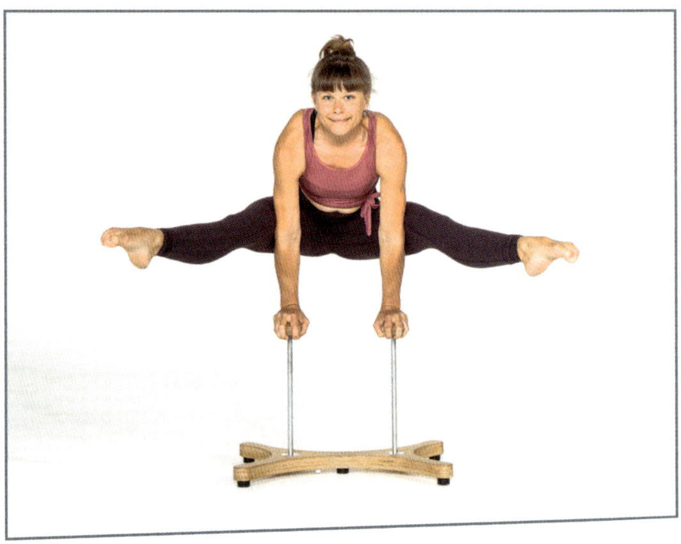

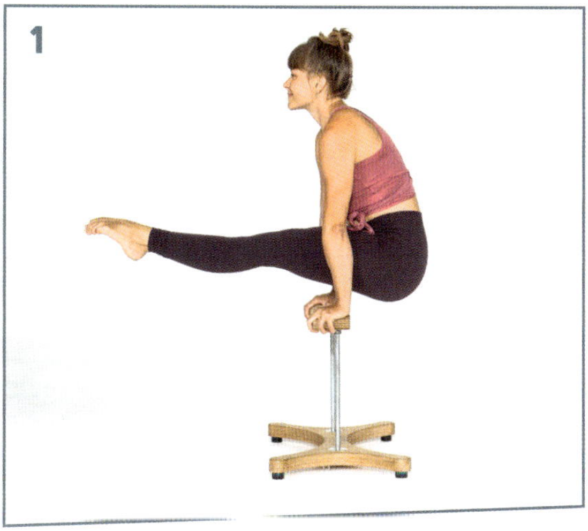

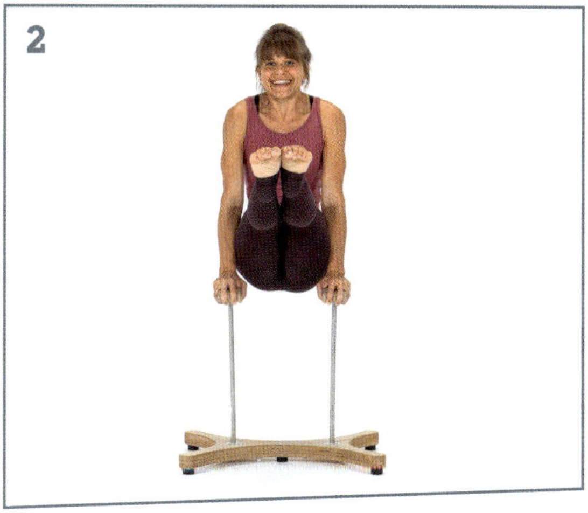

PIKE SIT F

Wiederholungen: 1–3 Runden á 10 Sekunden

Ziehe die Knie Richtung Brustkorb, schließe die Beine und strecke sie nach vorn aus. Halte die Beine, wenn möglich, parallel zum Boden. Pointe die Füße. Richte deinen Blick geradeaus nach vorn.

Der Tuck Sit eignet sich am besten als erste Armbalance auf den Canes. Lasse die Füße zu Beginn einfach nah am Boden und taste dich dann heran, indem du die Füße immer weiter nach oben hebst.

Auch bei den Armbalancen darf dich ein Spotter begleiten. Es kann aufregend sein, die Füße vom Boden zu heben. Wenn dein Handstandbuddy eine Hand unter dein Gesäß legt und eine weitere vor den Schultern hält, kann dir das die nötige Sicherheit geben, um es einmal auszuprobieren.

Da gestreckte Beine immer einen längeren Hebel und damit mehr Gewicht bedeuten, empfehle ich dir, zu Beginn – gerade im Straddle Sit – die Beine erst einmal gebeugt zu lassen. Wir sprechen dann vom »Frosch«.

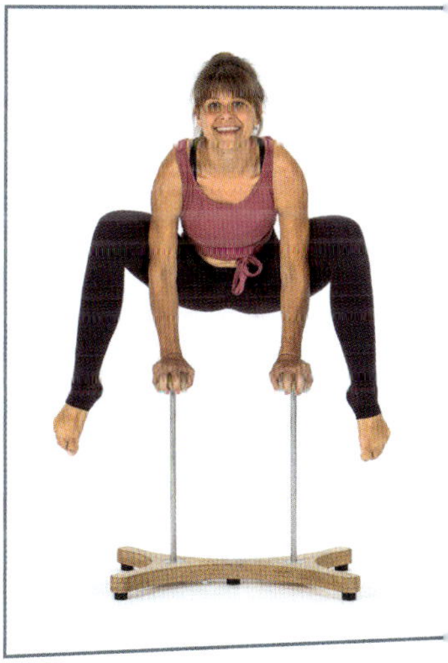

CROCK M F

Da wir im Crock das gesamte Körpergewicht auf nur einem Handgelenk beziehungsweise auf dem Unterarm halten, ist dies keine Anfängerübung. Und doch ist sie durch den gebeugten Arm und den dadurch kürzeren Hebel leichter als der einarmige Handstand, in dem der balancierende Arm komplett gestreckt ist.

1. Platziere deine Hände auf den Canes. Deine Zeige- und Mittelfinger zeigen dabei nach vorn, die anderen Finger umgreifen den Block. Lasse beide Hände auf den Canes und laufe mit deinen Füßen zu einer Seite der Stangen. Beuge deinen dir zugewandten Arm und bringe den Ellenbogen über das Handgelenk. Platziere ihn entweder auf deinem Bauchnabel oder an der Innenseite deiner Hüfte, auf dem Hüftbeuger. Verlagere dein Körpergewicht auf diesen Unterarm. Lasse deine Beine gebeugt und löse einen Fuß nach dem anderen vom Boden. Dein Oberkörper bleibt dabei horizontal und deine andere Hand hilft dir, die Position zu stabilisieren.
2. Wenn du die Balance gefunden hast, strecke die Beine in die Horizontale und löse langsam deine gegenüberliegende Hand. Wenn möglich, strecke den freien Arm.
3. Probiere das Gleiche auf der anderen Seite.
4. Wenn du jetzt noch lächelst, bekommst du garantiert Applaus.

Komme aus der Position, wenn du Schmerzen im Handgelenk spürst!

Ich empfehle dir, vorher nichts zu essen, da der Druck auf den Bauch intensiv sein kann.

Wir sprechen vom Baby-Crock, wenn die Beine zu Beginn gebeugt bleiben. Diese Übung ist wunderbar, um sich an das Gewicht auf einem Arm zu gewöhnen und die Balance zu finden.

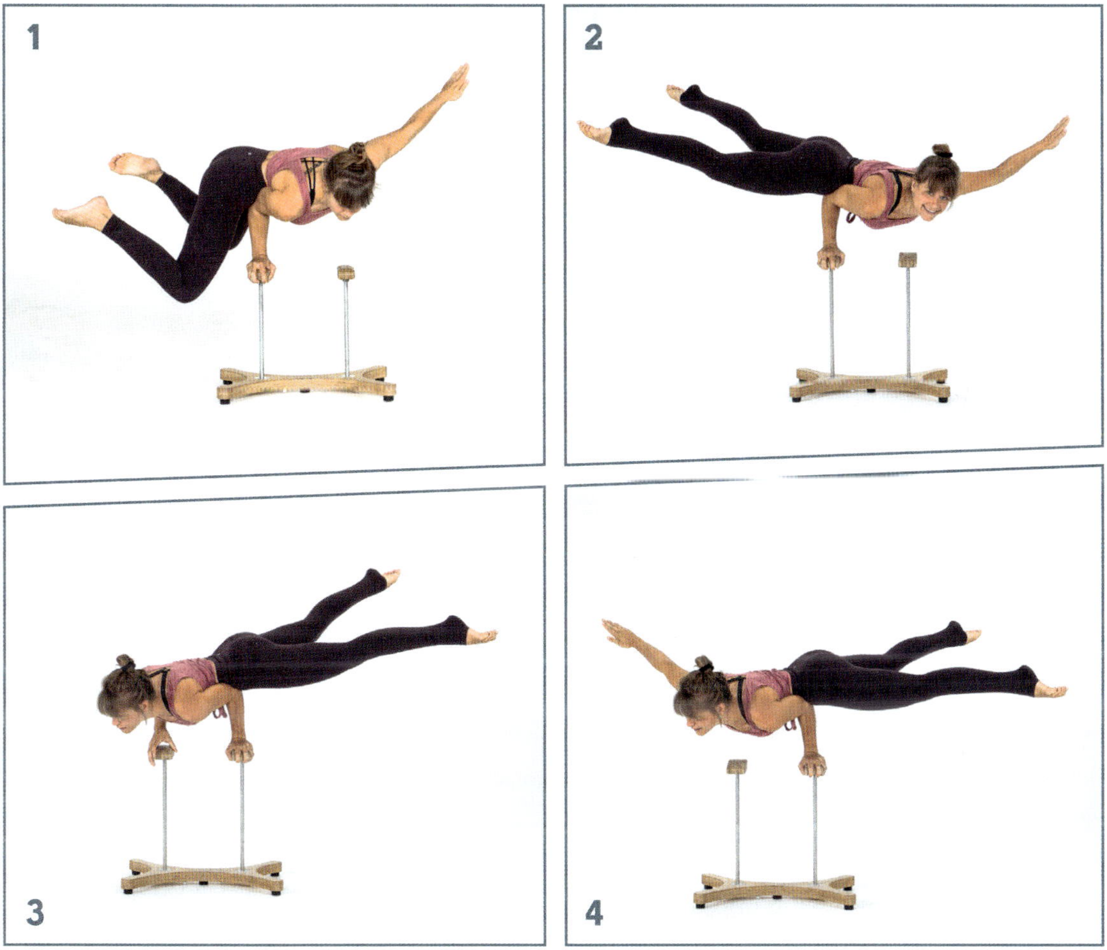
1
2
3
4

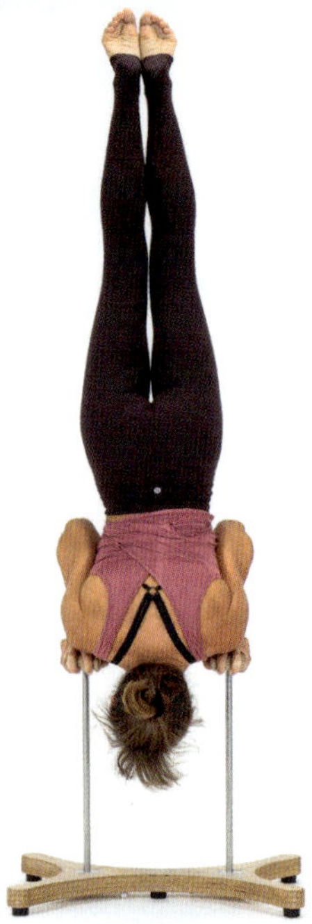
1

BABYHANDSTAND M

Da im Babyhandstand die Arme gebeugt bleiben, ist er leichter einzunehmen. Er eignet sich gut, um sich an die Canes zu gewöhnen. Wichtig zu wissen ist, dass die gerade Linie des Babyhandstands immer leicht vor den Schultern Richtung Bauchseite liegt.

1. Komme in die Handstand-Startposition auf den Canes und beuge die Arme. Die Ellenbogen sind hier über den Handgelenken. Bringe die Schultern Richtung Hände. Achte darauf, diese nicht auf den Händen abzulegen. Schwinge oder presse dich mit einem Kick, Tuck oder Straddle nach oben. Bringe dabei deine Hüfte über die Handgelenke.
2. Deine Beine bleiben kurz vor den Händen auf der Bauchseite. Der Blick geht gerade zum Boden.

Da der Babyhandstand durch seinen abweichenden Gewichtsschwerpunkt im Vergleich zum Handstand leicht nach hinten kippen kann, wenn du noch nicht daran gewöhnt bist, empfehle ich dir, die ersten Runden mit einem Spotter zu praktizieren. Komme so kontrolliert wie möglich – wenn du es schaffst, mit einem Press-up – nach oben.

Schiebe die Hände kontinuierlich in die Canes nach unten und ziehe deine Schultern weg von den Händen nach oben, um eine Überlastung auf den Handgelenken zu vermeiden.

Eine kleine Herausforderung: Sobald du dir im Babyhandstand sicher bist und auch den Crock beherrschst, kannst du langsam eine Hüfte seitlich auf einem Unterarm für den Crock ablegen und optional von Seite zu Seite wechseln.

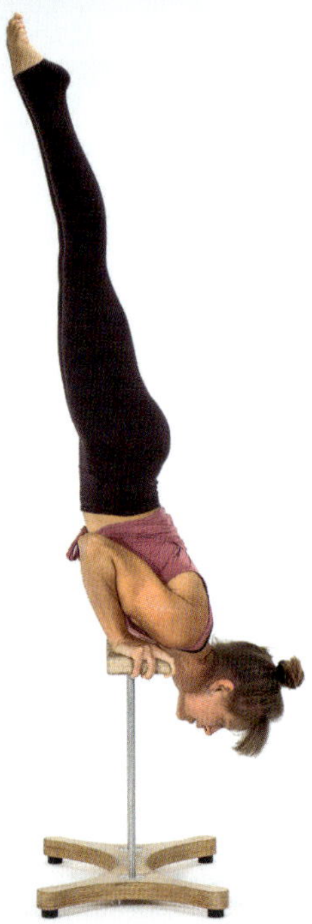
2

SPOTTING BEIM BABYHANDSTAND M

Der Babyhandstand kann dadurch, dass er nicht kerzengerade nach oben ausgerichtet ist, schnell nach vorne »abgehen«. Zwei Richtungen müssen hier abgesichert werden: nach unten, falls die Schultern kollabieren, und nach hinten, falls der Übende »aus der Linie« nach hinten kippt. Sichere deswegen mit einer Hand am Kreuzbein und der anderen Hand an der Schulter wie mit einem »Safety Net«, sodass du den Übenden, wenn nötig, zurück auf die Füße schieben kannst.

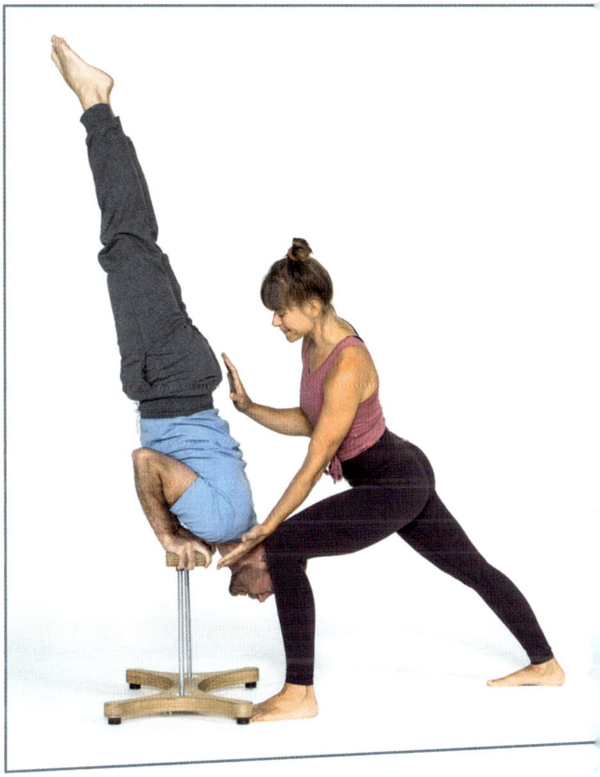

Entrys – wie du in den Handstand auf Canes kommst

Wie du in den Handstand auf Canes kommst, variiert je nachdem, was deinem Körper leichter fällt. Die zwei klassischen Varianten sind der Tuck Jump und der Straddle Jump. Performer und starke Handbalancer können auch mit dem Pike Jump, dem Cart Wheel oder einem Press-up in den Handstand auf Canes gehen. Und natürlich gibt es noch viele andere kreative Entries, die zu beschreiben aber den Rahmen dieses Buches sprengen würden. Wir fokussieren uns deshalb auf die beiden klassischen und etwas einfacheren Varianten. Allgemein gilt: Um in den Handstand auf Canes zu kommen, gelten dieselben körpermechanischen Prinzipien wie auf dem Boden. Der Unterschied besteht primär darin, dass du etwas mehr Schwung und/oder Kraft brauchst, weil du höher hinaufmusst. Beachte immer, dass du zuerst die Hüfte über die Schultern bringst und dann die Beine nach oben ziehst. Andersherum ziehen die Beine den Körper in eine Rückbeuge oder das Gewicht der Beine lässt den Körper zurück auf die Füße fallen – und beides gilt es zu vermeiden.

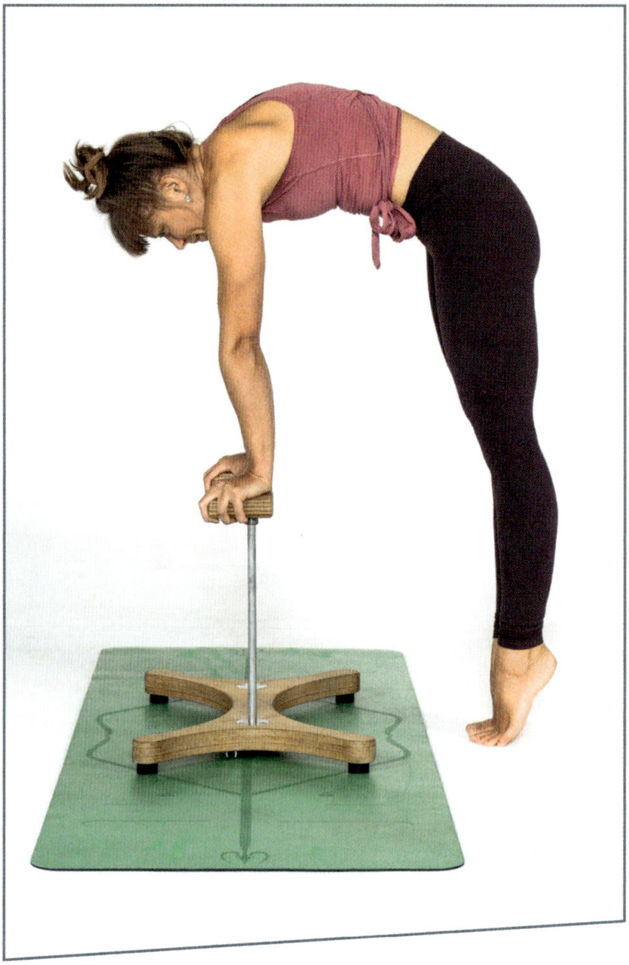

HANDSTAND-STARTPOSITION AUF DEN CANES A

1. Platziere die Hände so auf den Canes, dass die Zeige- und Mittelfinger nach vorn zeigen, während die anderen Finger um die Holzstücke greifen. Bringe die Schultern über die Handgelenke und strecke die Arme.
2. Schaue auf deine Hände oder in die Mitte der Canes.
3. Ziehe die Rippen Richtung Wirbelsäule, um den Rücken zu runden.
4. Laufe mit den Füßen nah an die Canes heran, bis sie unter deiner Hüfte stehen, und hebe die Fersen.

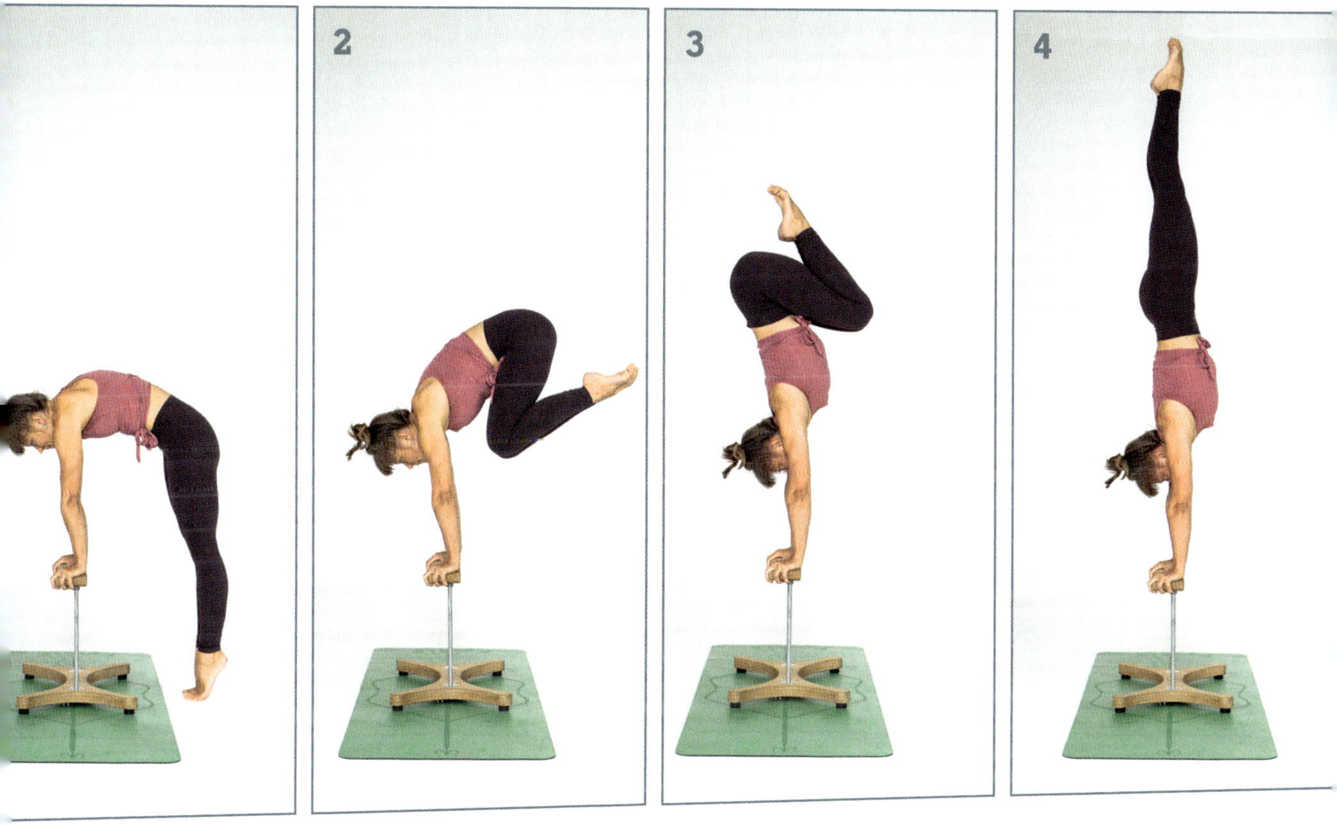

TUCK ENTRY AUF CANES F

1. Komme in die Handstand Startposition auf den Canes (siehe links).
2. Springe im Tuck nach oben – bringe die Knie Richtung Brustkorb, während die Fersen zum Gesäß ziehen.
3. Rolle in diesem kleinen Päckchen weiter, bis die Hüfte über den Schultern landet.
4. Bringe erst dann die Beine nach oben ins Straight.

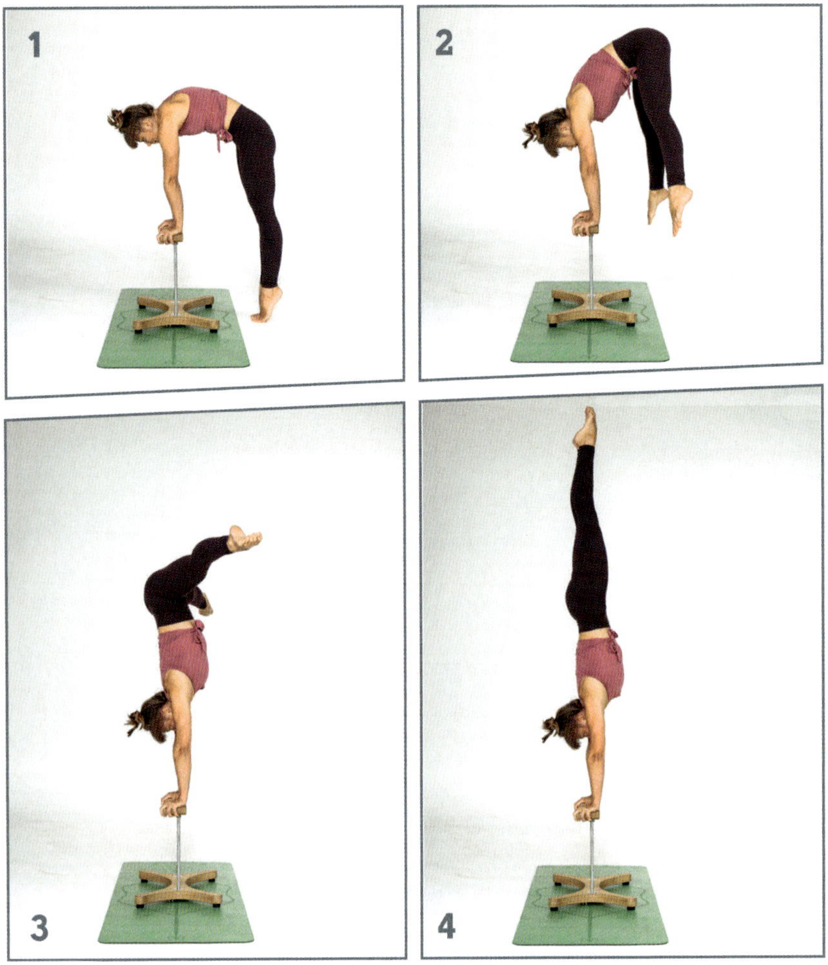

STRADDLE ENTRY AUF CANES F

1. Komme in die Handstand-Startposition auf den Canes (siehe Seite 244).
2. Springe nach oben, öffne die gestreckten Beine zur Seite und lasse sie nah am Körper …
3. … bis die Hüfte über den Schultern ist. Bringe dann erst die Beine über die Seiten …
4. … nach oben.

Die Hüfte kommt über die Schultern, indem du den Schwung des Sprunges nutzt, um kontinuierlich weiter nach oben zu rollen. Presse dabei mit den Armen nach unten in die Canes, Richtung Boden.

Die Canes erobern

CANES MIT SPOTTER M F

Der Handstand auf Canes ist für Anfänger nicht geeignet. Auch die Hilfestellung erfordert Vorerfahrung. Dies ist kein leichter Skill. Wenn du Hilfestellung gibst, trägst du eine große Verantwortung. Ich empfehle dir sehr, dich von einem Lehrer begleiten zu lassen, wenn du das erste Mal auf Canes übst. Die Position des Spotters ist genauso wie die Hilfestellung beim Handstand auf dem Boden, nur dass sich der Übende weiter oben befindet.

1. Dein Partner kommt in die Startposition auf den Canes. Platziere dich in einem kleinen Ausfallschritt hinter deinem Partner und stelle deinen vorderen Fuß auf das Fundament der Canes für zusätzliche Stabilität. Halte die Hüfte deines Partners mit beiden Händen.
2. Folge nun der Bewegung deines Partners, beim Hochspringen in den Handstand. Stoppe die Bewegung in der Handstandlinie bei zu viel Schwung und verstärke die Bewegung, wenn der Schwung nicht ausreichen sollte, indem du an der Hüfte ziehst.

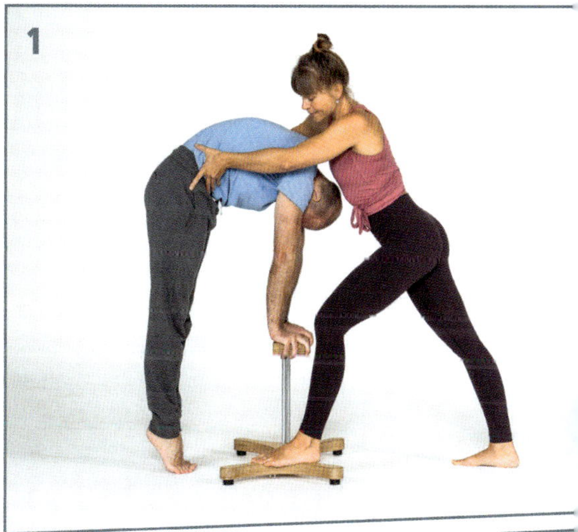

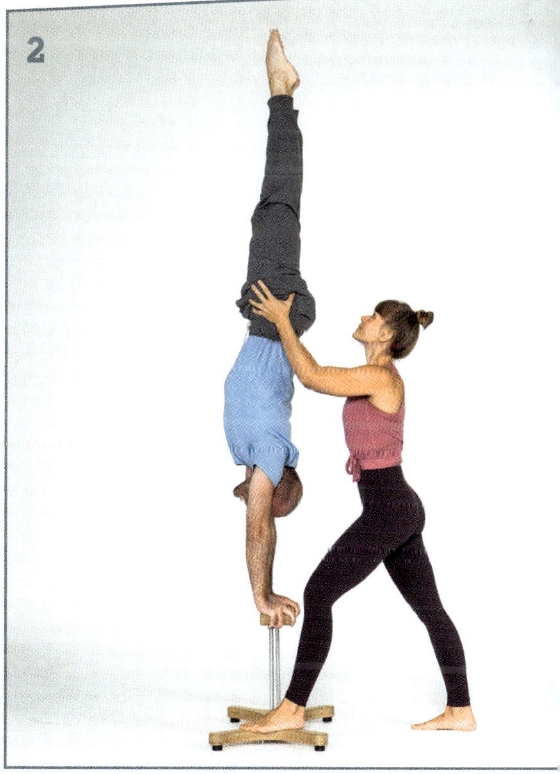

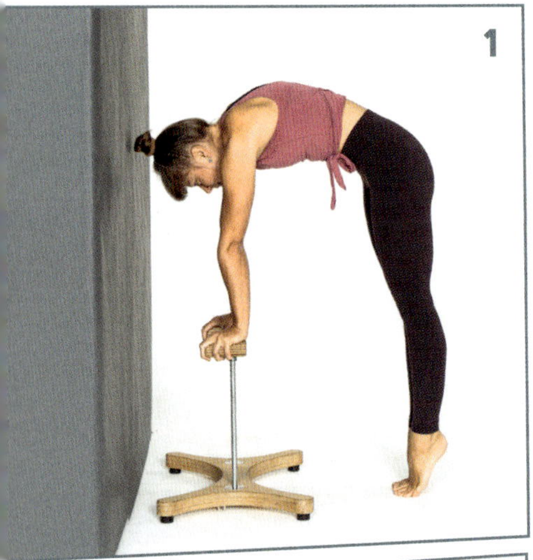
1

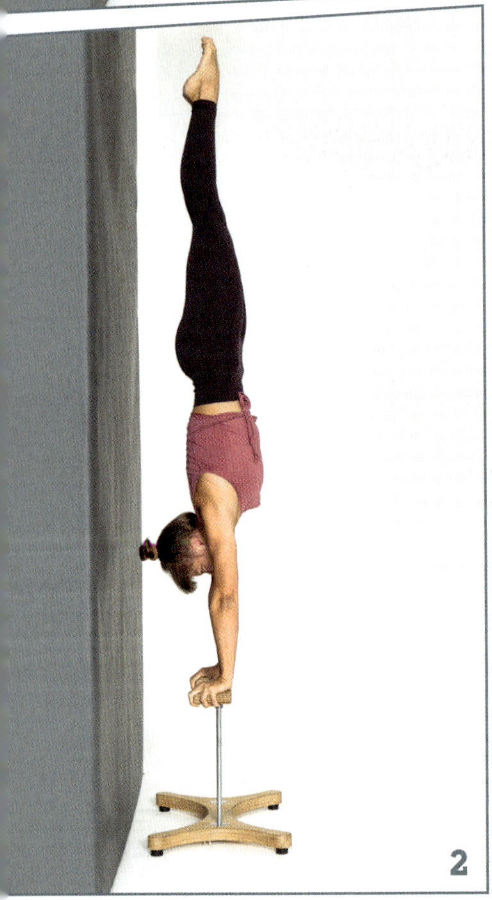
2

HANDSTAND AUF CANES AN DER WAND M

Sobald du die vorigen Schritte mit den Canes gegangen bist, kannst du versuchen, vor einer Wand allein auf den Canes in den Handstand zu kommen. Die Wand gibt dir weiterhin Sicherheit und hilft dir, die Balance zu finden. Mach dir keinen Druck und nutze die Wand, sooft du sie brauchst und bis du merkst, dass du sicher frei im Raum auf die Canes springen kannst. Jeder Mensch lernt unterschiedlich. Vielleicht brauchst du die Wand kein einziges Mal, vielleicht 50 Mal. Lernen ist ein individueller Prozess, bleib geduldig mit dir!

1. Platziere die Canes etwa 20 Zentimeter vor der Wand und komme in die Handstand-Starposition auf den Canes (siehe Seite 244)
2. Springe in einem Tuck oder Straddle nach oben und bringe die Hüfte über die Schultern. Lande in einem Tuck, Straddle oder bringe die Beine sogleich gestreckt nach oben zusammen in ein Straight.

Bei zu wenig Schwung, kommst du nicht nach oben und landest wieder auf den Füßen. Bei zu viel Schwung bringe die Füße an die Wand und tippe mit einem Fuß solange an die Wand, bis du dich in deinem Balancepunkt eingependelt hast.

Achte beim Springen darauf, die Wirbelsäule nach oben zu rollen, statt den unteren Rücken in eine Rückbeuge zu bringen. Dies gibt dir mehr Kontrolle beim Nach-oben-Kommen und mehr Stabilität in der finalen Position.

Unterschiedliche Formen auf Canes

Sobald du weißt, wie du kontrolliert auf den Canes balancierst und nach oben in den Handstand kommst, kannst du wieder variieren und mit unterschiedlichen Formen und Sequenzen spielen. Alles, was du im Handstand auf dem Boden trainiert hast, kannst du nun auf den Canes ausprobieren.

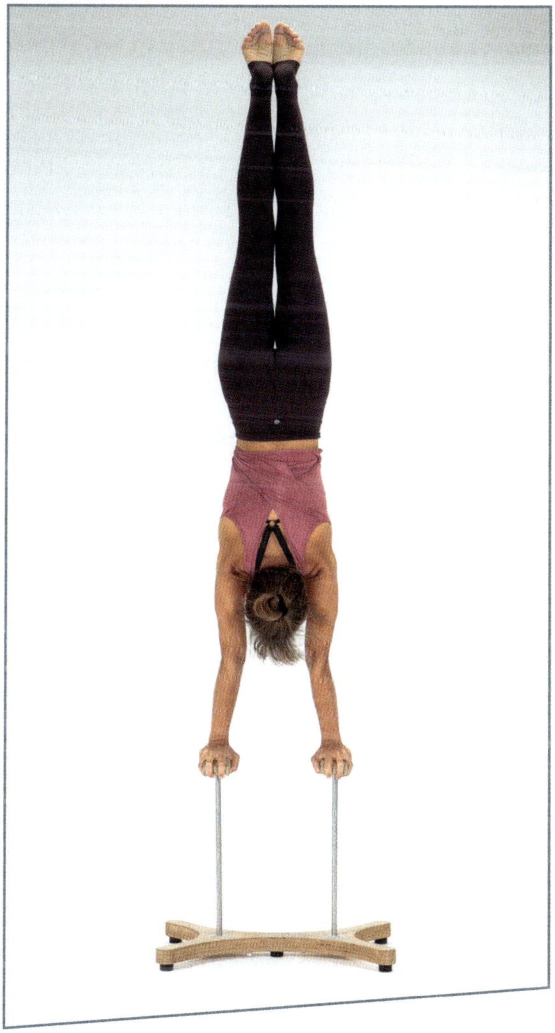

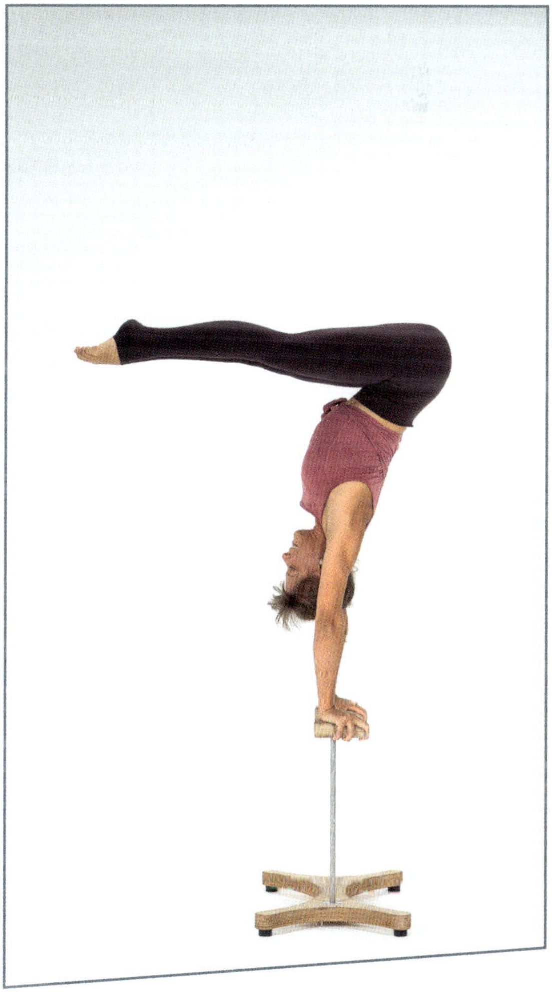

Partnerübungen im Handstand

Es gibt viele Möglichkeiten, mit dem Handstand zu spielen, der Kreativität sind keine Grenzen gesetzt. Eine Möglichkeit ist es, zum Beispiel Handstände auf unterschiedlichen Körperteilen eines Trainingsbuddys auszuführen oder klassische »Hand-to-Hands«, bei denen du einen Handstand auf den Händen deines Partners machst. Ich gebe dir hier lediglich ein paar Beispiele, die deine Neugier wecken dürfen. Wenn du mehr lernen möchtest, empfehle ich dir, einen AcroYoga- oder Partnerakrobatik-Workshop zu absolvieren.

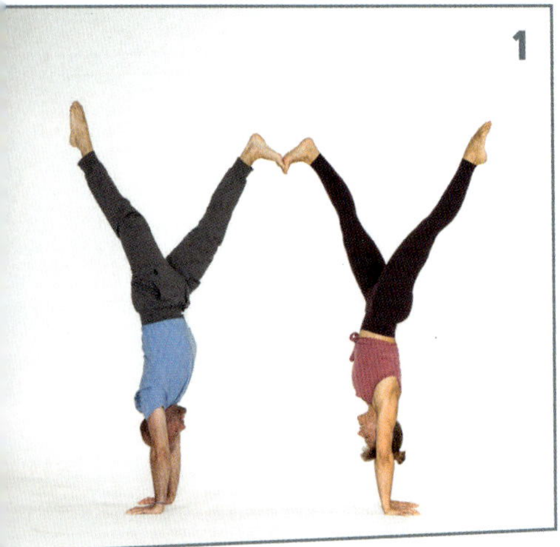

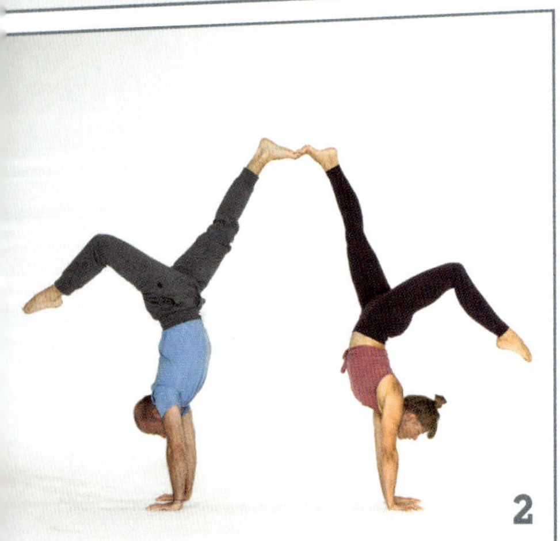

SOLE TO SOLE M

Für diese Übung ist es wichtig, dass beide Beteiligten bereits eine gute Handstandpraxis haben und den Bailout beherrschen. Wenn du weniger Erfahrung hast, brauchst du mehrere Spotter, am besten drei: hinter jeder Person einen und ein dritter in der Mitte seitlich der Handständler, der die aneinandergelegten Füße festhält, damit diese nicht so leicht voneinander abrutschen. Ansonsten ist diese Übung ein Garant für Spaß und ein kleines Abenteuer.

1. Stelle dich mit deinem Partner Rücken an Rücken in einem Abstand von 50 Zentimetern auf. Geht beide in die Handstand-Startposition. Hebt auf derselben Seite ein Bein an und legt die Vorderfüße mit aufgestellten Zehen aneinander. Die Person mit weniger Erfahrung im Handstand streckt zuerst das Bein. Die andere folgt und balanciert etwaige »Wackler« aus. Streckt beide Beine, das gibt euch Stabilität. Hebt das jeweils freie Bein und streckt es nach hinten aus.
2. Oder beugt das hintere Bein, sodass ihr in eine Rückbeuge kommt.

HAND-TO-HAND F

In der Partnerakrobatik spricht man von der Base (die untere Person) und dem Flyer (die obere Person). Der Flyer kann einen Hand-to-Hand auch halten, wenn er noch keinen eigenen Handstand auf dem Boden beherrscht, vorausgesetzt, die Base kann den Flyer gut balancieren.

Bei der Frage, wer für die Balance verantwortlich ist, scheiden sich die Geister. Ich würde sagen, dass es stark von der jeweiligen Erfahrung abhängt. Wenn ein Anfänger in der Rolle des Base ist, dann hilft der Flyer mehr mit und balanciert sich zum Teil selbst aus. Wenn die Base sehr erfahren ist, kann sich der Flyer zu 99 Prozent balancieren lassen. Suche dir am besten einen Lehrer und probiere es aus! Sobald die Base und der Flyer ein wenig Erfahrung hand-to-hand gesammelt haben, können Variationen geübt werden.

Um die Aufgabe des Flyers zu verstehen, haben wir zwei Leitsätze:

»Tight is light.« Wer fest in seiner Körperspannung ist, trägt sich selbst und es wird dadurch gefühlt leichter für die untere Person, den Flyer zu balancieren.

»Straight is strong.« Hier kommen wir zurück zum physikalischen Fakt, dass eine gerade Linie leichter zu balancieren ist als eine gekrümmte.

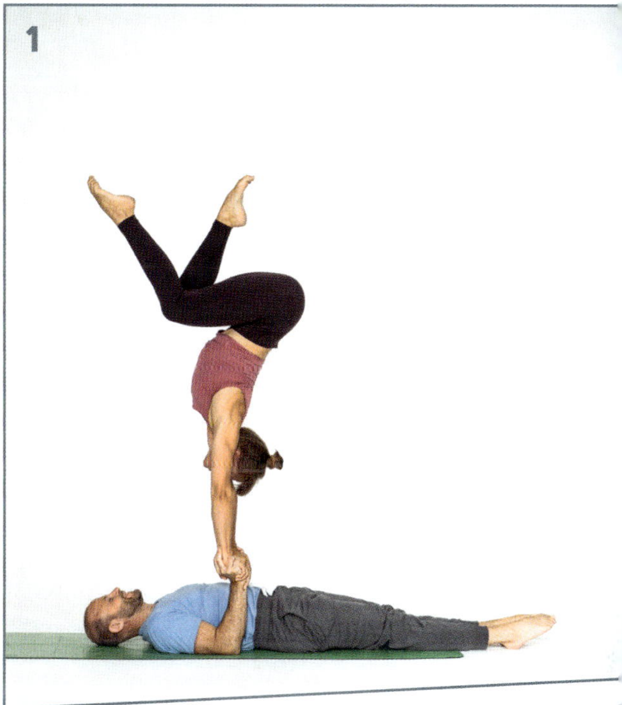

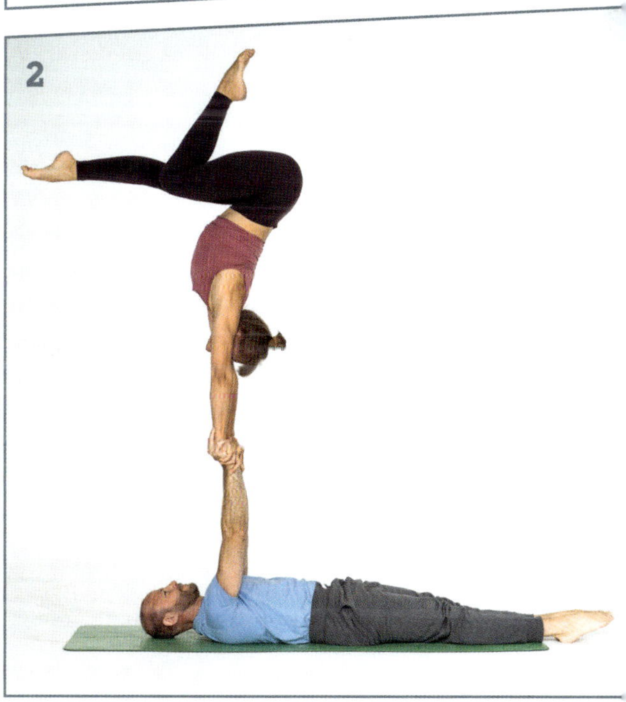

Der einarmige Handstand

Das Erlernen des einarmigen Handstands dauert für die meisten Menschen wesentlich länger als der zweihändige. Stelle dich auf hartes Training, kleine Schritte und ein gewisses Maß an Frustration ein. Und dann: Enjoy the path!

Ab wann macht es Sinn, den einarmigen Handstand zu trainieren?

Der Körper muss stark, ausdauernd und gesund sein, um den einarmigen Handstand zu lernen. Das Fundament – ein gerader, stabiler Handstand auf zwei Händen – muss vorhanden sein. Es macht keinen Sinn, auf einem Fuß zu stehen, wenn man noch nicht auf beiden stehen kann. Ich empfehle, einen kontinuierlich stabilen und geraden Long Hold von einer Minute halten zu können, bevor man mit dem Einarmer-Training beginnt. Einige Lehrer empfehlen sogar zwei Minuten.

Wenn Verletzungen in den Handgelenken oder Schultern vorliegen, rate ich generell davon ab, da das gesamte Körpergewicht von einem Arm, einer Schulter, einem Ellenbogen und einem Handgelenk getragen wird.

Der Fokus liegt hier auf der Stabilität und dem Beibehalten der Ausrichtung, während du das Gewicht mehr zu einer Seite verlagerst. Es sind auch hier alle Aspekte von ATB (siehe Seite 126) relevant, nur eben auf die Praxis mit einem Arm übertragen.

Schiebe dich vom Boden weg, drücke in den Boden hinein und balanciere dich aus. Und vergiss das Atmen nicht!

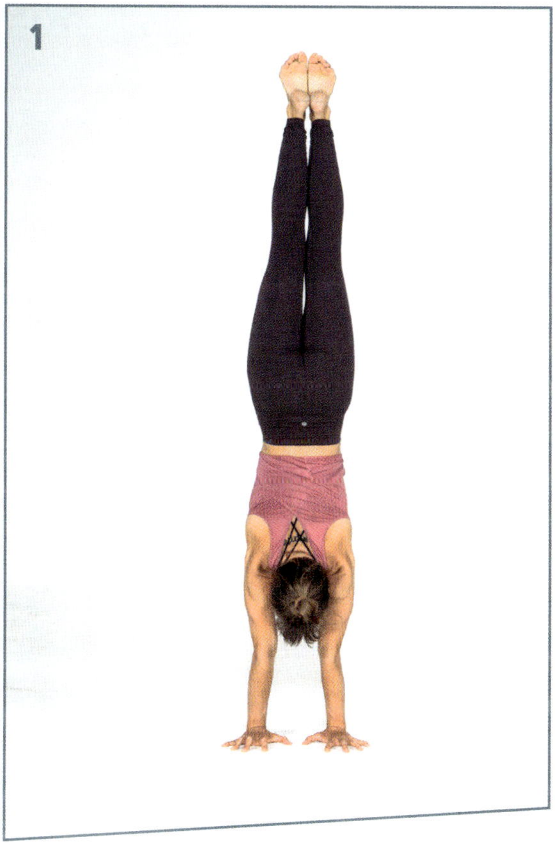

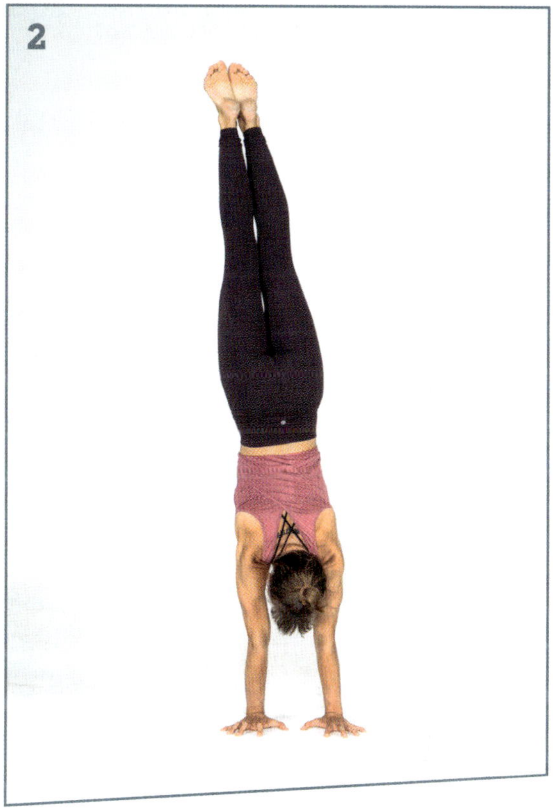

ERSTE SCHRITTE: GEWICHTSVERLAGERUNG IM STRAIGHT F

Wiederholungen: Pro Seite 3 Runden à 5–10 Mal

1. Komme in einen geraden Handstand.
2. Lehne dich langsam von Seite zu Seite, ohne die Hüfte dabei zu drehen. Lasse die Beine gestreckt. Gehe so weit zu jeder Seite, dass der gegenüberliegende Fuß über der Schulter landet, zu der du dich lehnst. Das heißt: Wenn du dich nach rechts lehnst, bringe deinen linken Fuß in eine Linie mit deiner rechten Schulter und umgekehrt.

Seitbeugen upside down

Um zu Beginn ein Gefühl für seitliche Gewichtsverlagerung zu bekommen, kannst du diese in unterschiedlichen Umkehrhaltungen üben.

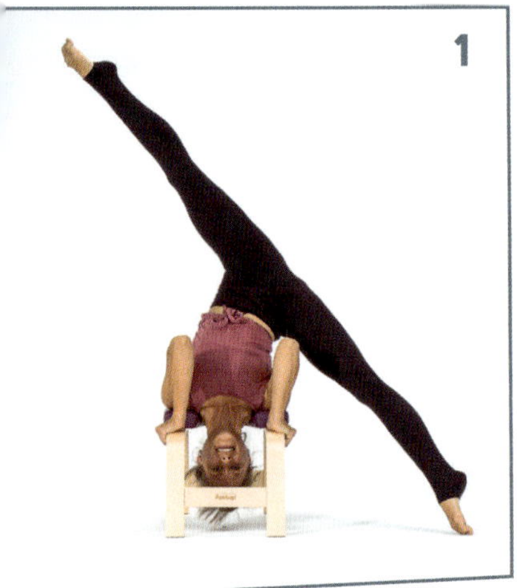

1

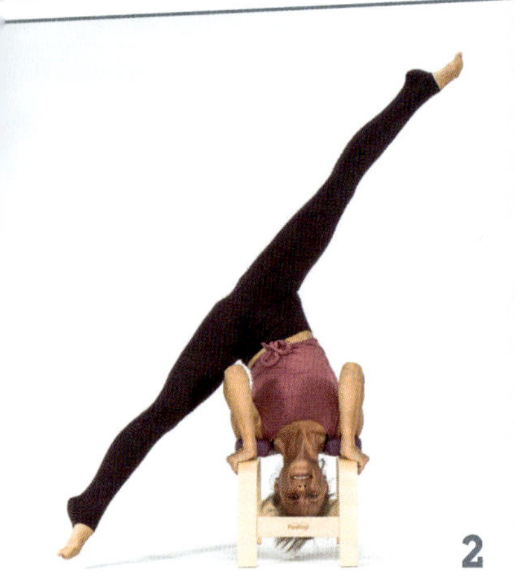

2

STRADDLE-SEITBEUGE AUF DEM FEETUP M

Wiederholungen: 3–10 Runden im Wechsel nach rechts und links

1. Komme in eine Umkehrhaltung im FeetUp und öffne die Beine so weit wie möglich in einen Straddle. Ziehe den Bauchnabel Richtung Wirbelsäule und kippe das Steißbein nach vorn. Pointe die Füße und strecke die Beine. Atme ein und ziehe mit der Ausatmung die Flankenmuskulatur auf der rechten Seite zusammen, das heißt, du bringst deine rechte Hüfte Richtung rechte Schulter und den rechten Fuß Richtung Boden. Der Straddle bleibt dabei in seiner Form unverändert.
2. Komme mit der Einatmung wieder zur Mitte und mit der Ausatmung mit dem gleichen Prozedere nach links. Gelingt dir das und ist die nötige Flexibilität vorhanden, kannst du versuchen, mit den Zehenspitzen bei jeder Seitbeuge kurz den Boden anzutippen.

Bei einem langen Hebel von Seite zu Seite, ist der FeetUp nicht so stabil, wie zum Beispiel bei Vor- und Rückbewegungen. Du kannst die Seitbeugen im FeetUp dennoch wunderbar üben, sofern du sie mit dem Core kontrolliert praktizierst. Das heißt, du darfst im FeetUp das Gewicht nicht zur Seite verlieren, da du dann umkippen kannst. Bitte arbeite mit einem Spotter, wenn du Zweifel hast.

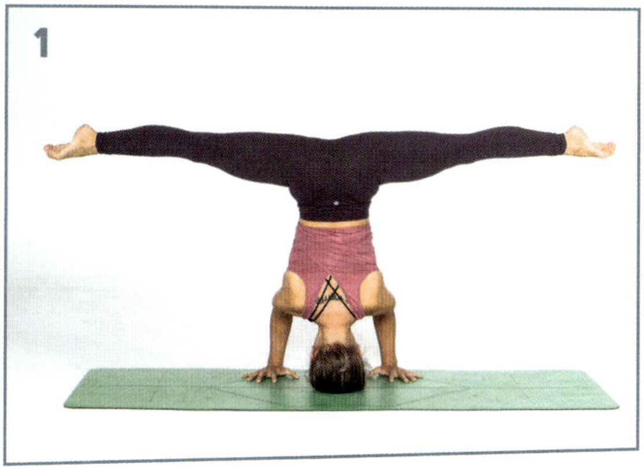

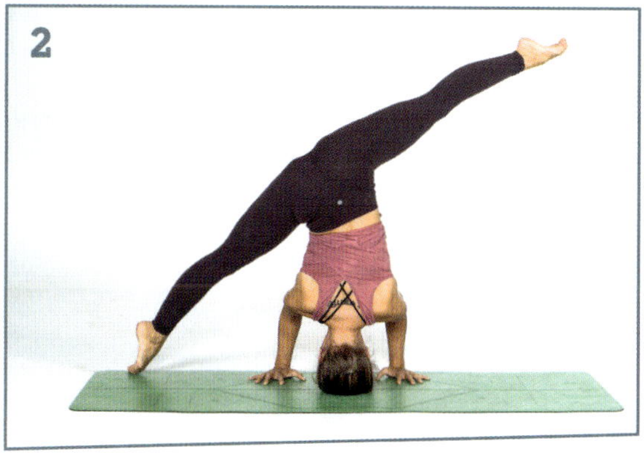

STRADDLE-SEITBEUGE IM KOPFSTAND A

Wiederholungen: 3–10 Runden im Wechsel nach rechts und links

Komme in einen stabilen Kopfstand und öffne die Beine so weit wie möglich in einen Straddle. Verfahre weiter wie in der vorigen Übung »Straddle-Seitbeuge auf dem FeetUp« (siehe Seite 254) beschrieben.

STRADDLE-SEITBEUGE IM HANDSTAND M

Wiederholungen: 3–10 Runden im Wechsel nach rechts und links

Das Prinzip der Seitbeugen im Straddle bleibt gleich. Starte in einem stabilen und gut ausgerichteten Handstand und gehe wie bei der Übung »Straddle-Seitbeuge auf dem FeetUp« (siehe Seite 254) vor.

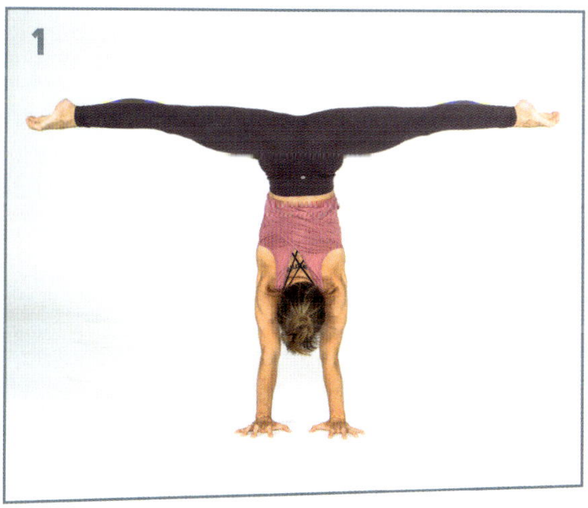

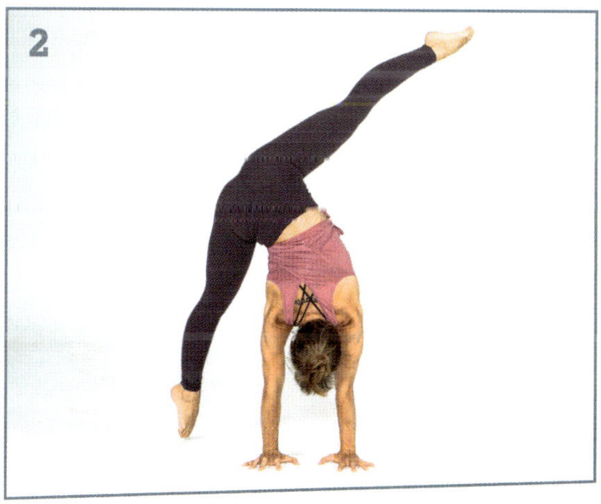

1

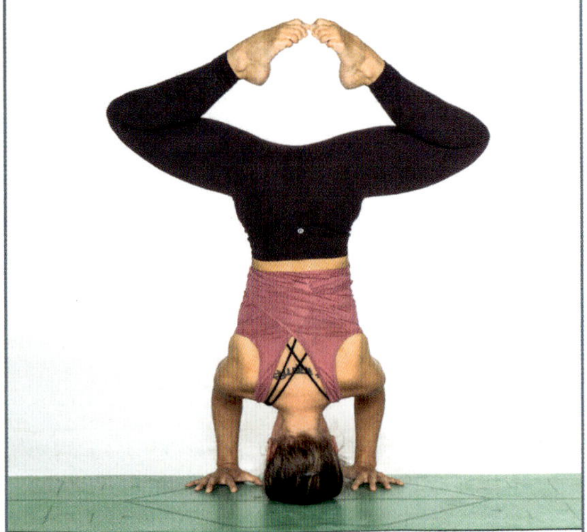

2

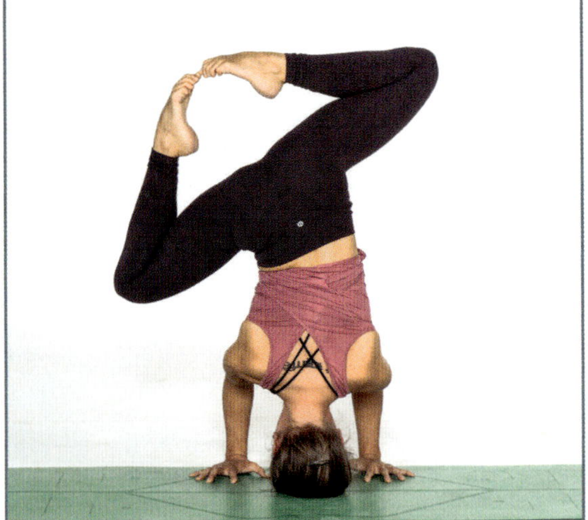

DIAMOND-SEITBEUGE IM KOPFSTAND A

Wiederholungen: 3–10 Runden im Wechsel nach rechts und links

1. Komme in einen stabilen Kopfstand und bringe die Beine in einen sauberen Diamond Shape. Ziehe den Bauchnabel Richtung Wirbelsäule und kippe das Steißbein nach vorn.
2. Atme ein und ziehe mit der Ausatmung die Flankenmuskulatur auf der rechten Seite zusammen, das heißt, du bringst dein rechtes Knie Richtung rechte Schulter, ohne in der Hüfte zu rotieren. Der Diamond Shape bleibt dabei unverändert. Komme mit der Einatmung wieder zur Mitte und mit der Ausatmung im gleichen Prozedere nach links.

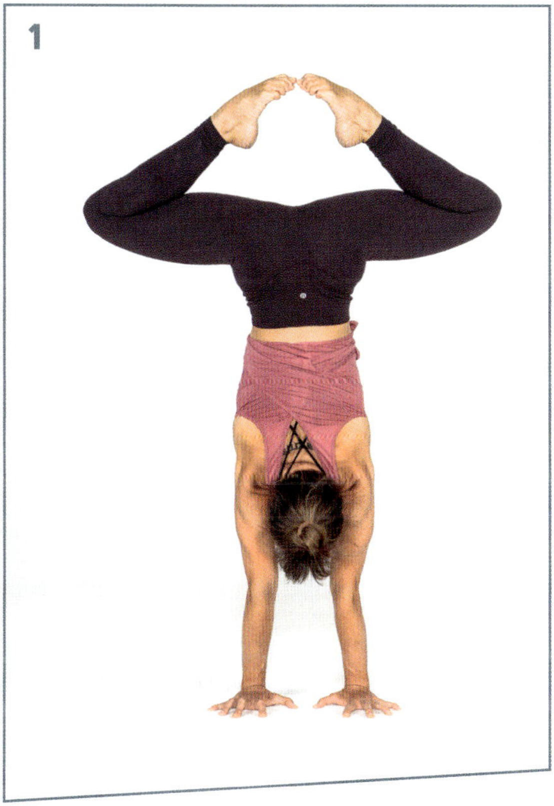

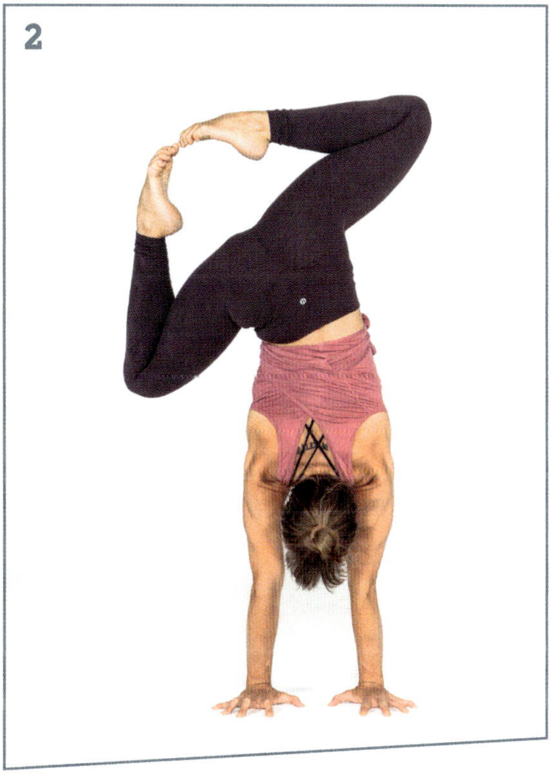

DIAMOND-SEITBEUGE IM HANDSTAND M

Wiederholungen: 3–10 Runden im Wechsel nach rechts und links

Das Prinzip der Seitbeugen im Diamond bleibt gleich wie in der vorigen Übung. Starte in einem stabilen und gut ausgerichteten Handstand und gehe wie bei der Übung »Diamond-Seitbeuge im Kopfstand« (siehe Seite 256) vor.

SEITBEUGENSEQUENZ F

Die Abfolge lautet: Straddle, Diamond, Diamond-Seitbeuge, Straddle-Seitbeuge, Straddle.

Wiederholungen: Zu jeder Seite 1–3 Runden

1. Komme in einen stabilen Handstand und öffne die Beine in einen Straddle.
2. Atme ein und bringe sie mit der Ausatmung zusammen in einen Diamond.
3. Atme ein und komme mit der Ausatmung in eine Diamond-Seitbeuge.
4. Bleibe hier und öffne mit der nächsten Ausatmung die Beine innerhalb der Seitbeuge in einen Straddle.
5. Komme mit dem Straddle wieder zur Mitte und praktiziere die Sequenz zur anderen Seite.

Einfachere Schritte und größere Herausforderungen

- Um diese Sequenz zugänglicher zu machen, praktiziere sie zuerst in einer für dich einfacheren Umkehrhaltung.
- Außerdem kannst du selbstverständlich jede Seite in einer Runde üben und zwischendurch eine kurze Pause machen.
- Wenn du dich mehr fordern möchtest, absolviere die Bewegungsabfolge zu beiden Seiten mit fließenden Übergängen in einer Runde.

1

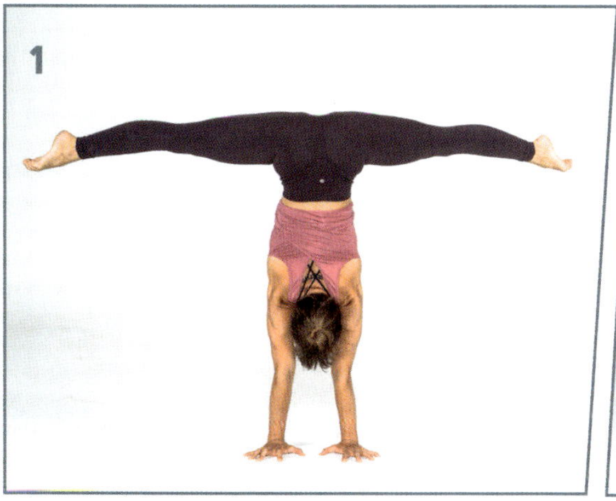

2

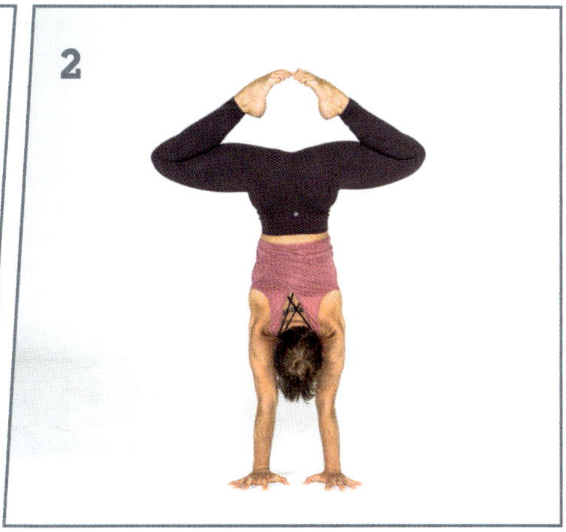

3

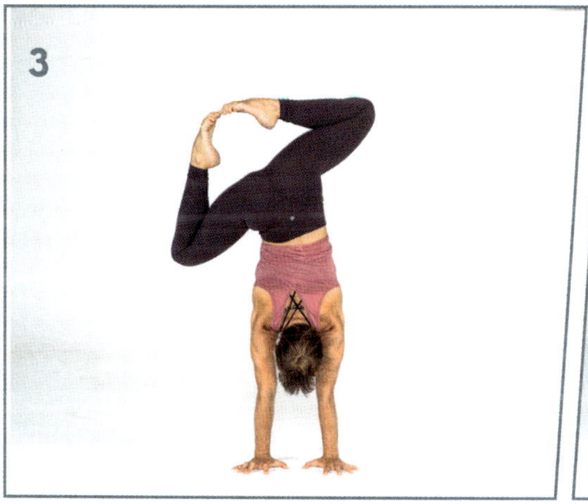

4

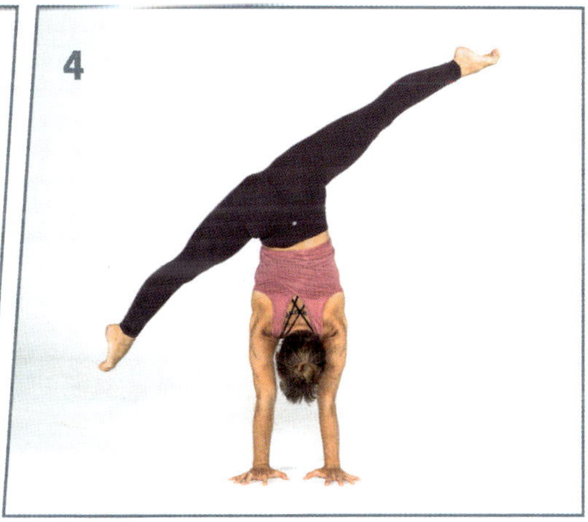

5

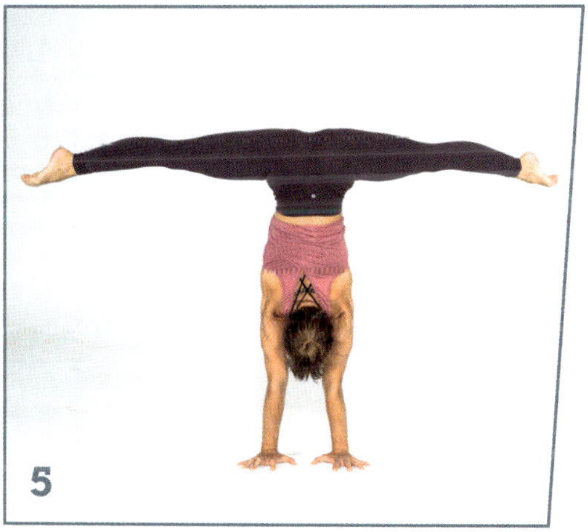

Übungen an der Wand und im freien Raum

Das Training an der Wand hilft wunderbar, eine ungewollte Rotation in der Hüfte zu verhindern, wie sie häufig zu beobachten ist. Außerdem bietet die Wand Stabilität, was wiederum hilft, die Balance zu halten. Ich empfehle, bei all diesen Übungen Socken zu tragen. Achte darauf, dass deine Socken nicht abfärben – es sei denn, es ist nicht schlimm, wenn du Spuren an der Wand hinterlässt.

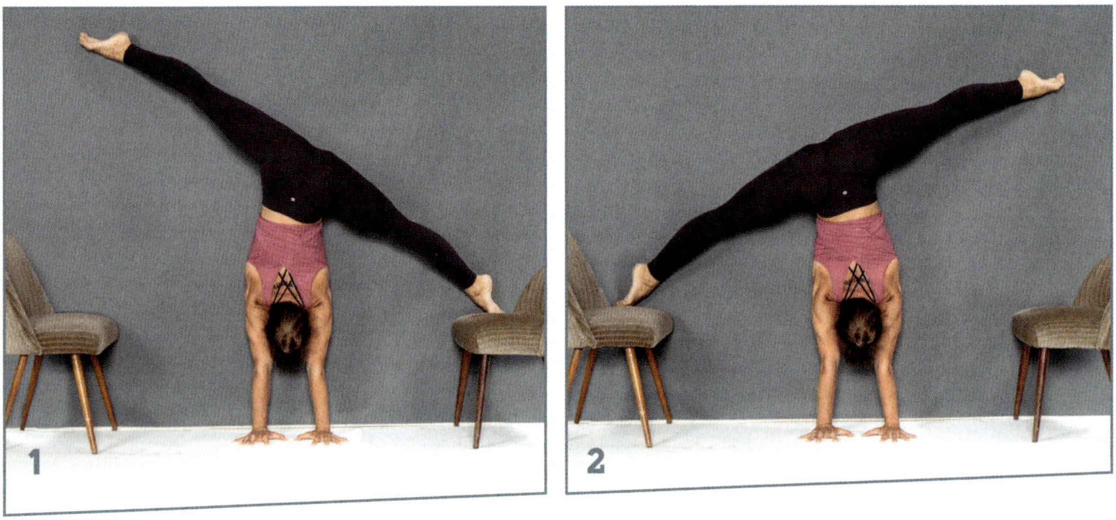

STRADDLE DIPS MIT STUHL M

Material: 2 stabile Stühle
Wiederholungen: 3–10 Runden im Wechsel nach rechts und links

1. Platziere zwei Stühle links und rechts von dir in dem Abstand zueinander vor der Wand, wie weit du deine Beine im Straddle öffnen kannst. Die Sitzflächen zeigen zueinander. Stell sicher, dass die Stühle stabil und rutschfest stehen. Komme mit dem Bauch zur Wand in einen soliden Handstand nah an die Wand heran und öffne die Beine in einen Full Straddle. Ziehe den Bauchnabel Richtung Wirbelsäule und kippe das Steißbein nach vorn, um den unteren Rücken auszurichten und deine Körpermitte zu stabilisieren. Pointe die Füße und strecke die Beine. Atme ein und ziehe mit der Ausatmung die

Flankenmuskulatur auf der rechten Seite zusammen, das heißt, du bringst deine rechte Hüfte Richtung rechte Schulter und tippst mit dem rechten Fuß den Stuhl kurz an. Der Straddle bleibt dabei in seiner Form unverändert.

2. Komme mit der Einatmung wieder zur Mitte und mit der Ausatmung mit dem gleichen Prozedere nach links. Wenn dir das gelingt und du flexibel genug bist, kannst du dynamisch von Seite zu Seite pendeln.

Variante Straddle Dips ohne Stuhl M

Wiederholungen: 3–10 Mal

Wenn dir keine Stühle zur Verfügung stehen, kannst du stattdessen auch Yogablöcke oder Ähnliches aufeinanderstapeln. Bitte beachte, dass diese wackliger sein werden und du deshalb umso stabiler und sicherer in der Übung sein musst. Alternativ kannst du die Straddle Dips an der Wand auch ganz ohne Stützen praktizieren und immer nur so tief in die Seitbeuge gehen, wie es dir gerade möglich ist.

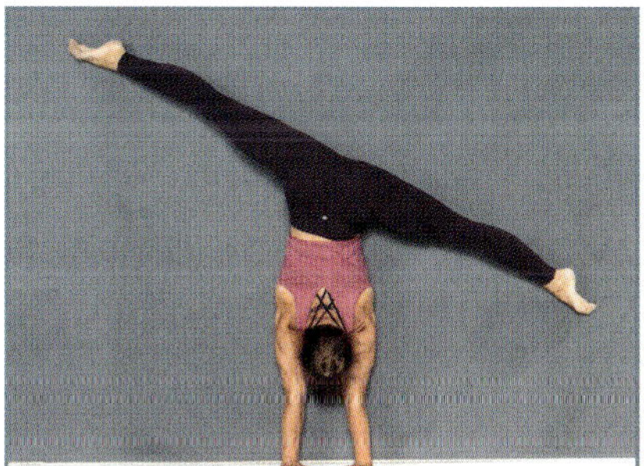
1

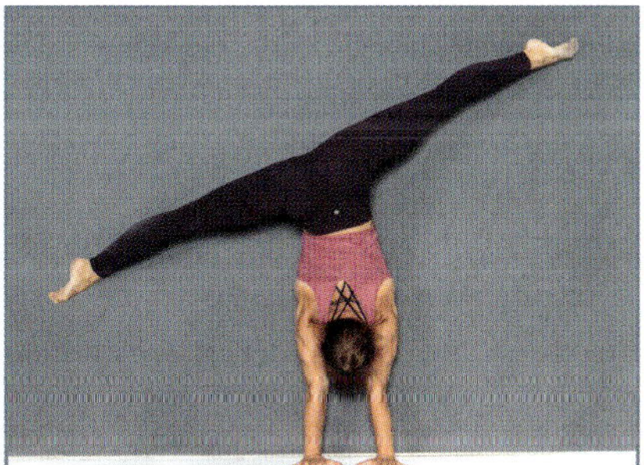
2

Ausrichtungsprinzipien für den einarmigen Handstand

- **Im Straddle:** Bringe die gegenüberliegende Hüfte über die Schulter des tragenden Armes.
- **Im Straight:** Bringe den gegenüberliegenden Fuß über die Schulter des tragenden Armes.

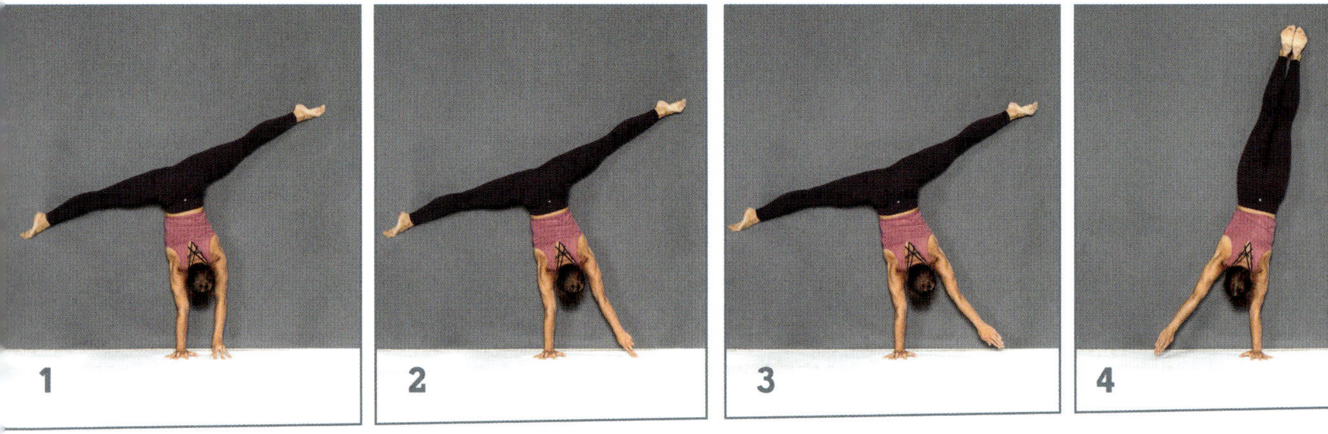

PIANO AN DER WAND M F

Wiederholungen: 3–5 Runden im Wechsel nach rechts und links

1. Komme im Straddle oder Straight in die Seitbeuge und strecke den Arm auf derselben Seite, zu der du dich lehnst aktiv in den Boden. Bringe dabei deinen Blick zwischen Daumen und Zeigefinger der tragenden Hand.
2. Sobald kein Gewicht mehr auf der anderen Hand liegt, stelle alle fünf Fingerspitzen auf demselben Platz auf, wo zuvor die Handfläche lag. Der Arm darf sich leicht beugen. Du kannst als nächsten Schritt versuchen von fünf auf drei oder zwei Fingerspitzen zu gehen.
3. Wenn du dich sicher fühlst, strecke den freien Arm in eine Linie mit der tragenden Hand. Berühre erst noch mit zwei Fingern den Boden und hebe dann die Hand, mit geschlossenen und gestreckten Fingern leicht vom Boden ab.
4. Sobald du sicher in der Übung bist und solange du noch genug Kraft hast, kannst du den freien Arm entlang deiner Handstandlinie auch nach oben heben.

Berühre nur mit den Füßen die Wand. Halte den Kontakt nur minimal – als leichte Balancehilfe und Referenz zum Alignment. Sollte dein Gewicht zu sehr an der Wand lehnen, ist dies ein klares Zeichen, dass dein Körper noch nicht bereit ist für den einarmigen Handstand beziehungsweise das Piano an der Wand. Du musst für diese Übungen sowohl einen freien, stabilen als auch geraden Handstand beherrschen. Hole dir gern einen erfahrenen Spotter zur Unterstützung.

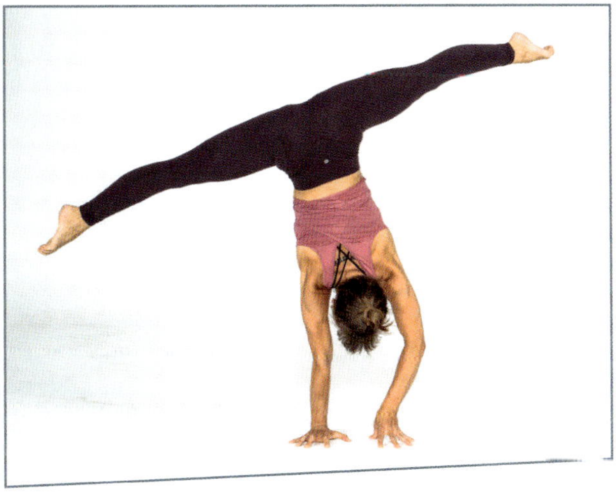

PIANO IM RAUM ZUM EINARMIGEN HANDSTAND M F

Wiederholungen: 3–5 Runden im Wechsel nach rechts und links

1. Führe die Straddle Dips wie oben beschrieben aus (siehe Seite 261) und verlagere dabei immer mehr Gewicht auf die Hand, zu deren Seite du dich neigst. Strecke dabei den Arm beziehungsweise die Hand aktiv in den Boden. Schaue auf den Daumen oder zwischen Daumen und Zeigefinger deiner Stützhand. Mit der zweiten Hand kommst du auf die Fingerspitzen dort wo vorher deine Handfläche lag.
2. Wenn dir das gut gelingt, löse ein paar Finger der anderen Hand, sodass du dich dort nur noch auf drei oder zwei Fingerspitzen stützt, um dich auszubalancieren, während dein Gewicht mehr oder weniger komplett auf der stützenden Hand ruht.
3. Wenn dir auch das mit der Zeit gelingt, dann löse gern die ganze Hand vom Boden und strecke den Arm frei zur Seite, sodass du wirklich nur noch auf einer einzigen Hand stützt.

Lasse die freie Hand vorerst nah über dem Boden, damit du dich bei Balanceverlust in der Mitte fangen kannst. Vermeide dafür das Herauskommen nach Außen. Du möchtest nach einer Runde Piano, immer wieder zurück im Handstand auf beiden Händen landen.

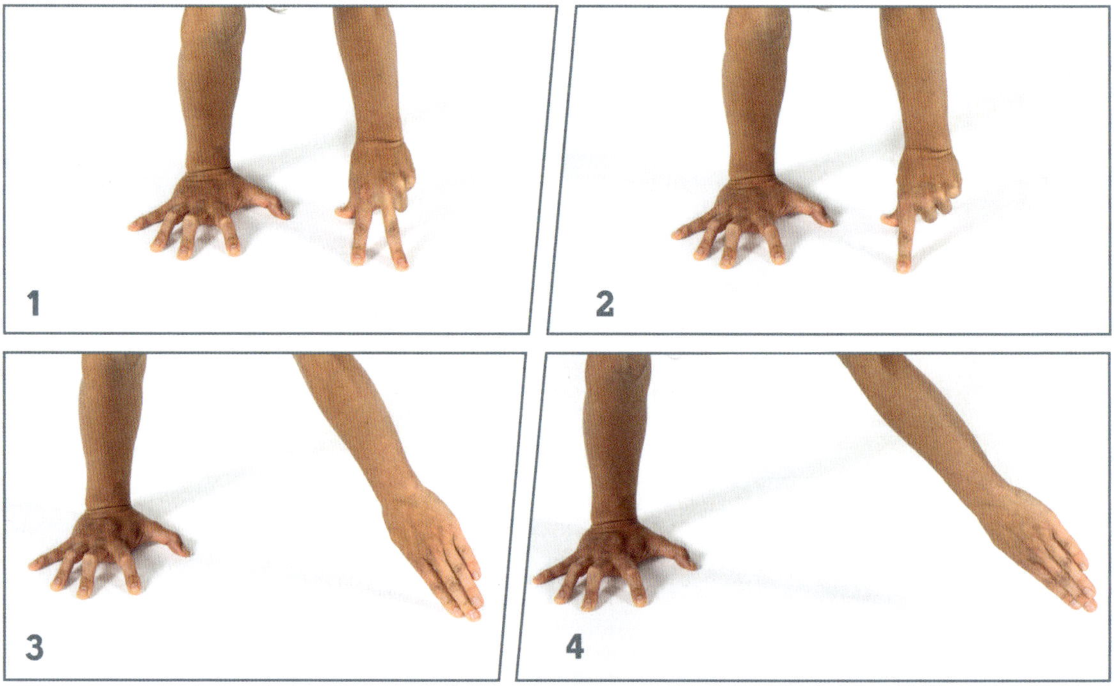

Bringe die freie Hand beim Herauskommen aus dem Piano oder Einarmigen Handstand, immer wieder zur Mitte in den Handstand auf beiden Händen zurück. Vermeide das nach außen Fallen, um aus dem Einarmer herauszukommen, da du damit den Handstand in jedem Fall verloren hast. Wenn du jedoch zurück auf beiden Händen landest, kannst du dich eher wieder fangen und zum Einarmer auf der anderen Seite übergehen.

Spotting-Techniken für den Einarmer

Die Hilfestellung für den Einarmer braucht ein sehr ausgeprägtes Fingerspitzengefühl und ein gutes Grundwissen.

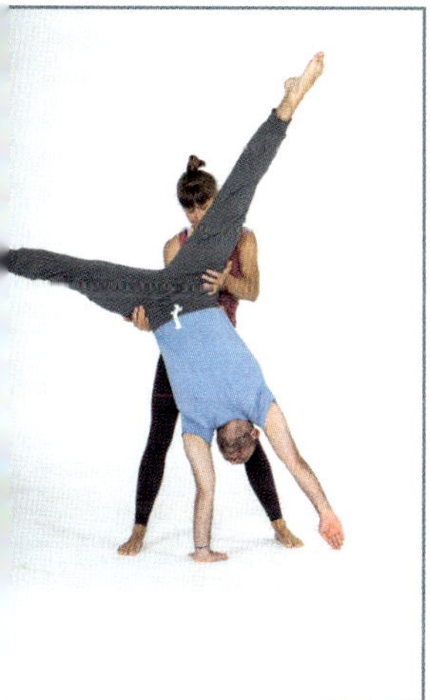

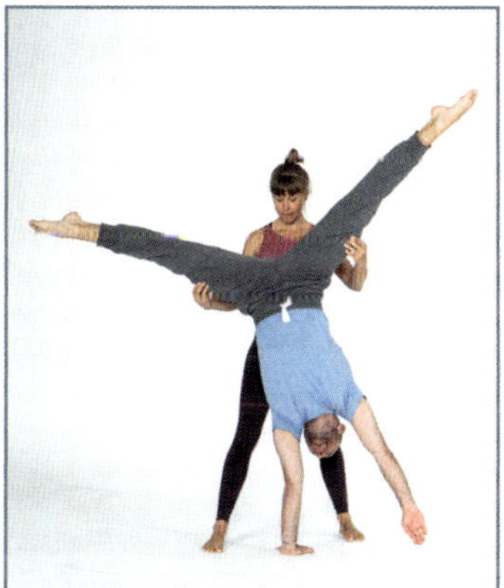

2

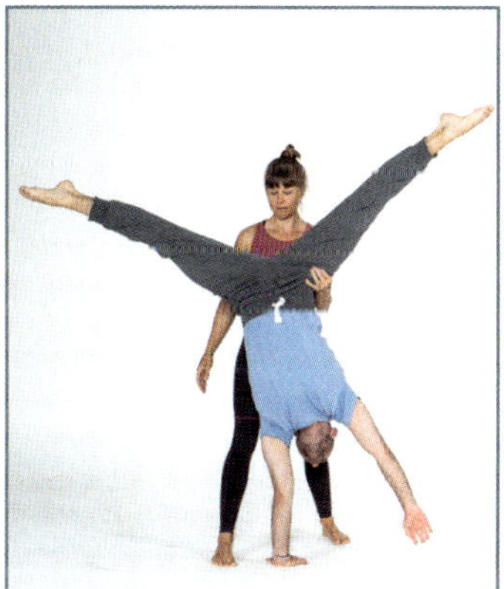

3

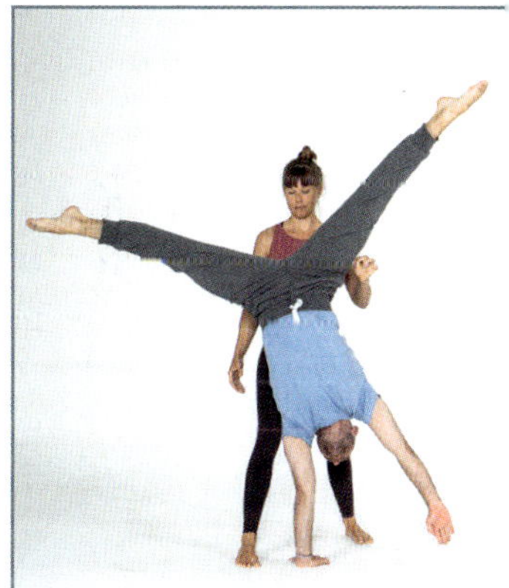

4

SPOTTING DES EINARMIGEN HANDSTANDS IM SMALL ODER MEDIUM STRADDLE F

Je nach Erfahrung des Handstand Übenden bieten sich vier unterschiedliche Intensitätsgrade des Spottens für den einarmigen Handstand an.

1. Volle Unterstützung: Halte den Partner mit beiden Händen an der Hüfte und hilf ihm eventuell auch ein wenig dabei, sein Gewicht zu tragen.
2. Halbe Unterstützung: Lege die Fingerspitzen an die Oberschenkel des Übenden, um so ein wenig die Balance zu unterstützen und die Ausrichtung zu dirigieren.
3. Minimale Unterstützung: Halte nur die Innnenseite der Hüfte.
4. Überflüssig werden und Raum geben: Manchmal reicht es hier für die geistige Unterstützung, den Übenden subtil an einem Zipfel der Hose zu halten.

SPOTTING DES EINARMIGEN HANDSTANDS

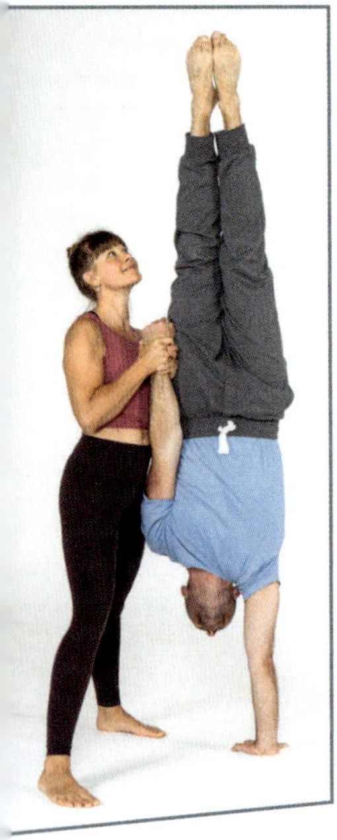

Du kannst genauso wie oben beschrieben den einarmigen Handstand auch im Straight unterstützen. Außerdem gibt es hier noch eine weitere Möglichkeit.

1. Stelle dich als Spotter seitlich neben den Übenden in einen stabilen Stand.
2. Dein Partner platziert eine Hand auf dem Boden und streckt den anderen Arm nach oben zu dir aus.
3. Halte den Arm mit beiden Händen am Handgelenk und ziehe diesen nach oben, um deinem Partner Stabilität zu vermitteln. Presse dafür deine Füße in den Boden und richte deinen Körper auf. Orientiere dich mit deiner Körperposition an der Handstandlinie deines Partners.
4. Dein Partner kickt oder presst nun kontrolliert in den geraden Handstand und findet dank deinem Support seine Balance im einarmigen Handstand.
5. Wenn du größer und stärker als dein Partner bist, kannst du auch mit der einen Hand das Handgelenk halten und mit der anderen die Hüfte beim Finden der Mitte unterstützen beziehungsweise absichern.

EINARMIGER HANDSTAND MIT HILFSMITTELN M

Wenn du einige Zeit die Seitbeugen und Gewichtsverlagerungen praktiziert hast, wird es sich für deinen Körper normaler anfühlen, mehr Gewicht auf einem Arm zu tragen. Du kannst dann anfangen, mit unterschiedlichen Hilfsmitteln zu spielen, indem du dich zum Beispiel mit der freien Hand an Canes, einer Bank, Parallettes oder einer Sprossenwand festhältst. Probiere dies zunächst mit einem Spotter aus, bis du dich sicher genug fühlst, um es allein zu üben. Halte mit der freien Hand dein Hilfsmittel. Wenn du in den Handstand kommst, dann gib dein gesamtes Gewicht entweder gleich auf den gestreckten Arm oder verteile es erst auf beiden Armen und verlagere das Gewicht dann immer mehr auf den gestreckten Arm. Beachte hier die Ausrichtungsprinzipien für den einarmigen Handstand (siehe Seite 252).

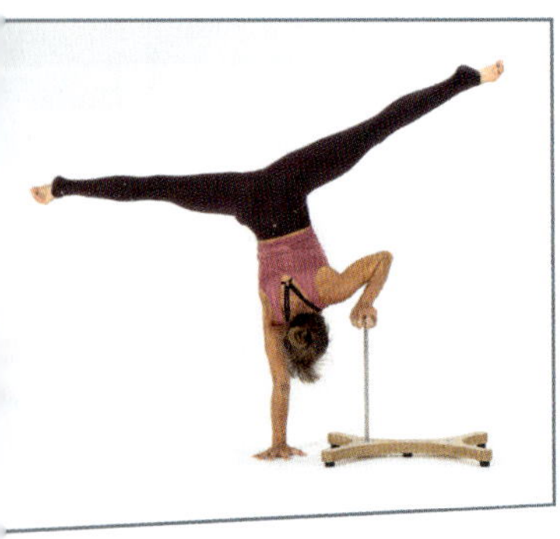

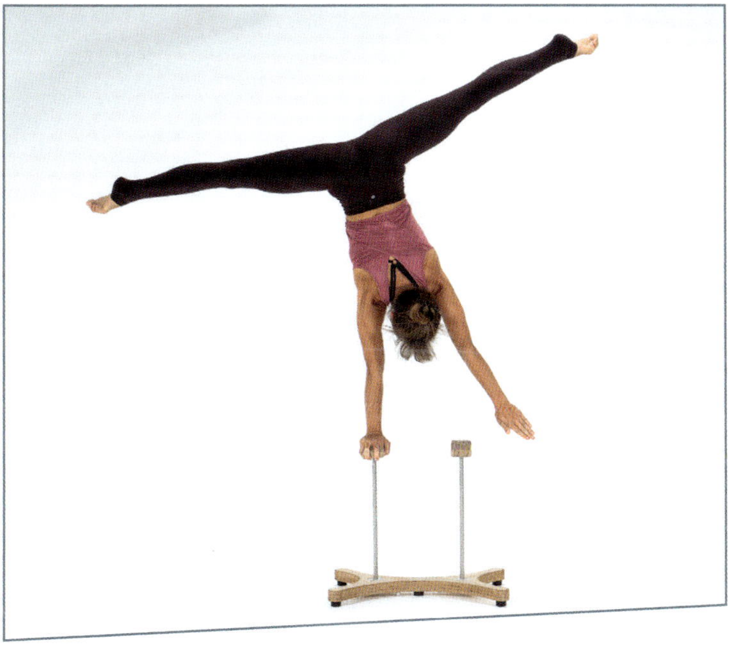

EINARMIGER HANDSTAND IM STRADDLE AUF CANES F

Für viele ist der einarmige Handstand auf Canes einfacher als auf dem Boden. Ich empfehle deshalb, den Einarmer vorrangig auf dem Boden zu trainieren, da du dir dann sicher sein kannst, dass du ihn auch wirklich beherrschst. Ansonsten ist der einarmige Handstand auf Canes eine schöne Abwechslung und viele Übergänge oder Variationen fallen auf den Canes leichter, sehen spektakulär aus und machen zudem viel Freude.

Komme in einen stabilen und gut ausgerichteten Handstand auf den Canes in einer Handstandform deiner Wahl. Verlagere das Gewicht zu einer Seite und presse den tragenden Arm Richtung Boden. Schaue zur tragenden Hand, zum Beispiel auf den Daumen. Komme mit der freien Hand auf die Fingerspitzen oder löse sie ganz, sobald du die Balance gefunden hast.

Die Spotting-Techniken für den einarmigen Handstand auf Canes entsprechen den meisten Spotting-Techniken am Boden.

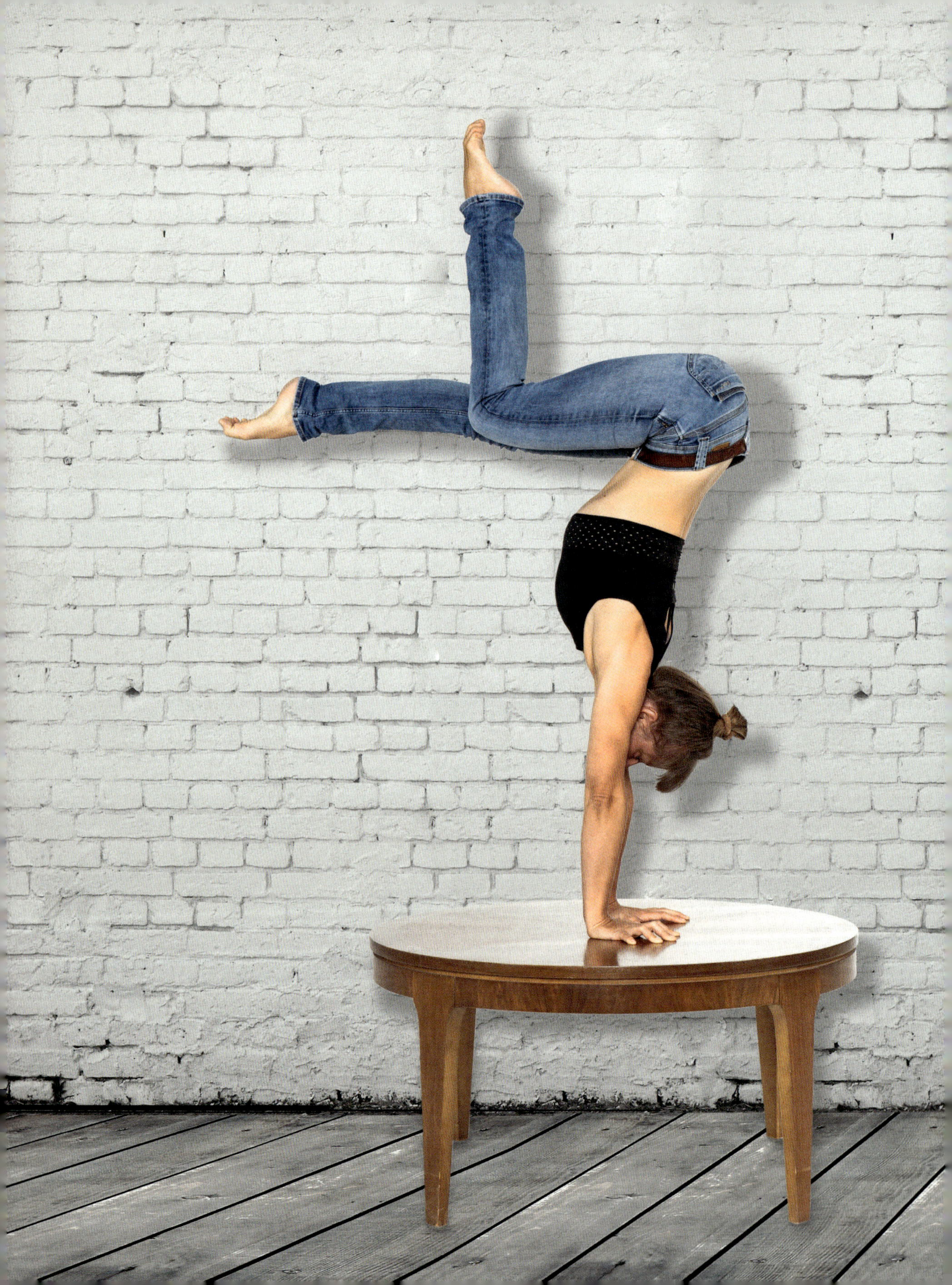

3

TRAININGS-PLÄNE … LET'S GO!

Motivation: Übe, und alles kommt!

Handstand lernen braucht Engagement!

Letztendlich läuft es immer auf dasselbe hinaus. Wir machen Handstand, weil es uns Freude macht! Kinder bewegen sich noch aus einem natürlichen Bewegungsimpuls heraus. Ich glaube ganz fest daran, dass Bewegung ein Grundbedürfnis des Menschen ist. Im Optimalfall entspringt deine Handstandpraxis demnach der Lust auf Bewegung, statt einen zusätzlichen Punkt auf der To-do-Liste darzustellen.

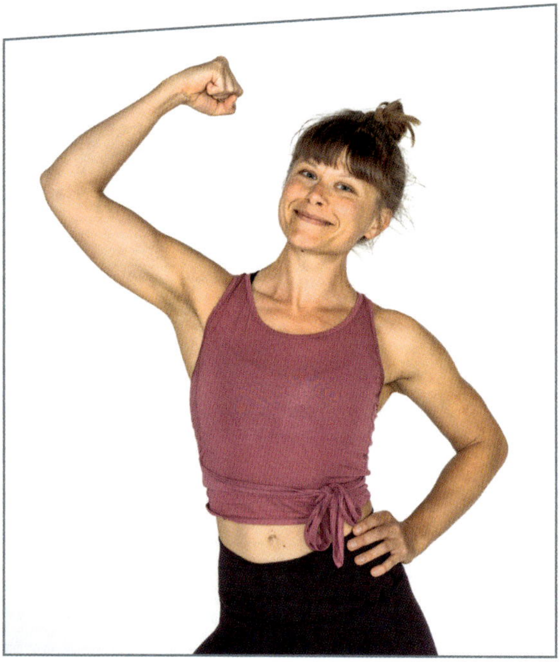

Übung macht den Meister!

Zu Beginn: Wenn du gerade keinen Partner zum Trainieren hast, nimm einfach das Bild deiner Großmutter für ein paar Minuten von der Wand, widme ihr deine Handstandpraxis und kreiere dein persönliches Handstand-Gym. Wann immer du Lust verspürst – natürlich nachdem du dich aufgewärmt hast –, kicke dich in den Handstand, strecke deinen Köper über die Zehenspitzen nach oben, halte die Rippen im Zentrum integriert und atme ruhig upside down. Halte den Handstand am Anfang 10 Sekunden lang und setze dir neue Ziele, um ihn jede Woche etwas länger zu halten.

Wenn du bereits mehr Erfahrung in der Bewegungs- und Handstandpraxis hast, weißt du wahrscheinlich selbst, dass du dich immer besser fühlst, nachdem du trainiert hast. Es gilt also nur, den inneren Schweinehund zu überwinden und dir selbst etwas Gutes zu tun, indem du mit jedem Training deinem Handstandziel etwas näher kommst.

Trainingspläne für jedes Level

Jeder Mensch ist unterschiedlich und so auch unsere Körper. Vielleicht hast du als Kind geturnt oder bist auf Bäume geklettert, vielleicht hattest du aber auch Krankheiten oder Verletzungen und hast noch nie wirklich viel Sport gemacht. Es kann sein, dass du ein bis zwei Jahre brauchst, um für 10 Sekunden frei und gerade im Handstand zu stehen. Sei authentisch und praktiziere angepasst an deine Lebens- und Bewegungserfahrung.

Die folgenden drei Pläne sind Orientierungsvorlagen für unterschiedliche Level. Gern kannst du individuell die Übungen aus diesem Buch deinem Level entsprechend zusammenstellen und variieren. Um Freude in der Praxis zu haben, ist es wichtig, einen eigenen Trainingsflow zu entwickeln, weshalb ich vor allem bei den Handstandübungen keine strikte Reihenfolge empfehle. Entwickle und folge deinem Körpergefühl. Wenn du zum Beispiel zwischen den Handstandsets eine Pause für deine Handgelenke brauchst, führe eine Runde Hängen an Ringen ein, einen Squat Hold oder eine Runde Pancake Stretch aus. Du musst zudem nicht alle Punkte auf dem Plan immer in einer Trainingssession absolvieren. Trainiere entspannt und abwechslungsreich innerhalb der vorgeschlagenen Übungen.

Bevor du startest, hier eine Erinnerung an die der wichtigsten Aspekte

- »The energy flows where the mind goes.« Die Energie fließt dorthin, wohin du sie mit deinem Geist lenkst. Setze dir Ziele, bevor du mit der Praxis beginnst. Was möchtest du in drei Monaten in deiner Handstandpraxis gelernt haben und was in einem Jahr?
- In der Regel gilt: Wenn du alle Übungen eines Planes korrekt ausführen kannst, beginne mit dem nächsten Plan. Dies darf ein paar Jahre dauern! Handstand ist eine Reise.
- Wärme den Körper, vor allem die Handgelenke, zu Beginn jeder Session ausreichend auf und dehne nach der Session den Körper.
- Bitte beachte die Guidelines für eine ganzheitliche Handstandpraxis auf Seite 19.
- Filme dich selbst im Profil, um deine Form zu überprüfen.
- Am wichtigsten: Habe Spaß!

Hilfreiche Utensilien: Im Optimalfall gibt es in deinem Trainingsraum eine Gelegenheit zum Hängen, wie zum Beispiel eine Klimmzugstange oder Gymnastikringe. Auch ein Intervall-Timer, um die Zeit zu stoppen, ist empfehlenswert. Nutze dein Handy, um dich bei einzelnen Übungen im Handstand zu filmen. Weitere interessante Werkzeuge findest du auf Seite 280.

Trainingsplan Basic A

Kurzzeitziel 3 Monate (Beispiel): Bequem an der Wand nach oben kicken und erste Balanceerfolge erleben
Langzeitziel 12 Monate (Beispiel): Frei im Raum nach oben kicken und den Handstand in einer geraden Linie für 3–15 Sekunden halten. Mit unterschiedlichen Formen beginnen und die ersten Übergänge und dynamischen Entries probieren
Trainingsrhythmus: 2–3 Pausentage und 4–5 Mal Training in der Woche für mindestens 30 Minuten

Mobilisieren, Stärken und Dehnen

Handgelenke, Schultern und Arme

- Handgelenkskreise (Seite 27) – 45 Sekunden
- Mini-Push-ups (Seite 28) – 15 Wiederholungen
- Unterarmstretch (Seite 32–35) – 30 Sekunden
- Schultern kreisen – 30 Sekunden
- Down-Dog-Push-ups (Seite 42) – 5–10 Wiederholungen
- Knie- oder Plank-Push-ups (Seite 40/41) – 5–10 Wiederholungen
- Hängen – 10–20 Sekunden
- Puppy Pose an der Wand oder Schulteröffnung auf dem FeetUp (Seite 52) – 30 Sekunden

Nacken

- Halbkreise mit dem Nacken (Seite 57) – 5 Wiederholungen von Seite zu Seite
- Halber Kopfstand (Seite 58) – 5 Atemzüge
- Seitlicher Nackenstretch (Seite 59) – 3–5 tiefe Atemzüge pro Seite

Core

- Katze und Kuh (Seite 60) – 5 Atemzüge
- Diagonale Crunches (Seite 66) – 20 Wiederholungen
- Tuck Rocks (Seite 68) – 10 Wiederholungen
- Straight Leg Lifts (Seite 64) – 10 Wiederholungen
- Optional: Dynamische Schulterbrücke (Seite 61) – 5 Atemzüge

Beine

- Fuß- und Beingelenke mobilisieren (Seite 74) – 30 Sekunden
- Squat Hold (Seite 76) – 30 Sekunden
- Aktive Flexibilität in der sitzenden Grätsche (Seite 77) – 2 Runden à 10 Sekunden optional je eine Runde mit einzelnem Bein
- Pancake Stretch (Seite 81) – 30 Sekunden
- Halber Spagat (Seite 83) – 30 Sekunden pro Seite
- Frog Stretch (Seite 86) – 30 Sekunden

Handstandtraining

- Straddle Jumping Jacks (Seite 222) – 5 Wiederholungen

Ausrichtung

- Alignment Drill auf dem Boden liegend (Seite 133) –2 Runden à 10 Sekunden

An der Wand

- Mit Rücken zur Wand: Kick-up in den Handstand, optional vom Stehen aus oder mit den Händen am Boden starten (Seite 190) – 3 Wiederholungen
- Mit Bauch zur Wand: Ausdauersets (Seite 119) – 3 Runden à 30 Sekunden, 20 Sekunden und 10 Sekunden
- L-Shape mit einem Bein für die Ausrichtung (Seite 117) –10 Sekunden pro Bein
- L-Shape mit beiden Beinen für obere Rücken- und Schultermuskulatur (Seite 118) – 10 Sekunden
- Handstand-Balanceübungen an der Wand mit Formen deiner Wahl – 1–2 Runden

Frei im Raum

- Krähe, die großen Zehen berühren sich (Seite 152) – 5 tiefe Atemzüge

Die folgenden Übungen wahlweise im Kopfstand oder FeetUp

- Gerade Linie finden – 10 Sekunden stabil halten
- Tuck-Variationen: Mini, Medium, Full (Seite 168) – je 1 Runde à 3–5 Wiederholungen; im wöchentlichen Wechsel mit Straddle-Variationen: Mini, Medium, Full (Seite 165) – je 1 Runde à 3–5 Wiederholungen
- Tuck Leg Presses (Seite 205) – 5–10 Wiederholungen; im wöchentlichen Wechsel mit 1 Runde 5–10 Mal Tuck Leg Presses
- Handstand: Hochkicken mit Bailout (Seite 188) – 3 Wiederholungen. ACHTUNG: Beginne diese Übung mit einer Hilfestellung. Praktiziere sie erst allein, wenn du die Übung kennst und dich sicher fühlst!

Cool-down

- Unterarmmassage im Squat (Seite 36) – 5 tiefe Atemzüge
- Handgelenke dehnen: Unterarmrückseite (Seite 32) – 5 tiefe Atemzüge
- Kamel und Twist (Seite 52) – 5 Atemzüge
- Vorwärtsbeuge (Seite 80) – 5 Atemzüge

Trainingsplan Mittelstufe M

Kurzzeitziel 3 Monate (Beispiel): Für 30 Sekunden solide in einer geraden Linie frei im Raum stehen
Langzeitziel 12 Monate (Beispiel): Press-up-Handstand
Trainingsrhythmus: 2 Pausentage in der Woche und 4–5 Mal Training in der Woche für mindestens 45 Minuten

Mobilisieren, Stärken und Dehnen

Handgelenke, Schultern und Arme

- Handgelenkskreise (Seite 27) – 45 Sekunden
- Unterarme-Pumpen (Seite 29) – 1 Minute
- Unterarmstretch (Seite 32–35) – 3–5 tiefe Atemzüge pro Seite
- Armkreise/Helikopter (Seite 38) – 1 Minute

- Down-Dog-Push-ups (Seite 42) – 10 Wiederholungen
- Plank-Push-ups (Seite 41) – 10 Wiederholungen
- Hängen – 20–30 Sekunden
- Puppy Pose an der Wand (Seite 52) – 1 Minute

Nacken

- Halbkreise mit dem Nacken (Seite 57) – 5 Wiederholungen von Seite zu Seite

Core

- Dynamische Schulterbrücke (Seite 61) – 5 Atemzüge
- Diagonal Crunch (Seite 66) – 50 Wiederholungen
- Full Body Crunches (Seite 67) – 20 Wiederholungen
- Diamond Lift (Seite 65) – 20 Wiederholungen

Beine

- Fuß- und Beingelenke mobilisieren (Seite 74) – 30 Sekunden
- Squat Hold (Seite 76) – 1 Minute
- Aktive Flexibilität in der sitzenden Grätsche (Seite 77) – 2 Runden à 10 Sekunden
- Pancake Stretch (Seite 81) – 1 Minute
- Spagat jede Seite (Seite 85) – 1 Minute
- Frog Stretch oder Middle Split (Seite 86/87) – 1 Minute

Handstandtraining

Ausrichtung

- Alignment Drill im Handstand mit dem Bauch zur Wand (Seite 116) – 2 Runden à 10 Sekunden

An der Wand

- Mit Bauch zur Wand Ausdauersets (Seite 119) – 3 Runden à 30–60 Sekunden
- Handstand-Balanceübung an der Wand mit der Half Seven (Seite 182) – 1 Runde pro Seite
- L-Shape mit beiden Beinen für obere Rücken- und Schultermuskulatur(Seite 118) – 20 Sekunden

Frei im Raum

- Krähe, dabei versuchen, die Knie kurz von den Armen zu lösen (Seite 152) – 5 tiefe Atemzüge

Die folgenden Übungen wahlweise im Kopfstand, Unterarmstand oder FeetUp:

- Beinsequenz im wöchentlichen Wechsel: Straight - Straddle - Diamond - Tuck – Straight (Seite 211) – 1 Runde
- Split - Double Stag - Eagle Legs - Straight - andere Seite, Helikopter (Seite 210) – 1 Runde
- Straddle Leg Presses (Seite 200) – 10 Wiederholungen
- Pike Leg Presses (Seite 206) – 10 Wiederholungen
- Seitbeugen je im Straddle, Tuck und Diamond (Seite 258) – je 1 Runde à 5–10 Wiederholungen pro Seite

Im Handstand

- Tuck-Variationen: Mini, Medium, Full; im wöchentlichen Wechsel mit 1 Runde drei Straddle-Variationen: Mini, Medium, Full (Seite 168/165) – 1 Runde
- Straddle Jump in (Seite 222) – 1 Runde à 3–10 Wiederholungen
- Übergang Straddle – Diamond; im wöchentlichen Wechsel mit Übergang Straddle – Tuck (Seite 211) – 1 Runde à 3–10 Wiederholungen

Press-up-Training

- Zombie Press im Kopfstand (Seite 226) – 3 Wiederholungen
- Füße kurz abheben oder Straddle Press mit Blöcken (Seite 230) – 3 Wiederholungen
- Single Leg Presses mit Stuhl oder FeetUp (Seite 223) – 3 Wiederholungen pro Seite
- Hollow Body Hops vor und zurück (Seite 221) – 5 Wiederholungen
- Tuck Sit auf Cubes (Seite 70) – 3 Runden à 10 Sekunden

Mit oder ohne Hilfestellung

Straddle Jumps in den Straight-Handstand (Seite 193) – 3–5 Runden je für 3 Sekunden halten und in Zeitlupe herunter; im wöchentlichen Wechsel mit Tuck Jumps in den Straight- Handstand

Erste Schritte auf Canes

Mit Hilfestellung

- Straddle-Press-up in den Straight-Handstand und in Zeitlupe herunter (Seite 234) – 3 Runden à 3-4 Wiederholungen

Cool-down

- Unterarmmassage im Squat (Seite 36) – 5 tiefe Atemzüge
- Handgelenke dehnen: Unterarmrückseite (Seite 32) – 3–5 tiefe Atemzüge
- Kamel und Twist (Seite 52) – 5 Atemzüge
- Vorwärtsbeuge (Seite 80) – 5 Atemzüge

Trainingsplan Fortgeschrittene F

Kurzzeitziel 3 Monate (Beispiel): 30 Sekunden solide mit unterschiedlichen Sequenzen stehen
Langzeitziel 12 Monate (Beispiel): Für 1 Minute solide in einer geraden Linie frei im Raum stehen; mit dem Einarmertraining – Weight Shifts und Sidebends – beginnen.
Trainingsrhythmus: 1 Pausentag und 5–6 Mal Training in der Woche für 1–2 Stunden

Mobilisieren, Stärken und Dehnen

Handgelenke, Schultern und Arme

- Handgelenkskreise (Seite 27) – 45 Sekunden
- Mini-Push-ups (Seite 28) – 30 Wiederholungen
- Finger-Tipis in der Plank (Seite 30) – 10 Sekunden
- Handgelenke dehnen (Seite 32) – 3–5 tiefe Atemzüge
- Kreisen der Schultern – 1 Minute; im wöchentlichen Wechsel mit 1 Minute Armkreise/Helikopter
- Schulterübungen mit dem Elastic-Band (Seite 39) – 1 Runde à 10–30 Pulsierungen
- Down-Dog-Push-ups – optional: Füße auf Erhöhung (Seite 42) – 10 Wiederholungen

- Hängen – 30–60 Sekunden
- Rad/Brücke (Seite 55) – 3 Runden à 5 Atemzüge; im wöchentlichen Wechsel mit Rückbeuge im Stehen mit Gewicht (Kettlebell)

Core

- Dynamische Schulterbrücke (Seite 61) – 5 Atemzüge
- Diagonale Crunches (Seite 66) – 80–100 Wiederholungen; im wöchentlichen Wechsel mit Tuck-ups oder V-ups (Seite 69) – 20 Wiederholungen

Beine

- Fuß- und Beingelenke mobilisieren (Seite 74) – 30 Sekunden
- Squat Hold mit Gewicht (Seite 76) – 1 Minute
- Aktive Flexibilität in der sitzenden Grätsche (Seite 77) – 2 Runden à 10 Sekunden
- Pancake Stretch optional mit Blöcken unter den Füßen (Seite 81) – 1 Minute
- Spagat optional mit einem Block unter dem vorderen Fuß (Seite 85) – 1 Minute pro Seite
- Frog Stretch oder Middle Split (Seite 86/87) – 1 Minute; im wöchentlichen Wechsel mit aktivem Middle Split (Seite 88) – 30 Sekunden

Handstandtraining

- Tuck Planche auf Parallettes oder auf dem Boden (Seite 224) – 3 Runden à 3–10 Sekunden; ilm wöchentlichen Wechsel mit Straddle oder Pike Sit auf Cubes.

An der Wand

- Übergang Straddle – Deep Tuck (Seite 209) – 5–10 Wiederholungen
- Straddle Dips mit oder ohne Stuhl (Seite 260) – 5–10 Wiederholungen pro Seite
- Piano im Straddle oder Straight (Seite 262) – 3–5 Wiederholungen pro Seite

Im Raum

- Handstand Long Holds je in Tuck, Straddle, Straight – 3 Runden á 1 Minute
- Unterschiedliche Sequenzen mit oder ohne Ankle Weights: Straight – Straddle – Diamond – Tuck – Straight, Split – Double Stag – Eagle Legs – Straight - andere Seite, Helikopter (Seite 210–213) – 1 Runde
- Seven (Seite 182) – 1–3 Runden

- Übergang Straddle – Diamond (Seite 211) – 10 Wiederholungen; im wöchentlichen Wechsel mit Übergang Straddle – Tuck (Seite 211) – 10 Wiederholungen
- Handstand mit Augenbinde mit einem Entry deiner Wahl (Seite 151) – 1–3 Runden
- Kinn zur Brust im Handstand in Straddle, Straight und Tuck; iptional mit dem Rücken zur Wand (Seite 148) – je 1 Runde
- Seitbeugen je im Straddle, Tuck und Diamond (Seite 255) – 1 Runde à 1–5 Mal pro Seite

Weitere Optionen im Raum

- Straddle Press mit Blöcken (Seite 230) – 3–10 Wiederholungen
- Individuelles Training auf Canes (Seite 235)
- Praxis auf Cubes
- Handstand mit Ankle Weights und unterschiedlichen Entries: Tuck, Straddle, Kick-up, Pike (Seite 215) – 5–10 Runden
- Piano im Straddle, Tuck, Straight oder Diamond (Seite 262) – 1–5 Mal pro Seite
- Freestyle: Dance upside down

Mit Spotter

- Piano und einarmiger Handstand (Seite 263) – 3 Runden à 5 Sekunden jede Seite
- Einarmiger Handstand: Training auf Canes (Seite 266) – 1 Runde

Cool-down

- Unterarm- und Handmassage im Fersensitz (Seite 36) – 30 Sekunden
- Dehnung der Schulterrück- und Außenseite sowie der oberen Rückenmuskulatur in der Bauchlage (Seite 46) – 3–5 tiefe Atemzüge pro Seite
- Dehnung der Schultervorderseite und der Brustmuskulatur aus der Bauchlage (Seite 47) – 3–5 tiefe Atemzüge pro Seite
- Yoga-Mudra (Seite 49) – 5–10 Atemzüge
- Kamel (Seite 53) – 5–10 Atemzüge
- Flankenstretch (Seite 73) – 5–10 Atemzüge
- Vorwärtsbeuge (Seite 80) – 5–10 Atemzüge

Equipment

Yogaset

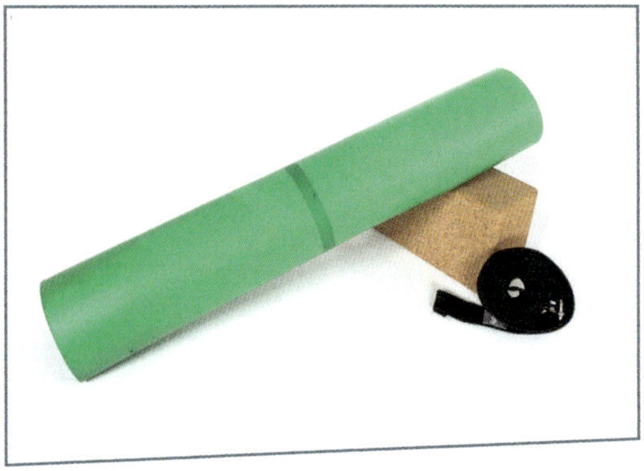

Ich empfehle dir ein Standard-Yoga-Equipment, bestehend aus: Matte (3 bis 5 Millimeter dick), zwei Blöcken und einen Gurt. Persönlich bevorzuge ich nachhaltige Produkte wie zum Beispiel eine Yogamatte aus Naturkautschuk oder Kork, einen Gurt aus Baumwolle und einen Yogablock aus Kork. Nicht zu empfehlen sind Yogablöcke aus Schaumgummi, da diese zu weich sind und die Handgelenke einsinken lassen, wenn diese zum Beispiel für einen Tuck Sit genutzt werden.

Handstandbrett

Ein Handstandbrett gewährleistet eine glatte und stabile Oberfläche, die ein nachhaltiges Training unterstützt. Ich empfehle eine Größe, die auf deine individuelle Schulterbreite und Handgröße zugeschnitten ist und in deinen Rucksack passt.

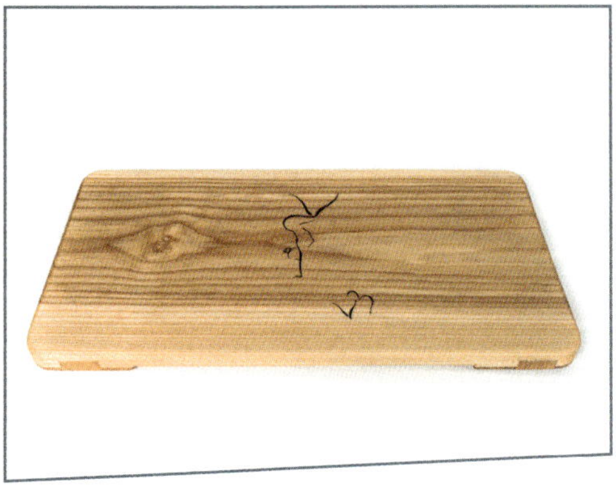

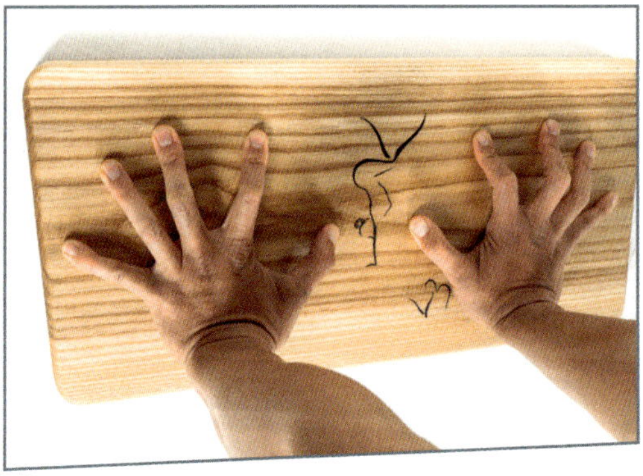

Ankle Weights

Das Training mit Gewichtsmanschetten trägt dazu bei, noch mehr Kraft aufzubauen.

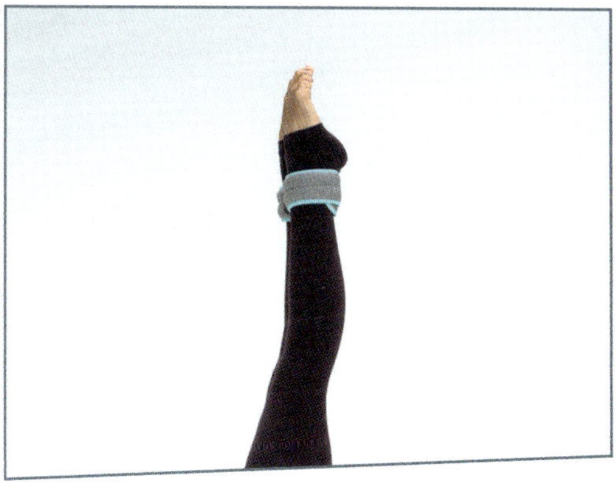

Augenbinde

Um deine Wahrnehmung herauszufordern und Balance zu trainieren, ist eine Augenbinde ein nützliches Tool.

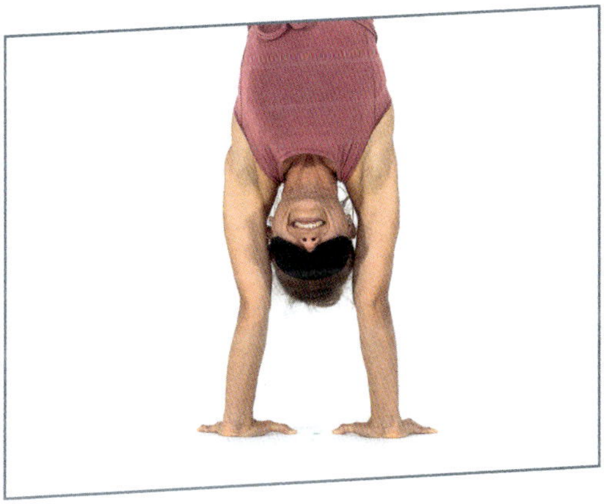

Smartphone oder Filmkamera

Um dir selbst Feedback zu geben und die eigene Technik zu überprüfen, empfiehlt es sich, sich selbst immer wieder einmal zu filmen.

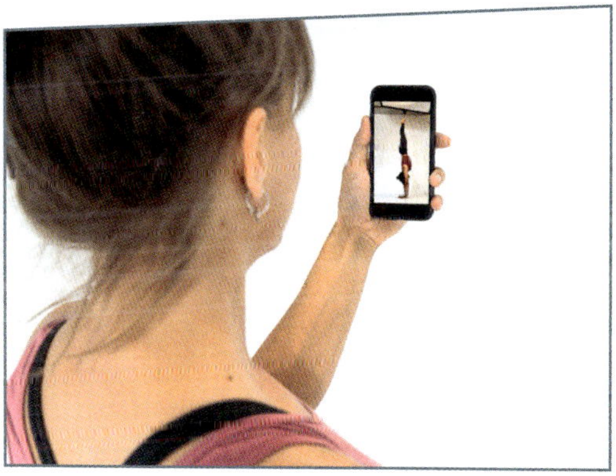

Parallettes

Zur Unterstützung eines nachhaltigen Trainings empfehle ich dir, immer wieder auch mit Parallettes zu üben, da sie eine andere Handposition erfordern und so die Handgelenke, die Unterarme und die Schultern in einer Außenrotation stärken. Es gibt einzelne Parallets und fixierte, wie im Foto gezeigt. Bei den fixierten lässt sich der Abstand verstellen, sie sind wesentlich stabiler und eignen sich deshalb auch gut für das Planche-Training und dynamische Übungen. Einzelne Parallets lassen sich durch die Handlichkeit jedoch leichter transportieren.

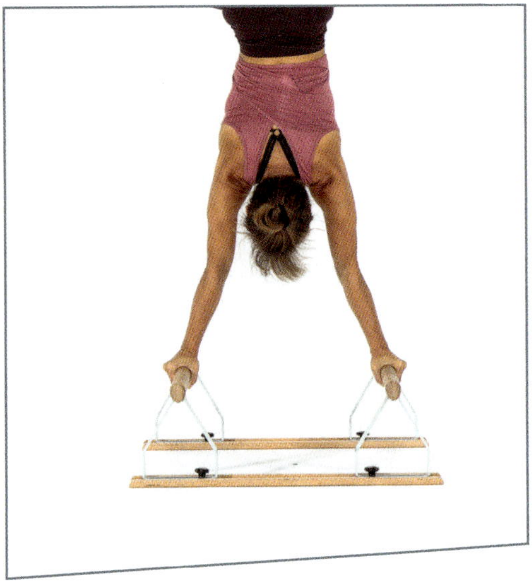

Canes

Für weitere Herausforderungen und zahlreiche Varianten sind Canes eine wunderbare Erweiterung für die Handstandpraxis.

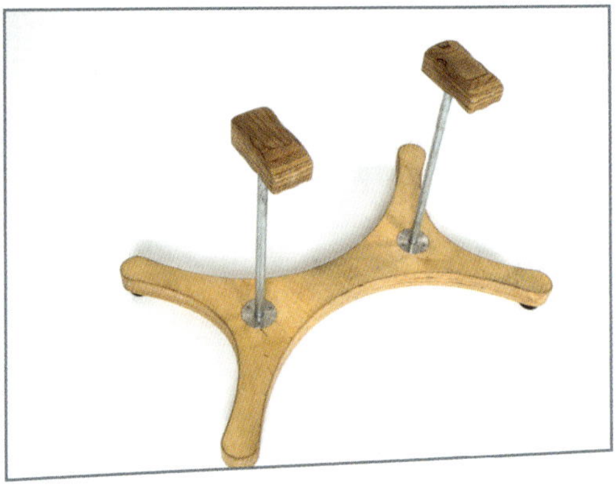

Cubes

Cubes eignen sich wunderbar für eine fortgeschrittenere Handstandpraxis, wie das Training auf einem Arm, oder fortgeschrittene Balanceübungen.

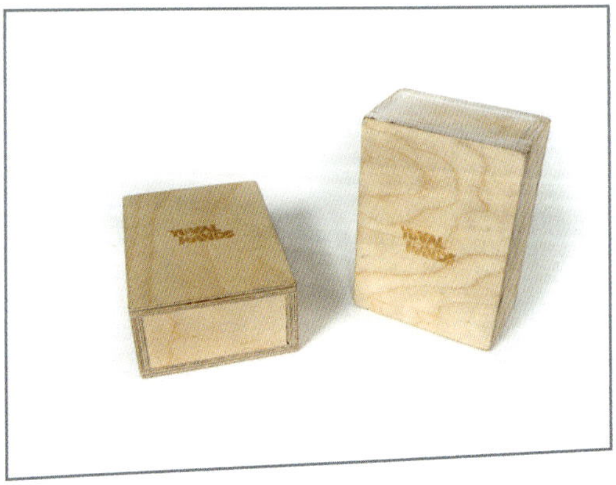

Elastic-Band

Elastic-Bands sind hilfreich, die stabilisierenden Muskeln für den Handstand zu stärken und zu mobilisieren.

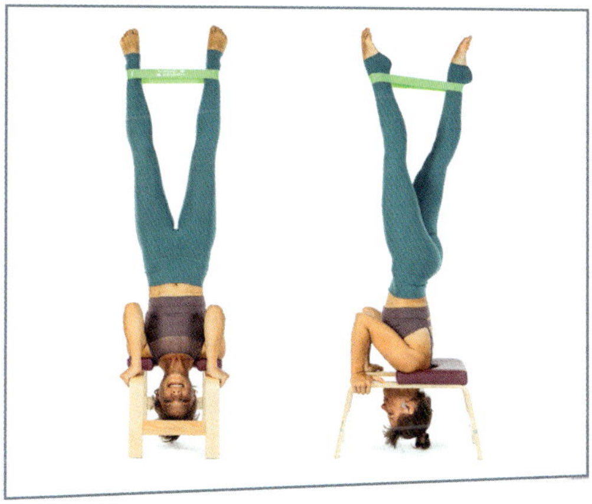

FeetUp

Der FeetUp ist ein tolles Tool für die Handstandpraxis, sowohl für Anfänger als auch Fortgeschrittene.

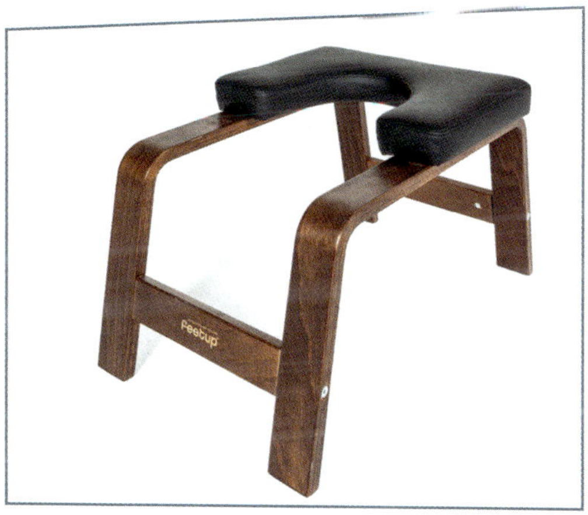

Bezugsquellen

Canes

www.handstandcanes.com

Cubes

yuvalonhands@gmail.com Website: yuvalonhands.com

Elastic-Bands

FeetUp®

https://de.feetup.eu/products/resistance-bands

FeetUp

www.feetup.eu

Handstand-ABC

- Alignment Drill: eine Übung für die Ausrichtung
- Ankle Weights: leichte Gewichte, die an den Fußgelenken befestigt werden
- ATB: Alignment, Tightness, Balance = Ausrichtung, Festigkeit, Balance

- Bailout: eine Technik des kontrollierten Fallens
- Banana Shape: eine durch mangelnde Ausrichtung leicht oder stark gekrümmte Handstandform

- Canes: Handstandständer
- Cartwheel: Radschlag
- Core: Körpermitte
- Cubes: Handstandklötze, meistens aus Holz

- Dropback: ein kontrollierter Übergang des Handstandes nach hinten, mit einem Landen in der Brücke oder direkt auf den Füßen

- Entry: Eingang in den Handstand
- Exit oder Dismount: Ausgang aus dem Handstand
- Extension: Streckung in die Länge

- Hollow-Back Handstand: Auch Mexican genannt, beschreibt die Handstandvarianten, in denen die Schultern weiter geöffnet sind als über den Schultern; dadurch wird eine tiefere Rückbeuge initiiert.

- Inversion: Umkehrhaltung

- Kick-up: Dynamisch mit einem Bein in den Handstand nach oben springen

- Long Holds: länger gehaltene Handstände mit dem Fokus auf Ausdauertraining

- Maxout: Ausdauer-Drill, bei demder Handstand wird so lange gehalten wie möglich
- Middle Split: Männerspagat

- OAHS/One-Arm-Handstand: Einarmer oder einarmiger Handstand

- Pancake: Stretch in der Grätsche, Bauch Richtung Boden
- Pike: Beschreibt sowohl die Position, wenn wir die Beine geschlossen und gestreckt in einer Umkehrhaltung Richtung Boden bringen, wie zum Beispiel in der Full Seven, als auch das Verb, wenn wir die Beine herunterbringen: piken. Sobald wir demnach in einem Straddle die Füße Richtung Boden bringen, wird dieser zu einem Pike Straddle.
- Pull-ups: Übung zur Stärkung der Arme mit einer die Arme ziehenden Aktivierung
- Puppy Pose: eine Rückbeuge aus dem Yoga
- Push-ups: Übung zur Stärkung der Arme mit einer in den Boden drückenden Aktivierung

- Safety Net: eine Hilfestellung im Handstand, bei der man den Partner nicht auffängt, sondern mit den Händen oder dem Arm eine Barriere gibt
- Scissor Lift: Ein assistierter und sicherer Entry in den Handstand und andere Umkehrhaltungen
- Sidebend: Seitbeuge
- Split: Spagat
- Spotting: Hilfestellung
- Stalder Press: eine Presstechnik, bei der man im Straddle im Sitzen beginnt und sich von dort in den Handstand presst
- Straddle: Grätsche

- Tightness Drill: Übung für Festigkeit und Körperspannung
- Toe Taps: die gestreckten Beine werden im Handstand zu den Armen herangezogen, um mit den Zehen die Unterarme zu berühren
- Tuck: Päckchen
- Tuck-ups: Im Päckchen nach oben

- Weight Shift: Gewichtsverlagerung, zum Beispiel von einer Hand auf die andere
- Wrists: Handgelenke

Empfehlenswerte Handstand-Coaches

Yuval Ayalon

Handstand-Coach in Paris, Frankreich
Instagram: @yuval_on_hands

Facebook: Yuval on Hands Website: yuvalonhands.com

E-Mail: yuvalonhands@gmail.com

Jason Nemer

Handstand- und Acro-Coach, Gründer von AcroYoga International, USA

Instagram: @jasonnemer, Facebook: Jason Nemer, Website: acroyoga.org

E-Mail: info@acroyoga.org

Katharina Lötzsch

Handstand- und Movement-Coach in Rom, Italien

Instagram: @kaddarina.motus, Facebook: Kaddarina Motus, Website: lifemotus.com

E-Mail: lifemotus@gmail.com

Niko Douwes

Handstand- und Acro-Coach in Isny, Deutschland

Instagram: @douwes99 Facebook: Niko Douwes

E-Mail: douwes99@gmail.com

Jules Kühner

Handstand- und Acro-Coach in Berlin, Deutschland

Instagram: @yogabyjules, Facebook: Yoga by Jules, Website: yogabyjules.de

E-Mail: info@yogabyjules.de

Sara Bauchmüller

Handstandtrainer und Movement Therapist in Berlin, Deutschland

Instagram: @invertedworldberlin

E-Mail: invertedworldberlin@gmail.com

Kerstin Oschabnig

Handstand- und Akrobatik-Coach in Berlin, Deutschland

Instagram: @Kerstin.cameo, Facebook: Cameo Acrobatix, Website: cameo-acrobatix.net

E-Mail: kerstin@cameo-acrobatix.net

Lukas Flint

Handstand- und Movement-Coach in Berlin, Deutschland

Instagram: @LukasFlint, Facebook: Lukas Flint Feuerstein, Website: organic-movement.de

E-Mail: lukas@organic-movement.de

Simon Bigelmayr

Handstand- und Akrobatik-Coach in München, Deutschland

Instagram: @simonacrodicted, Facebook: Simon Bigelmayr, Website: acrodicted.com

E-Mail: info@acrodicted.com

Andrés Covelli

Handstand- und Movement-Coach in Tübingen, Deutschland

Instagram: @bhavanga_yoga, Facebook: Bhavanga Yoga, Website: bhavangayoga.com

E-Mail: bhavangayoga@gmail.com

Vincent Niemann

Handstand- und Movement-Coach in Hamburg, Deutschland

Instagram: @cheveeyo Facebook: Freedomofmovementhh Website: freedom-movement.de

E-Mail: movement.vince@gmail.com

Danksagung

Mein erster Dank geht an meine Eltern Hilke und Martin Beyer, die mich immer ermutigt haben, mich zu bewegen und selbstbewusst in meinem Körper zu sein. Ein riesiges Danke außerdem an meine Lehrer: Yuval Ayalon, Nathalie Reckert, Jason Nemer, Felipe von Salt + Water und Sainaa von der London School of Handbalance.

Danke an meine Herzensschwester und mein »zweites Gehirn« Henrike Grolik, ohne die dieses Buch und viele meiner Projekte keinen Spaß machen würden.

Ein großes Danke an all meine Freunde und Kollegen, die mich inspirieren und immer wieder geniale Movement-&-Handstand-Sessions mit mir teilen: Victor Wester, Jules Kühner, Christina Markouli, Andrés Covelli, Sylvia Garcia, Luka Agreš, Niko Douwes, Monika Kolb, Leah Caroll, Katharina Lötzsch, Nick Brewer, Almuth Kramer, Emily Baxter, Millette Núñez, Blox, Daniel Herrmann, Gabriel Reinhold, Vincent Niemann, Lukas Flint, Jan Kirchhoff, Amano Epting, Sebastian Friess, Juampi Travaglini, Julia und Pascal Weis, Tilen Vidovic, Mark Smith, John Karvelis, Aleš Hren, Tanja Urankar, Evan Cohn, Thomas Artha, Assan Beyeck Rifoe, Alexándra Ruiz, Marina Stützle, Steffanie Traub, Angelina Quadriceps, Sera – und viele mehr!

Danke an den riva Verlag für die wunderbare Unterstützung, Susanne Schneider für das Lektorat und Simon Toplak für die Fotos und den besten Sound, der alle bei der Fotosession bei Laune gehalten hat. Danke an die besten Sponsoren: Purya!, Flying Lovebirds, OGNX, Lilikoi und Pitaya Yoga!

Last but not least danke ich von Herzen all meinen Schülern und denjenigen, die dieses Buch lesen. Ihr seid ein wichtiger Grund, warum ich immer wieder upside down gehe.

Zusammen sind wir stark!

Über die Autorin

Lucie Beyer wuchs mit einer Karatelehrerin als Mutter und einem Bodybuilder als Vater als ein bewegungsfreudiges Kind auf. Sie arbeitete einige Jahre als Erzieherin mit Kindern und Jugendlichen und machte sich nebenbei selbstständig als Clownin. In diesem Rahmen fand sie die Liebe zum Handstand und entschloss sich, diesen »zu erobern«. Sie bot Ausbildungen in Zirkuspädagogik an und machte Zirkusprojekte mit Straßenkindern in Guatemala und Sri Lanka. Nach ihrer zweijährigen Yogalehrerausbildung kam sie zum AcroYoga und reiste über zehn Jahre um die Welt, um zu unterrichten und mit ihrer weltweiten Community zu praktizieren. Heute ist sie vor allem bekannt und beliebt als Lehrerin für Handstand, Movement, Yoga, Kinderyoga und Thai-Yoga-Massage. Doch auch das Weitergeben von Meditation und die Schulung des Geistes sind wichtige Bestandteile ihres Unterrichtens. Du findest sie entweder in ihrer Heimatstadt Füssen oder auf Festivals, Konferenzen, bei Workshops, Ausbildungen und Retreats in Deutschland und weltweit.

Mehr Informationen über Lucie:
Instagram: @lucie.beyer, Facebook: Lucie in the Sky, Website: lucieinthesky.org
E-Mail: lucielaloba@gmail.com